こどもの神経疾患の診かた

編集 **新島新一**
順天堂大学医学部附属練馬病院小児科　教授

山本　仁
聖マリアンナ医科大学小児科　教授

山内秀雄
埼玉医科大学小児科学　教授

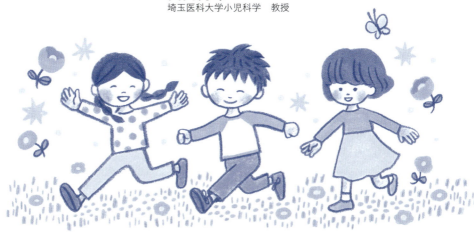

医学書院

こどもの神経疾患の診かた

発　行	2016年5月1日　第1版第1刷Ⓒ
編　集	新島新一・山本　仁・山内秀雄
発行者	株式会社　医学書院
	代表取締役　金原　優
	〒113-8719　東京都文京区本郷1-28-23
	電話　03-3817-5600（社内案内）
印刷・製本	三美印刷

本書の複製権・翻訳権・上映権・譲渡権・公衆送信権（送信可能化権を含む）は株式会社医学書院が保有します．

ISBN978-4-260-02471-6

本書を無断で複製する行為（複写，スキャン，デジタルデータ化など）は，「私的使用のための複製」など著作権法上の限られた例外を除き禁じられています．大学，病院，診療所，企業などにおいて，業務上使用する目的（診療，研究活動を含む）で上記の行為を行うことは，その使用範囲が内部的であっても，私的使用には該当せず，違法です．また私的使用に該当する場合であっても，代行業者等の第三者に依頼して上記の行為を行うことは違法となります．

|JCOPY|〈出版者著作権管理機構　委託出版物〉

本書の無断複製は著作権法上での例外を除き禁じられています．複製される場合は，そのつど事前に，出版者著作権管理機構（電話 03-3513-6969，FAX 03-3513-6979，info@jcopy.or.jp）の許諾を得てください．

執 筆 者 一 覧（執筆順）

山内　秀雄	埼玉医科大学小児科学　教授
佐々木征行	国立精神・神経医療研究センター病院小児神経科　小児神経診療部　部長
根津　敦夫	横浜医療福祉センター港南　センター長
斎藤　義朗	鳥取大学医学部脳神経小児科　准教授
山本　仁	聖マリアンナ医科大学小児科　教授
須貝　研司	国立精神・神経医療研究センター病院小児神経科　小児神経診療部　主任医長
齋藤加代子	東京女子医科大学附属遺伝子医療センター　所長・教授
安部　信平	順天堂大学医学部小児科　助教
山本　寿子	聖マリアンナ医科大学小児科　助教
宮本　雄策	川崎市立多摩病院小児科　診療科長
林　雅晴	東京都医学総合研究所脳発達・神経再生研究分野　分野長
吉田　登	順天堂大学医学部附属練馬病院小児科　医員
新島　新一	順天堂大学医学部附属練馬病院小児科　教授
加我　君孝	国際医療福祉大学　教授・言語聴覚センター長
奥村　彰久	愛知医科大学医学部小児科　教授
夏目　淳	名古屋大学大学院医学系研究科障害児（者）医療学寄附講座　教授
中澤　友幸	東京都保健医療公社豊島病院小児科　部長
坂本　博昭	大阪市立総合医療センター小児脳神経外科　教育顧問
鈴木　保宏	大阪府立母子保健総合医療センター小児神経科　主任部長
呉　繁夫	東北大学大学院医学系研究科小児病態学分野　教授
柳澤　隆昭	東京慈恵会医科大学脳神経外科学講座　教授
大竹　明	埼玉医科大学小児科学　教授
稲垣　真澄	国立精神・神経医療研究センター精神保健研究所知的障害研究部　部長
宮尾　益知	医療法人社団益友会どんぐり発達クリニック　院長
友田　明美	福井大学子どものこころの発達研究センター　教授
佐久間　啓	東京都医学総合研究所脳発達・神経再生研究分野　副参事研究員
福田　光成	愛媛大学医学部附属病院周産母子センター・小児科　准教授
山下進太郎	順天堂大学医学部附属練馬病院小児科　助教
村上てるみ	東京女子医科大学医学部小児科学　助教
石垣　景子	東京女子医科大学医学部小児科学　講師
藤井　克則	千葉大学大学院医学研究院小児病態学　講師
浜野晋一郎	埼玉県立小児医療センター神経科　部長
水口　雅	東京大学大学院発達医科学　教授
前垣　義弘	鳥取大学医学部脳神経小児科　教授
山本　俊至	東京女子医科大学統合医科学研究所　准教授
宮嶋　雅一	順天堂大学脳神経外科学　先任准教授
熊﨑　博一	金沢大学子どものこころの発達研究センター　特任准教授

序

　小児神経学が成人の神経学と決定的に異なるのは，小児は年齢に応じた神経学的発達を遂げ，時々刻々とその正常所見が変わることです．わかりやすく例を挙げれば，大脳発達の未熟な新生児および早期乳児は正常でも原始反射が出現し，その後の神経発達とともに消失します．しかしそれらの反射が成人で出現すれば，原始反射ではなく病的反射と呼びます．したがって年齢に応じた神経系の正常発達を知らなければ，診察する小児が正常か病的かの判断ができません．

　さらに，一般小児科医や研修医の先生方が小児神経疾患の診療をする際に困難さを感じるのは，そのアプローチの仕方がわからない，どのような所見があった場合にどのような疾患を考えればよいのだろうか，といった鑑別診断の進め方にあると考えます．そのことが小児科のなかでも，けいれんなど大変ありふれた症候が多いにもかかわらず，小児神経疾患に対して若手のみならず一般小児科医が苦手意識をもつ所以ではないでしょうか．

　これまでのわが国の小児神経学の書籍には，症候から鑑別診断を列挙し，そのうえでそれぞれの疾患に言及したものはほとんど存在していませんでした．本書は特長として，以下のような構成によりまとめられています．

① けいれん，意識障害，発達障害，運動麻痺などといった，日常診療で比較的遭遇しやすい神経症候の鑑別診断を，フローチャートで提示．
② それぞれの代表的な疾患についてわかりやすく解説．
③ 想定される患者（家族）からの質問のうち比較的答えづらいと思われる数項目を列挙し，それに対する適切な受け答えを記載（保護者や患者さん本人からよくある質問）．
④ 小児神経専門医ならではの診療のコツを挙げて解説（コラム）．

　ありふれた神経症候の鑑別診断から出発し，それらの疾患をよく学び，その診療の実際がQ&A方式で記載されているといった本書の流れは，まさに臨床の現場そのものであり，本書を読破することによって，小児神経学の診療能力が自然に向上すると考えています．またさらに，研修医の方々が日常診療の現場で神経症候から鑑別診断を迅速に求められた際にも，容易に対応できるハンドブック的な特性ももつ書籍でもあります．

　最後に，本書を出版するにあたっては多くの小児神経専門医の先生方に多大なご協力をいただきました．日本を代表する各執筆者の先生方に，この場を借りまして厚く御礼を申し上げます．

2016年2月

編者代表　新島新一

目次

I 症候からの鑑別診断

1. けいれん　山内秀雄　2
2. 意識障害　山内秀雄　12
3. 知能低下・退行　佐々木征行　19
4. 発達障害　根津敦夫　25
5. 運動麻痺　斎藤義朗　30
6. 失調　山本 仁　36
7. 不随意運動　須貝研司　40
8. 筋緊張異常・低下　齋藤加代子　46
9. 筋力低下　安部信平　53
10. 頭痛　安部信平　59
11. 頭囲異常・頭蓋形態異常　山本寿子・宮本雄策・山本 仁　64
12. 感覚障害　林 雅晴　71
13. 眼の異常　吉田 登・新島新一　78
14. 聴覚障害　加我君孝　83

II こどもの主な神経疾患

1. 新生児発作　奥村彰久　90
2. 熱性けいれん　夏目 淳　96
3. てんかん　山本 仁　100
4. 髄膜炎　中澤友幸　109
5. 急性脳炎　山内秀雄　113
6. 急性脳症　山内秀雄　118
7. 脳出血　坂本博昭　123

8	脳梗塞	鈴木保宏	128
9	もやもや病	呉　繁夫	132
10	脳腫瘍	柳澤隆昭	136
11	先天代謝異常症	大竹　明	142
12	ミトコンドリア病	大竹　明	149
13	学習障害（限局性学習症）	稲垣真澄	154
14	注意欠如・多動症	宮尾益知	159
15	自閉スペクトラム症	友田明美	164
16	急性散在性脳脊髄炎	佐久間啓	169
17	多発性硬化症	福田光成	173
18	急性小脳失調症	山下進太郎・新島新一	178
19	脳性麻痺	宮本雄策	182
20	筋疾患	村上てるみ	187
21	重症筋無力症	石垣景子	193
22	末梢神経障害	藤井克則	197
23	Guillain-Barré 症候群と類縁疾患	浜野晋一郎	202
24	神経線維腫症	新島新一	206
25	結節性硬化症	水口　雅	210
26	Sturge-Weber 症候群	新島新一	215
27	片頭痛	前垣義弘	222
28	Down 症候群・染色体異常	山本俊至	227
29	水頭症	宮嶋雅一	233

索引 238

Column

短時間に聴取すべきけいれんの問診内容 ABCDEF	山内秀雄	11
問診だけで診断できるてんかん症候群	宮本雄策	18
神経症状で発病する先天代謝異常症の鑑別方法	大竹　明	52
血清 CK 値による筋疾患の鑑別	安部信平	58
項部硬直診察の際の姿勢	斎藤義朗	63
誰でも知っている Moro 反射の見落としやすい左右差	新島新一	77
むずむず脚症候群	林　雅晴	82
ヒポクラテスの中耳炎の頭蓋内合併症についての記述	加我君孝	88
てんかん発作と非てんかん性イベントとの見分けかた	奥村彰久	95
海馬萎縮と内側側頭葉てんかん（MTLE）	山本　仁	108
月曜日に入院する髄膜炎は予後不良？	中澤友幸	112
小児の末梢神経疾患	藤井克則	117
脳出血の原因検索	坂本博昭	127
知っていれば得をする「口角下制筋形成不全」	鈴木保宏	131
小児脳腫瘍の早期診断−子どもたちの守り手となるために	柳澤隆昭	141
発達障害再考	宮尾益知	158
自閉スペクトラム症児にとっての感覚の問題	熊崎博一	163
マイクロアレイ染色体検査	山本俊至	214
Fog test	新島新一	221
指さがしテスト	林　雅晴	226

装丁・本文デザイン　加藤愛子（オフィスキントン）
表紙イラスト　　　　平澤朋子

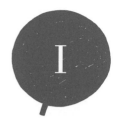

症候からの鑑別診断

1 けいれん

けいれんの鑑別診断

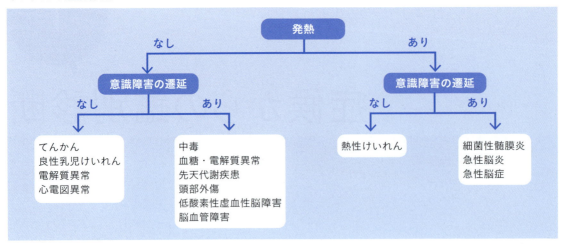

　小児のけいれんは，最も迅速に対処すべき小児の救急疾患の1つであり，しばしば救急車両によって搬送される小児疾患の重要な部分を占める．そのなかでも熱性けいれんは最も頻度が高いが，<u>発熱を伴うけいれんすべてが熱性けいれんではない</u>．意識状態とその変化を注意深く詳細に観察することが肝要で，けいれん前後の意識障害が一過性かあるいは遷延性かということは大変重要なポイントである．

診療のポイント

① 救急搬送依頼時には，観察者に電話で問診を行い簡単な情報を得ておく（→コラム，p11参照）．
② 診療開始時は，皮膚への循環，バイタルサイン，意識状態，けいれんの持続時間，けいれんの部位と性状，姿勢を短時間でチェックする．
③ けいれんの治療を行いながら，鑑別診断のための検査を進める．
④ けいれん終了後は，意識状態とバイタルサインの経時的な把握につとめる．

専門医へ紹介するタイミング

　重積状態などけいれんが遷延したり，けいれん終了後の意識回復がなかなか認められなかったりする場合は，専門医へ紹介することを考える．
　<u>けいれんが開始から15分以上継続する場合は，集中治療が可能な設備があり専門医のいる施設に紹介することが重要である</u>．発作が15分以上経過した時点において十分な治療が施行できていない場合は，けいれん重積状態となりやすい．

けいれん重積状態の定義は，けいれん発作の持続が30分間以上の状態，ないし発作が断続的に認められるが発作の間欠時における意識障害が遷延するものをさす．

けいれんの診かた

1. 来院時の診かた：けいれんが持続している場合（けいれん診察シートA）

けいれんの治療を行いつつ，その原因となる疾患の診断に必要な検査を行うが，救急の現場ゆえ軽視されがちである問診による現症の確認は重要である．けいれんの持続時間，発作前の状況・意識状態の様子，基礎疾患や投薬の有無と内容などをチェックする．

本人の記憶があれば，特に発作時・後の感覚異常，精神症状の有無とその程度を聴取する．発作時の聴取は観察者や本人の気持ちが動転しており，不正確であることが少なくないが，聴取したことをそのまま記載することが肝要である．加えてデジタルカメラやスマートフォンによる発作時の動画撮影記録は，発作症状の観察に大変有用である．

また既往歴（妊娠分娩歴，発育歴，予防注射歴など）や家族歴も，けいれんの原因疾患の鑑別に役に立つ．

けいれん発作時にチェックするべきなのは，皮膚（蒼白，チアノーゼ，母斑，皮下出血），バイタルサイン，意識状態（焦点性発作なら意識が保たれている），けいれんの部位と性状，四肢・体幹姿勢である（図1）．この場合も，より緊急の場での発作症状の客観的観察記録方法として，動画撮影記録が大変役立つ．

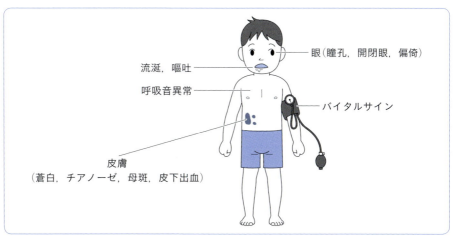

図1　こどものけいれんチェックポイント

けいれん診察シートA 発作時

【基本情報】

来 院 日 時	年　　　月　　　日　　　時　　　分		
患 者 氏 名		男・女 /年齢　　　歳	
I D		体　重	kg
バイタルサイン	体温　　℃・心拍数　　/分・呼吸数　　/分・血圧　　/ mmHg・SpO₂　　%		
意 識 状 態	JCS：　　　　　GCS：E　　　V　　　M		

【問診内容】

けいれん持続時刻	合計（　　　　　）分間
反復けいれん	（　　　　）分間のけいれんが（　　　　）時間の間に（　　　　）回出現
発作前の状況	なし・発熱・頭痛・耳痛・悪心・嘔吐・下痢・意識障害・運動麻痺・外傷・ 摂食障害・睡眠中・入浴中・啼泣時・驚愕時・テレビ視聴中・ゲーム中・睡眠不足・ その他（　　　　　　　　　　　　　　　　　　　　　　　　　　　　　）
基礎疾患	なし・熱性けいれん・てんかん・周産期脳障害・脳奇形・神経皮膚症候群・ 頭部外傷後遺症・髄膜炎・脳出血・脳梗塞・脳腫瘍・先天性心疾患・不整脈・ その他（　　　　　　　　　　　　　　　　　　　　　　　　　　　　　）
投与薬剤	テオフィリン・抗ヒスタミン剤（　　　　　　　　）・抗菌薬（　　　　　　）・ 解熱薬（　　　　　　　　）・抗てんかん薬（　　　　　　　　　　　）・ その他（　　　　　　　　　　　　　　　　　　　　　　　　　　　　　）
	来院前：ジアゼパム坐薬(　　　　mg)を来院（　　　　分前）に投与
既往・発達・家族歴	

【診察内容】　※該当するものを○で囲む.

a　身体所見

皮膚	白斑・カフェオレ斑・外傷・耳介後側の皮下出血・さくらんぼ赤色皮膚・発疹・ 点状出血・線状母斑・血管腫・CRT（　秒）
その他	肝腫大・脾腫大・甲状腺腫大・口腔内異常（　　　　　　　）・大泉門膨隆・ 肺呼吸音異常（　　　　　　　）・その他（　　　　　　　　　　　）

b　けいれん発作時症状（　　　　　　　　　　　　　　　　　　　　　）

意識	有・無	チアノーゼ	有・無	蒼白	有・無	発汗	有・無
発声	有・無	流涎	多・少	自動症	有・無		
眼球偏倚	左・右・上・下・正中	瞳孔	散瞳・縮瞳	眼瞼	開眼・閉眼		

c　けいれんの部位と性状

顔面	左・右・両	間代性・強直性・ミオクロニー
四肢	四肢・上肢（左／右／両）・下肢（左／右／両）	間代性・強直性・ミオクロニー

d　随伴する姿勢

頭位	左回旋・右回旋・後屈・前屈	間代性・強直性・ミオクロニー
四肢	上肢（左／右／両）・下肢（左／右／両）・その他	伸展・屈曲

2. 来院時の検査（表1）

けいれん診療時の検査は，必ず施行する「緊急検査」と「必要に応じて選択する検査」に分けられる．「緊急検査」項目は，来院時の静脈確保時に同時採血を行い提出する．血糖値など，その場で測定キットを使用するなどできるかぎり迅速に結果を出し，即座に対応する．血液ガス分析の結果は，けいれん発作の重症度を反映することが多い．

また，「必要に応じて選択する検査」項目は，以下のとおりである．

- 頭部CT検査

けいれんが初発の場合は緊急で施行すべきであり，脳内占拠性病変や出血の有無の確認のほか，①皮質白質や基底核・視床と白質との境界不明瞭化，②脳溝の消失や脳室の狭小化，③脳実質の低信号化，④脳血管や静脈洞の高信号化の有無，について検討する．左右を比較することはしばしば有用な方法である．

また必要に応じて造影CTを追加施行するが，造影剤使用にあたっては腎機能項目をチェックし，アレルギーの既往を確認しておく必要がある．

- 頭部MRI検査

けいれん直後のバイタルサインが不安定な状況下では，特に慎重に施行すべき検査であり，拡散強調画像などを主要項目にするなど短時間で撮像を終了できるようにする．意識障害の遷延する場合，けいれん重積状態などけいれんが長期間認められたり頻回に認められたりした場合，発作後に神経学的巣症状・徴候を認める場合は，緊急的ないしそれに準じた形で施行すべき検査である．また，胎生期・周産期を含めた既往歴，精神運動発達歴なども参考にして施行の是非を決定する．

- 脳波検査

けいれん終了後でも意識障害が遷延する場合には，客観的評価法として有用であり脳波検査を施行すべきである．意識の回復が迅速で神経学的所見に異常がなければ緊急に施行する必要はないが，単純性熱性けいれんを除く初発のけいれんの場合は，後日施行すべき検査の1つである．

てんかんの場合，発作間欠時脳波であれば認められる発作波が，経静脈的に投与した抗けいれん薬の影響により消失していることがある．緊急時に施行して異常を

表1 診療時に行う検査

緊急検査（治療と同時施行）
血算
血液ガス分析
生化学（ブドウ糖，アンモニア，AST, ALT, LDH, CK, TP, Alb, BUN, Cr, Na, K, Cl, Ca, P, CRP, プロカルシトニン，乳酸，抗けいれん薬血中濃度，ケトン体）
尿検査（一般，ケトン体）
必要に応じて選択する検査（場合により同時施行）
頭部CT/MRI（拡散強調画像）
脳波検査
心電図検査
髄液検査（細胞数，タンパク，糖，培養，ウイルス抗体価，ウイルスDNA用保存髄液）
血液検査（ピルビン酸，カルニチン，アミノ酸分析用保存血）
尿検査（有機酸分析用保存尿）

認めなくても，後日再度脳波検査を施行するのがよい．
- 心電図検査

まれであるがQT延長症候群などの遺伝的心調律異常の一部にてんかんを合併したり，調律異常自体による失神によってけいれんを引き起こしたりする場合がある．
- 髄液検査

主に中枢神経感染症を疑う場合には施行すべき検査であるが，放射線画像所見や眼底検査などで脳圧亢進が推定される場合は，採取量を最小限にとどめる．脳圧降下薬を使用してから施行してもよい．
- 血液・尿検査

先天性代謝疾患が疑われる場合は，けいれん発作時の血液・尿検体を保存し，必要に応じて提出する．

3. けいれんの治療法

けいれんへの対処法としては，心肺機能の評価と安定化を行い，水分・電解質・血糖値などの管理を行いながら，薬剤による治療を行う．

1) 来院時のミダゾラム注射液（5 mg/mL）の非経静脈的投与（適応外使用）

頬粘膜投与ないし鼻腔内に直接投与（0.5 mg/kg），あるいは筋肉内注射（0.2 mg/kg）

2) けいれん遷延状態・けいれん重積状態に対する経静脈的治療法
- 第1選択：次の①，②を選択する（適用量で止痙できなければただちに第2選択へ進む）

①ミダゾラム（1 mg/mL）0.15 mg/kg 静注（合計0.6 mg/kg まで可能）

②ジアゼパム（5 mg/mL）0.3〜0.5 mg/kg 静注
- 第2選択：次の①，②，③を選択する（複数選択可能）

①ホスフェニトイン（75 mg/mL）22.5 mg/kg 静注

②フェノバルビタール（250 mg/バイアル）15〜20 mg/kg 静注

③レベチラセタム（100 mg/mL）20〜30 mg/kg 静注

4. けいれん発作終了後の診かた（けいれん診察シートB）

けいれん終了後では，身体所見・神経学的所見をとる．特に意識障害が遷延する場合には，脳幹反射を中心に神経学的所見をとる必要がある．

けいれん診察シート B　発作終了後

※異常所見項目にチェック（発作終了後　　　分後）

- ☐ 意識レベル　　　　JCS　　　　；GCS
- ☐ 項部硬直　　　　　無・有
- ☐ Kernig 徴候　　　　無・有
- ☐ 異常姿勢　　　　　無・有（徐脳硬直位・徐皮質硬直位・ジストニア）
- ☐ 不随意運動　　　　無・有（舞踏様運動・アテトーゼ・バリスムス・ミオクローヌス）
- ☐ 自発運動欠如　　　無・有

- ☐ 眼底　　　　　　　正常・異常（乳頭浮腫・出血）
- ☐ 眼振　　　　　　　無・有
- ☐ 眼球共同偏倚　　　無・有（側方・下方・上方）
- ☐ 瞳孔　　　　　　　正常・異常（縮瞳・散瞳・不同）
- ☐ 対光反射　　　　　陽性・陰性
- ☐ 毛様体脊髄反射　　陽性・陰性
- ☐ 頭位変換眼球反射　陽性・陰性
- ☐ 睫毛反射　　　　　陽性・陰性
- ☐ 角膜反射　　　　　陽性・陰性
- ☐ まぶた持ち上げ試験　陽性・陰性

- ☐ 深部腱反射（右図）

- ☐ 咽頭反射　　　　　陽性・陰性
- ☐ 舌根沈下　　　　　無・有
- ☐ 筋緊張　　　　　　亢進・正常・低下
- ☐ Babinski 反射　　　陽性・陰性
- ☐ Trömner 反射　　　陽性・陰性

- ☐ 腹壁反射　　　　　陽性・陰性
- ☐ 挙睾筋反射　　　　陽性・陰性

- ☐ その他（　　　　）

Babinski 反射　　　Trömner 反射

腹壁・挙睾筋反射

1　けいれん

主な疾患と鑑別のポイント

- 熱性けいれん
- 良性乳児けいれん
- てんかん
- 中枢神経感染症：急性脳炎・髄膜炎
- 急性脳症：けいれん重積型急性脳症，急性壊死性脳症，急性散在性脳脊髄炎（ADEM）
- 血糖・電解質異常：低血糖症，低Na血症，高Na血症，低Ca血症，低Mg血症
- 心電図異常：不整脈
- 先天代謝異常症：有機酸代謝異常，アミノ酸代謝異常，尿素サイクル異常症
- 中毒：尿毒症，肝性脳症，糖尿病性ケトアシドーシス，高血圧性脳症，薬物中毒
- 頭部外傷：脳振盪，乳幼児揺さぶられ症候群
- 急性低酸素性虚血性脳障害
- 急性脳血管障害：もやもや病，動静脈奇形など

◆ **熱性けいれん**（→II-2，p96参照）

　発達が正常な乳児期後期から幼児期前半の児で，高熱時ないし高熱にいたる途中時の5分間以内の全身けいれん発作で，発作後の意識回復が比較的すみやかであれば，熱性けいれんとしてほぼ間違いない．

　5割は家族歴を有し，3割は再発する．けいれんが遷延するもの，24時間以内に複数認められるもの，片側や身体の一部のみに認められるもの，遷延する意識障害や麻痺を認めるものの場合は複雑型と称するが，他疾患との鑑別も必要である．熱性けいれんの場合，たとえ重積状態にいたっても一般的には予後良好である．

◆ **良性乳児けいれん**

　生後3か月以降の正常発達の乳児に発症し，数分までの短い無熱性けいれんがしばしば群発して認められるのが特徴である．けいれんは部分発作から二次性全般化する発作として観察される場合が多いが，けいれん重積状態にはいたらず，発作後の意識は清明である．

　軽症下痢に伴う場合があるが，脳波は正常である．しばしば家族性に発症し，再発する場合があり，てんかんとの鑑別を要する．乳児期に繰り返すけいれんを認めた場合，その25％が発達遅滞や神経学的異常所見を認め，その多くはてんかんを認めるので注意を要する．

◆ **てんかん**（→II-3，p100参照）

　発熱を伴わないけいれん発作を繰り返し認めた場合は，てんかんを鑑別することが重要である．てんかん発作は発熱によって惹起される場合もあり，発熱を伴うけいれんの鑑別診断として，てんかんを念頭に置く必要がある．背景に慢性的な脳障害や神経学的異常所見を有する3歳以上の小児部分てんかんは，初発から5年以内

においてけいれん重積状態をきたす場合が少なくない．

◆ 中枢神経感染症（→II-5 急性脳炎，p113参照）

　発熱を伴うけいれん前後に意識の遷延を伴う場合は，まず中枢神経感染症を考慮する．主たるものは細菌性髄膜炎，ウイルス性急性脳炎である．

　乳児期早期において細菌性髄膜炎は髄膜刺激症状が乏しい場合が少なくなく，しばしば合併する脱水によって大泉門の膨隆が目立たない場合もあり注意すべきである．乳幼児期の細菌性髄膜炎の早期診断は容易でない場合も多く，乳幼児の発熱を伴うけいれん発作後の状態で意識が回復しているように思えても，父母からの意識がなんとなくおかしいなどの指摘は重要視すべきである．白血球数および分画，CRP，プロカルシトニンなどの検査所見も参考にして，細菌性髄膜炎の可能性が少しでもあれば，頭部CTを施行後に髄液検査を迅速に行う．

　ウイルス性急性脳炎では，頭部CT検査で早期の炎症・浮腫の所見を確認できない場合があるが，頭部MRIの拡散強調画像などで特徴的な画像所見を得ることができる．

◆ 急性脳症（→II-6，p118参照）

　急性脳症は，急激な脳の機能不全により意識状態の変容をきたす疾患概念であり，小児の場合，その多くは発熱を伴う遷延するけいれんで発症する．わが国に多い小児急性脳症は，けいれん重積型急性脳症であり，急性壊死性脳症（acute necrotizing encephalopathy；ANE）がこれに次ぐ．推定される病因によって分類されているが，いずれの急性脳症もウイルス感染などによる発熱を契機に発症する遷延するけいれんと意識障害を認める．臨床経過とMRI画像検査は診断に大変有用である．

◆ 代謝疾患（→II-11 先天代謝異常症，p142参照）

　低血糖症は，血糖迅速検査キットで容易に診断することができ，脱水などに合併する低Na血症や副甲状腺異常に関連する低Ca血症などの電解質異常は，生化学迅速により診断は容易である．まれではあるが先天代謝異常症は，発熱などが契機になって急性脳症様に発症しうる場合がある．

　緊急検査項目では血糖，アンモニア，血液ガス分析，乳酸・ピルビン酸などを参考にし，必要に応じてアミノ酸分析，尿中有機酸分析などを行う

◆ そのほか

　頭部外傷は，児童虐待の場合は親への単純な問診聴取だけでは不明の場合が多く（むしろ情報があやふやな場合が多い），児の身体診察と眼底検査を含めた神経学的所見を詳細にとることが重要である．特に乳幼児揺さぶられ症候群は，外表の異常がない場合が多く，親も虐待の認識がない場合もあり注意する．

　また低酸素性虚血性脳症，脳出血，脳梗塞なども鑑別診断すべき重篤な疾患として重要である．

　一般的に，けいれんに類似する治療が不要な疾患の鑑別を行うことは，無用な治

表2 けいれんと鑑別するべき発作性疾患

息止め発作（憤怒けいれん・泣き入りひきつけ）	1〜3歳の幼児が痛みや驚愕によって啼泣し，呼気相で呼吸を停止し全身チアノーゼないし蒼白となり意識を失う．四肢を硬直した姿勢をとるが，短時間のうちに回復する． 自律神経機能異常に基づく脳幹部解放現象と考えられている．両親のいずれかの罹患歴を有する場合が3割程度にみられる．
カタプレキシー	激しい情動を契機に，筋トーヌスの消失が一過性に認められる．
睡眠障害	1〜3歳に比較的多く認められ，てんかん発作に類似する場合がある．夜驚症，夢中遊行症，head banging（キツツキ発作）など．
Sandifer症候群	胃食道逆流を合併している児に食事によって誘発される．頸部，背部，上肢に認められる捻転を伴うジストニアである．
発作性運動誘発性ジスキネジア	動作開始時に認められる不随意運動（ジスキネジア）．常染色体優性遺伝を示す場合があるため，家族歴を聴取する．
身震い発作	激しい情動を契機に全身を震わせるもので，けいれんに類似する．6か月児に多くみられる．
点頭けいれん	乳児に発症し，頭部を傾けてうなずく動作を反復する．点頭てんかんと異なり無治療でよく，予後良好である．
乳児早期良性ミオクローヌス	正常乳児に出現し，食事時に多くみられる．点頭てんかんに類似するが，予後良好であり2歳で自然消退する．
良性発作性斜頸	乳児期に発症する頸部ジストニアで，嘔吐を伴う場合があり，数時間程度で消失する．反復する傾向を示すが，幼児期に消退する．
反復発作性失調	幼児期に発症し，小脳失調症状が発作的に短時間出現する．顔面のミオキミアないし眼振を伴う．
良性発作性めまい	急激に発症するめまいと嘔吐，眼振と顔面の蒼白を認める．
幼児オナニー	幼児学童において自ら股間に刺激を与える．あたかも意識の変容を認めているかのように見える場合がある．

療を行わないためには必要である．問診を詳細に行うことでそのほとんどが診断できる．表2のほかにも，たとえばギンナンを多量に摂取するとビタミンB_6阻害作用により幼児けいれんをきたす場合があるが，これも問診をしっかり行えば診断と治療は容易である．

一方，正確な鑑別のためにはX線検査や脳波検査が必要な場合もある．

診療での留意点 or やってはいけないこと

☑ 忘れてはいけない意識レベルの評価

意識状態の低下が遷延しているのが，使用した抗けいれん薬による鎮静によるものなのか，けいれんをきたした背景となる病態，原因疾患によるものなのかの判定は困難であることが多い．けいれんが消失した直後，あるいはその治療中から要因となる疾患の鑑別診断を行い，迅速にその要因を明確にするべきである．

☑ 投与薬剤への注意点

テオフィリンや抗ヒスタミン薬は，けいれんを惹起したり止痙しづらくしたりする可能性がある．またバルプロ酸などの抗けいれん薬やピボキシル基含有抗菌薬の使用などによりカルニチン欠乏をきたし，脳症を発症する恐れがある．

☑ **第 1 選択薬は無効ならすみやかに第 2 選択薬へ**

けいれん治療の第 1 選択薬にミダゾラムやジアゼパムなどのベンゾジアゼピン（BZP）を使用するが，適量を使用することが重要で，無効ならすみやかに第 2 選択薬を使用すべきである．遷延したけいれん発作では，BZP 受容体が細胞膜から消失してしまうので無効であるばかりか，大量投与による循環器呼吸器などへの有害事象のみを認める結果になる．

☑ **第 3 選択薬以降は専門施設で**

難治性けいれん重積状態に対しては，チオペンタールなど第 3 選択薬として静脈麻酔薬を使用するが，人工呼吸器を使用し集中治療管理下で脳波をモニターしながら行う必要がある．低血圧，心肺不全，肝不全，腎不全，過敏症反応，DIC，敗血症，横紋筋融解床，イレウスなどといったさまざまな重篤な合併症をきたす場合が少なくないため，原則的にはけいれん治療を専門とする施設で行う．

Column

短時間に聴取すべきけいれんの問診内容 ABCDEF

年齢（Age），基礎疾患の有無（Baseline disease），意識状態の様子（Consciousness），けいれんの継続時間（Duration），基本的バイタルサイン（Elemental vital signs），発熱の程度（Fever）である．搬送問い合わせの際に，電話などで保護者や救急救命士などから簡単な患者情報を得ておく．簡単であるがこれらの情報は重要で，来院時の準備を整え，けいれんをチームで診療するように努める．

（山内秀雄）

2 意識障害

意識障害の診かた

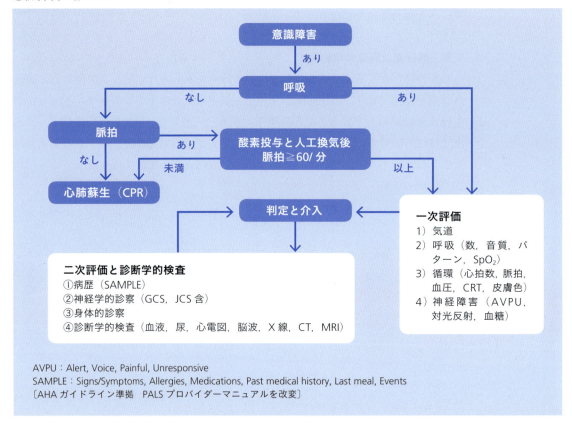

小児の意識障害に対して適切な評価と診断が迅速に行われるかどうかは，その予後に大きくかかわる．評価判定と介入を同時に行っていく必要があり，リーダーは医療スタッフの役割分担を明確にしつつ，冷静に順序立てて対処する能力が求められる．

診療のポイント

① 一次評価では気道，呼吸，循環，神経（表1,2），全身状態（体温・皮膚）をチェックする．
② 一次評価後に，暫定的評価判定をし，そのあとに二次評価を行う．
③ 意識障害時の神経学的診察では，特に眼球所見，脳幹反射，四肢体幹姿勢に注意する．
④ 問診（SAMPLE）は意識障害の原因を探る際に重要なポイントとなる．

表 1-1　Japan Coma Scale (JCS) による意識障害の分類　(1974)

I　刺激しなくても覚醒している状態
　1. だいたい意識清明だが，今ひとつはっきりしない
　2. 見当識障害がある
　3. 自分の名前，生年月日がいえない
II　刺激すると覚醒する状態―刺激をやめると眠り込む
　10. 普通の呼びかけで容易に開眼する．合目的な運動をするし，言葉も出るが，間違いが多い
　20. 大きな声または体を揺さぶることにより開眼する
　30. 痛み刺激を加えつつ呼びかけを繰り返すと辛うじて開眼する
III　刺激しても覚醒しない状態
　100. 痛み刺激に対し，払いのけるような動作をする
　200. 痛み刺激で少し手足を動かしたり，顔をしかめる
　300. 痛み刺激に反応しない

表 1-2　Japan Coma Scale (JCS) による意識障害の分類　(乳幼児版，坂本 1978)

I　刺激しなくても覚醒している状態
　1. あやすと笑う．ただし不十分で声を出して笑わない
　2. あやしても笑わないが，視線は合う
　3. 母親と視線が合わない
II　刺激すると覚醒する状態―刺激をやめると眠り込む
　10. 飲み物を見せると飲もうとする．あるいは乳首を見せれば欲しがって吸う
　20. 呼びかけると開眼して目を向ける
　30. 呼びかけを繰り返すと辛うじて開眼する
III　刺激しても覚醒しない状態
　100. 痛み刺激に対し，払いのけるような動作をする
　200. 痛み刺激で少し手足を動かしたり，顔をしかめる
　300. 痛み刺激に反応しない

表 2-1　Glasgow Coma Scale (GCS) による意識障害の分類　(1977)

開眼 (eye opening)
　自発的に　　　　　　　　　　　E4
　言葉により　　　　　　　　　　E3
　痛み刺激により　　　　　　　　E2
　開眼しない　　　　　　　　　　E1
発語 (verbal response)
　見当識あり　　　　　　　　　　V5
　錯乱状態　　　　　　　　　　　V4
　不適当な言葉　　　　　　　　　V3
　理解できない言葉　　　　　　　V2
　発声なし　　　　　　　　　　　V1
運動 (motor response)
　命令に従う　　　　　　　　　　M6
　痛み刺激部位に手足をもってくる　M5
　四肢を屈曲する　逃避反応　　　M4
　四肢を屈曲する　異常屈曲　　　M3
　四肢を伸展する　　　　　　　　M2
　全く動かさない　　　　　　　　M1

表 2-2　Pediatric Coma Scale による意識障害の分類　(Simpson 1991)

開眼 (eye opening)
　自発的に　　　　　　　　　　　E4
　音により　　　　　　　　　　　E3
　痛み刺激により　　　　　　　　E2
　開眼しない　　　　　　　　　　E1
発語 (verbal response)
　見当識あり　　　　　　　　　　V5
　言葉のみ　　　　　　　　　　　V4
　音声のみ　　　　　　　　　　　V3
　啼泣のみ　　　　　　　　　　　V2
　発声なし　　　　　　　　　　　V1
運動 (motor response)
　命令に従う　　　　　　　　　　M5
　痛み刺激部位に手足をもってくる　M4
　痛み刺激で屈曲反応　　　　　　M3
　痛み刺激で伸展反応　　　　　　M2
　全く動かさない　　　　　　　　M1

＊6か月まで：9，6〜12か月：11，1歳：12，2〜4歳：13，5歳以上：14

専門医へ紹介するタイミング

　　意識障害レベルGCS 8点以下，JCS 30点以上では，誤嚥や無呼吸などによる二次性脳損傷を回避するため，気管挿管による気道確保によって呼吸管理を行うことが必要で，全身管理が可能な救急医療施設へ紹介する．脳幹機能障害が強く疑われるときは，脳神経外科専門医を含めた専門医チームによる集中管理が必要な場合があり，その搬送は緊急を要する．

意識障害の診かた

1. 問診

SAMPLE（Signs/Symptoms, Allergies, Medications, Past medical history, Last meal, Events）に従い，徴候や症状，アレルギーの有無，投薬，既往歴（周産期異常・てんかん・片頭痛・頭部外傷・感染症・基礎疾患の既往），最後に摂取したミルクや食事，イベント（いつ何がどのように起こったか行われたか）を問診する．

2. 診察

1) 気道
2) 呼吸

意識障害時では，脳幹障害部位の違いによって特徴的な呼吸パターンが認められるので，その観察は大変重要である．

- Cheyne-Stokes 呼吸：規則正しく無呼吸と過呼吸を繰り返す呼吸で，両側大脳半球ないし間脳の障害を示唆する
- Kussmaul 大呼吸：深く速い呼吸で代謝性アシドーシスを認める昏睡でみられる
- 中枢神経性過呼吸：規則正しく持続する速い呼吸で，橋被蓋上部または中脳の下部障害を示唆する
- 持続性吸息呼吸：橋中部・下部の障害を示唆する
- 群発呼吸：橋下部・延髄上部の障害を示唆する
- 失調性呼吸：延髄の障害を示唆する

3) 循環

心拍数，脈拍の強弱（中枢・末梢），毛細血管充満時間，血圧，皮膚の様子などを観察する．徐脈は脳圧が急激に亢進していることを示唆する．急性頭蓋内出血では，圧脈拍（緊張のあるゆっくりした脈）を認める．急激な血圧上昇は高血圧性脳症などで認められる．血圧の低下は，糖尿病性昏睡，バルビツールの使用などでみられる．

4) 神経学的所見

◆ 眼球

- 眼底検査では，乳頭浮腫や網膜出血の有無を確認する
- 対光反射の消失と眼振，眼球運動障害
- Horner 徴候（片側の縮瞳，眼瞼下垂，発汗減少）：視床下部障害，延髄障害の場合に認められる
- 眼球正中位，固定瞳孔：中脳障害
- 狭小化した瞳孔（対光反射正常）：橋障害
- 一側への水平性眼球共同偏倚：同側の大脳半球病変ないし対側の橋病変
- 下方への垂直性眼球共同偏倚：視床や中脳の障害
- 眼球共同偏倚：てんかん発作中ないし終了後にも認められる

頭位変換眼球反射（OCR）は，頭部を回旋させた際に眼球が回旋方向とは逆の向きになる反射（人形の目現象），角膜反射は清潔な綿球などで角膜を刺激すると両側

の眼瞼が反射的に閉じる反射であるが，鎮静薬の影響を受けやすい．またOCRの施行にあたっては，頸髄損傷を否定しておく．

カロリックテストは脳幹機能検査法で，鼓膜破損のないことを確認後，頭部を30°前屈させた姿勢で冷水を外耳道から注入し，鼓膜に冷刺激を与える．意識障害下では脳幹機能が保たれている場合，両眼球は刺激側にすみやかに偏倚し，数分間後にゆっくり正中に戻る．無反応である場合は，脳幹障害が重篤であることを示唆する．斜偏倚（skew deviation）は脳幹や小脳の障害を示す．

◆ 姿勢・運動

除脳硬直（上肢内転過伸展過回内，下肢伸展）は脳幹圧迫などの状態で認められ，患児の予後が不良であることを示唆し，除皮質硬直（上肢屈曲下肢伸展）は脳幹機能が保たれている状態での大脳半球障害を意味する．自発運動があれば，大脳半球を含めた中枢神経機能障害が比較的軽度であることを示す．

5）全身状態

体温や皮膚の様子を観察する．高体温は感染などのほかに熱射病，脳室内出血，脳幹部圧迫性病変の存在を示唆する．また，外傷の有無（特に被虐待児症候群），Battle徴候（頭蓋骨底出血時の耳介後側の皮下出血），さくらんぼ赤色斑（一酸化炭素中毒），などを観察する．

3. 初診時施行する検査

- 緊急血液生化学検査：血算，血液ガス分析，ブドウ糖，アンモニア，BUN, Cr, Na, K, Cl, Ca, 血清浸透圧，CRP
- 一般血液生化学検査：AST, ALT, LDH, CK, TP, Alb, P, Mg, プロカルシトニン，乳酸，ケトン体，甲状腺ホルモン
- 適宜施行する検査：アミノ酸分析，有機酸分析，コルチゾール，遊離脂肪酸，極長鎖脂肪酸，カルニチン分析，薬物血中濃度
  頭部CT：腰椎穿刺を施行する前の評価として必須である．
  脳波：背景活動の異常，てんかん波出現などについて評価する．

主な疾患と鑑別のポイント

意識障害を呈する主な疾患を以下に示す．

◆ てんかん

発作終了後，Panayiotopoulos症候群の複雑部分発作重積状態など（→II-3 てんかん，p100参照）

◆ 低酸素性虚血性脳症

気道閉塞，溺水，心停止，各種ショック

◆ 頭蓋内圧亢進

脳膿瘍，脳浮腫，脳腫瘍，脳ヘルニア，水頭症，頭蓋内出血
（→II-10 脳腫瘍，p136，II-29 水頭症，p233参照）

- ◆ 感染・免疫性疾患
  - 細菌感染症：細菌性髄膜炎，脳膿瘍，グラム陰性菌敗血症，黄色ブドウ球菌による中毒性ショック症候群
  - 急性脳炎：一次性脳炎，免疫介在性脳炎（→II-5，p113参照）
  - 急性脳症（→II-6，p118参照）
- ◆ 代謝性・全身性疾患
  - 糖代謝異常：低血糖症，糖尿病性ケトアシドーシス
  - 電解質異常
  - 甲状腺機能異常
  - 肝性昏睡
  - 先天代謝異常症：アミノ酸代謝異常症，有機酸代謝異常症，カルニチン代謝異常症，尿素サイクル異常症
  - 腎疾患：急性尿毒症性脳症，慢性尿毒症性脳症，溶血性尿毒症症候群（HUS），高血圧性脳症，透析に伴うもの
  - 自己免疫疾患：SLEなど
  - 人為的：中心静脈栄養における不適切なアミノ酸投与，サイアミン欠乏
- ◆ 片頭痛
  - 家族性片麻痺性片頭痛，脳底型片頭痛，一過性全健忘（TGA）など（→II-27，p222参照）
- ◆ 精神疾患
  - パニック症，統合失調症
- ◆ 中毒
  - ステロイド，シクロスポリン，タクロリムス，ムロモナブCD3，ベンゾジアゼピン，アセチルサリチル酸，アセトアミノフェン，抗てんかん薬，三環系抗うつ薬など
- ◆ 頭部外傷
  - 脳振盪，乳幼児揺さぶられ症候群

診療での留意点 or やってはいけないこと

☑ 意識障害は，小児救急医療において特に迅速で適切な診断と治療を要求されるので，統率のとれた医療スタッフが必要である．

☑ 遷延する意識障害はしばしば重篤な疾患の存在を示唆し，専門医に相談しつつ紹介は迅速に行う．

☑ 咽頭反射は，脳圧亢進を増悪させるので必要なときのみに施行する．頭部を前屈させ項部硬直を認めた場合，髄膜刺激徴候以外に小脳扁桃ヘルニアと頸椎骨折の可能性がある．小脳扁桃ヘルニアの場合は，この手技で呼吸停止する可能性があるので注意が必要である．呼吸器管理のための気管挿管時の喉頭展開は，脳圧亢進状態をさらに

悪化させ脳ヘルニアを惹起する可能性があるため，十分な鎮静を行ってから気管挿管を行う．

☑腰椎穿刺は，脳圧亢進状態の場合に施行すると脳ヘルニアを惹起する．脳幹反射やバイタルの変化，眼底所見，頭部CT所見などを参考にして，脳ヘルニアの危険性のある場合は施行してはならない．

文献

1) Pina-Garza JE: Altered states of consciousness. Pina-Garza JE（ed）: Fenicel's clinical pediatric neurology, 7th ed, pp47-75, Elsevier, 2013
2) Donald A. Taylor DA, Ashwal S: Impairment of consciousness and coma. Swaiman KF, Ashwal S, Ferriero DM, et al（eds）: Swaiman's pediatric neurology, 5th ed, pp1062-1087, Elsevier, 2012
3) American Heart Association: PALS プロバイダーマニュアル AHA ガイドライン 2010 準拠．シナジー，2013

問診だけで診断できるてんかん症候群

てんかん症候群の診断には，通常発作症状と脳波所見がきわめて重要である．発作が疑われた症状について詳細な問診を行い，身振り手振りを交えて情報を聞き出し，動画を参考にすることもまれではない．しかし脳波所見と合わせても診断が困難で，発作時脳波検査が必要となる症例も存在し，非専門医には（症例によっては専門医でも）その診断は決して容易ではない．一方，てんかん症候群のなかにはプライマリケアの現場で問診のみから診断が推定されるものもあり，知っておくと診療の幅が広がる．特に若年ミオクロニーてんかんについては，知らなければてんかんを疑うことも困難であるので一読をお勧めする．

①小児欠神てんかん

特発性全般てんかん症候群に含まれる．正常発達の小児に発症し，好発年齢は6〜8歳で女児に高頻度である．一般的には小児てんかんの5〜10％の頻度と考えられており，家族歴陽性の頻度も高い．欠神発作は突然の意識消失および意識回復を主徴とする．発作の持続時間は5〜15秒であり，眼球が固定し虚空を見つめる．発作は頻回で症例によっては1日に数十回にも及ぶ．過呼吸によってきわめて誘発されやすく，「食べ物をふうふう吹いて冷ますときにボーっとする」ことが多い．診察室内でも短時間（多くは2分以内）の過換気（風車があると便利であるが，なければ紙を切って吹き流しにして用いてもよい）で容易に発作を観察することができる．筆者は全般性3Hz棘徐波複合の発作時脳波を確認後に，抗てんかん薬を開始している．薬剤は内服のしやすさを考えバルプロ酸（VPA）から開始することが多い．

②若年ミオクロニーてんかん

特発性全般てんかん症候群に含まれる．生来健康な児が10歳代前半にミオクロニー発作で発症する．ミオクロニー発作は起床後間もなく起きることが多く，上肢が「ピクン」と動くと自覚される．朝食時に飲み物を頻回にこぼすことで周囲に気づかれる場合も多い．「朝食時にピクッとして飲み物をこぼす」とのキーワードを医師から投げかけ，「そのとおりです！」との反応があれば本症の可能性が高い．

発作間欠期脳波では全般性多棘徐波または棘徐波群発を認める．臨床症状より診断は比較的容易であり，抗てんかん薬（第一選択はVPA）内服により発作抑制も容易であるが，断薬後の再発がきわめて高頻度である．長期間の服薬を要することから，内服開始時には将来的なことを含めた説明が重要である．ほかの発作型（特に全般性強直間代発作）を合併することも多く，一度は専門医への相談が望ましい．

（宮本雄策）

3 知能低下・退行

知能低下・退行の鑑別診断

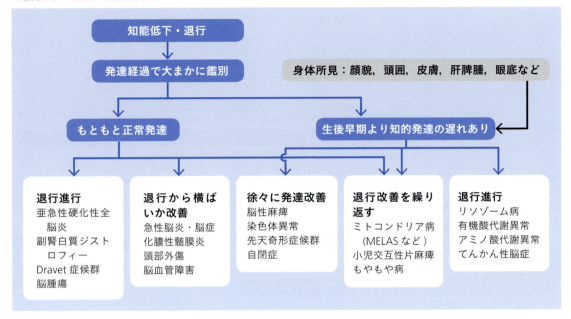

　一般的に知的障害は，人口の2〜3％を占めるとされる．しかし適切な教育環境があれば一般社会生活を営むことが可能な人も少なくない．早期に発見し，適切な生育環境を提供することが重要である．そのなかで知能低下・退行をきたす疾患はそれぞれまれではあるものの，有効な治療法が存在することもあるので，早期確定診断が重要である．原因検索を行うと同時に，最適な環境調整を得られるよう援助する．

診療のポイント

① 病歴聴取のコツは，正常発達と比較した発達曲線（図1，→p22参照）を作成することである．
② 知的発達の遅れを疑う手がかりは，言葉の発達と周囲への関心の有無である．
③ 発達の評価には，発達検査および知能検査での評価が必要である．
④ 確定診断のためには，身体所見の診察も重要である．

専門医へ紹介するタイミング

　できていたことができなくなった，周囲への関心が乏しくなった，周囲の刺激に対する反応が異常である，外見になんらかの特徴的な異常がある，などの理由から

表1　知的障害の主な原因

I　出生前要因
1) 染色体異常・奇形症候群：trisomy（Down症候群，13-trisomy，18-trisomyなど），欠失症候群（Angelman, Prader-Willi, Sotos, 1p36），Rett症候群
2) 大脳形成異常：全前脳胞症，脳梁欠損，裂脳症，大脳皮質形成異常（滑脳症，多小脳回など），先天性水頭症
3) 小脳形成異常：Dandy-Walker症候群，Joubert症候群
4) 先天代謝異常：アミノ酸代謝異常，有機酸代謝異常，核酸代謝異常，リソゾーム病，ミトコンドリア病
5) 神経変性疾患：脊髄小脳変性症（DRPLA, SCA6），Huntington病
6) 神経皮膚症候群：結節性硬化症，Sturge-Weber症候群，神経線維腫症
7) 筋疾患：先天性筋強直性ジストロフィー，福山型先天性筋ジストロフィー
8) 胎内要因
・先天感染症：先天性サイトメガロウイルス感染症，先天性風疹症候群
・物質曝露：胎児性アルコール症候群，タバコ，薬物（覚醒剤など），有機水銀

II　周生期要因
1) 低酸素性虚血性脳症：新生児仮死，羊水吸引症候群
2) 低出生体重児：脳室周囲白質軟化症
3) 血管性障害：頭蓋内出血，脳梗塞
4) 中枢神経感染症
5) 低血糖
6) 高ビリルビン血症：核黄疸

III　出生後要因
1) 低酸素性虚血性脳症：溺水，窒息
2) 中枢神経感染症：急性脳炎・脳症，細菌性髄膜炎，亜急性硬化性全脳炎
3) 脳血管障害：頭蓋内出血，慢性硬膜下出血
4) 頭部外傷：交通事故，転落
5) 難治てんかん：West/Lennox-Gastaut症候群（多因子），非けいれん性てんかん重積

正常発達とは異なると判断できる場合は，早急に専門医へ紹介をする．また集団生活を行う場（幼稚園，保育園，学校）で問題行動がある場合も専門医へ紹介する．

知的障害の原因疾患は多岐にわたるので（表1），診断は容易でないことも多い．様子をみることなく紹介していただきたい．

知能低下・退行の診かた

1. 就学前の場合

幼児期前半は，言葉の発達や親子関係がうまく築けるかが重要である．集団生活を開始するようになると，他児とのかかわりや集団活動のルールに従えるか，などに注意する．気になる場合には，専門機関での発達評価を受けることを勧める．また，可能なかぎり確定診断をはっきりさせておくことを家族に勧める．

2. 学童・生徒の場合

境界程度から軽度知能低下の場合は，小学校入学までに周囲から気づかれないこともある．入学後に授業についていけない（記憶力・判断力に問題あるため），あるいは友人関係を適切に築くことができない（ルールが理解できない，自己中心的で他児を尊重できないため），などの理由で学校不適応をきたすことが往々にしてある．放置し

表 2　知能退行の主な原因

先天代謝異常
糖質代謝異常：グルコーストランスポーター 1 欠損症，先天性グリコシル化異常症候群
アミノ酸代謝異常：フェニルケトン尿症
有機酸代謝異常：メチルマロン酸血症，プロピオン酸血症
核酸代謝異常：Lesch-Nyhan 症候群
ムコ多糖症：Hurler 症候群，Hunter 症候群，Sanfilippo 症候群
リソゾーム病：Gaucher, Niemann-Pick, Tay-Sachs, 神経セロイドリポフスチン症
ミトコンドリア病：MELAS, MERRF, Leigh 症候群
ペルオキシゾーム病：副腎白質ジストロフィー，Zellweger 症候群
銅代謝異常：Menkes 病，Wilson 病
神経変性疾患
　・脊髄小脳変性症：歯状核赤核淡蒼球ルイ体萎縮症（DRPLA），毛細血管拡張性運動失調症
　・神経細胞変性疾患：鉄沈着症，若年性 Huntington 病
　・大脳白質変性症：Alexander 病，皮質下嚢胞を伴う巨脳性白質脳症
中枢神経感染症：亜急性硬化性全脳炎
てんかん性脳症：EIEE/West/Lennox-Gastaut/Landau-Kleffner など

ておくと，他児への行動や言動が乱暴になったり，頭痛や腹痛，歩行障害などの心因性症状をきたしたりすることがある．その結果，トラブルを起こしたり，不登校状態になったりすることもありうる．

　学校でなんらかの問題がある場合には，現状把握のため知能検査（田中-ビネー，WISC-IVなど）を勧める．周囲が本人の状況を正確に理解し，適切な学習環境を提供することによって，本人の知的発達を改善できる可能性があるし，学校不適応を予防することもある．早い段階で周囲が気づき行動を起こすことが大切である．また発達障害（自閉スペクトラム症；ASD，注意欠如・多動症；ADHD）が併存していないかにも注意を払う．

　知能退行をきたす疾患（表2）が疑われる場合は，専門病院での確定診断を強く勧める．残念ながら知能退行をきたす疾患の多くは治療法が確立しておらず，適切な根本治療が可能な疾患は限られている．診断確定後は，安全で快適に過ごせる期間をできるだけ長期間継続できるような環境整備に配慮する．

1) 診察所見

◆ 一般身体所見

　特異顔貌，小奇形，小頭・大頭，低身長・高身長，低体重・肥満，皮膚異常，骨格変形，心雑音，肝脾腫，などの有無を診察

◆ 神経学的所見

- 回転性眼振：Pelizaeus-Merzbacher 病（PMD）
- 水平性眼振・眼球運動失行：脊髄小脳変性症，Joubert 症候群
- 不意の音に過敏に反応：リソゾーム病（Tay-Sachs 病，Krabbe 病）

　不随意運動を伴う疾患

- ミオクローヌス：歯状核赤核淡蒼球ルイ体萎縮症（DRPLA），神経セロイドリポフスチン症，Gaucher 病 3 型，赤色ぼろ線維を伴うミオクローヌスてんかん（MERRF）．
- ジストニア・アテトーゼ：Lesch-Nyhan 症候群，基底核変性疾患（パントテン酸キナーゼ関連神経変性症，Huntington 舞踏病），脳性麻痺（核黄疸など）

- 手の常同運動：Rett症候群（手もみ，指しゃぶり，有目的運動の消失）
- 筋緊張異常（低下・亢進を示す疾患は非常に多い）

2) 診断確定に必要な検査
- 頭部MRI：脳形成異常，破壊性病変，髄鞘化の遅れ，神経変性
- 染色体（G-band, 高精度分析，FISH法，アレイCGH法）：トリソミー，モノソミー，転座，欠失
- 脳波検査：周期性同期性放電（PSD）（亜急性硬化性全脳炎），広範な睡眠紡錘波様速波（乳児神経軸索変性症，滑脳症），棘波の連続（Landau-Kleffner症候群）
- 聴性脳幹反応（ABR）：言葉の遅れがあるときには難聴は必ず否定しておく．
- 末梢神経伝導速度：低下（Krabbe病，異染性白質ジストロフィー）
- 末梢リンパ球：空胞形成（ムコ多糖症，リソゾーム病）

主な疾患と鑑別のポイント

1. 発達程度の経過を大まかに確認する（図1）

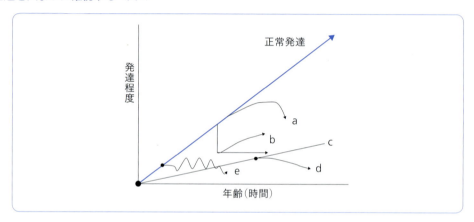

図1　発達程度と年齢（時間）との関係

aパターン：正常発達していたこどもが途中から発達停滞さらに退行を示す経過
　　　　　→亜急性硬化性全脳炎，先天性代謝異常（副腎白質ジストロフィー）
bパターン：正常発達していた子どもが短期間で退行し，横ばいかゆっくり改善する経過
　　　　　→急性脳炎・脳症，化膿性髄膜炎，頭部外傷，脳血管障害
cパターン：初めから発達がゆっくりで，そのままゆっくり発達する経過
　　　　　→脳性麻痺（周生期の低酸素性脳症後遺症，脳室周囲白質軟化症，脳形成異常），
　　　　　　染色体異常・先天奇形症候群（Down症候群，Angelman症候群，Prader-Willi症候群）
dパターン：初めから発達がゆっくりで，さらに停滞・退行を示す経過
　　　　　→先天代謝異常（アミノ酸代謝異常，有機酸代謝異常，リソゾーム病），
　　　　　　てんかん性脳症
eパターン：退行と改善を繰り返しながら，変動あるいは徐々に退行していく経過
　　　　　→ミトコンドリア病（MELASなど），もやもや病，小児交互性片麻痺

2. 一般身体所見から判断

- 顔貌：粗な顔貌（ムコ多糖症），眼裂斜上（Down症候群），笑顔が多い（Angelman症候群），内眼角贅皮，鼻根部平低，上向きの鼻孔，小顎
- 奇形徴候：耳介低位，翼状頸，小指内彎，外反肘，外陰部低形成
- 大頭：Sotos症候群，Alexander病，ムコ多糖症，水頭症，自閉症
- 小頭：脳性麻痺（低酸素性虚血性脳症，脳形成異常，胎内感染症など），染色体異常・先

天奇形症候群，真性小頭症
- 低身長：染色体異常・先天奇形症候群，骨系統疾患
- 高身長：Sotos 症候群，Proteus 症候群
- 肝脾腫：ムコ多糖症，リソゾーム病（Gaucher 病，Niemann-Pick 病）
- 皮膚所見：顔面血管腫（Sturge-Weber 症候群），カフェオレ斑（神経線維腫症），白斑（結節性硬化症，伊藤白斑）
- 眼球結膜血管拡張：毛細血管拡張性運動失調症
- 眼底異常：チェリーレッド斑（GM1 ガングリオシドーシス，Tay-Sachs 病，Niemann-Pick 病），網膜色素変性症，視神経萎縮

3. 確定診断

　病歴，診察所見，検査所見だけで診断できる疾患と，これらだけでは不十分なためにさらに遺伝子診断を要する疾患がある．疾患によっては，一般的な検査よりも遺伝子診断が最も確実な検査になっている．

4. 診療のコツ

1) 病歴聴取

　家族歴の聴取，周生期およびそのあとの病歴，初発時期や退行の有無について整理することによって，知的な遅れの変遷について大まかに把握する．図1のように，正常発達と比較した発達曲線を作成する．

2) 知的発達の遅れを疑う手がかり

- 生後3か月程度：追視をしない，あやし笑いがない，四肢の動きは活発でない（一般的に判断は困難）．
- 乳児期半ば以降：視線が合いにくい，追視をしない，おもちゃに興味を示さない．
- 1歳前後：呼んでも振り向かない，バイバイなどのまねごとがない，人見知りをしない，喃語が少ない，おもちゃをつかんでもすぐ投げる，関心があちこち移りじっと遊べない．
- 1歳以降：言葉が遅い，言葉の理解が悪い，多動，親とのやりとりをあまりしようとしない．
- 3歳以降：他児と上手くかかわれない．

3) 診断にいたるための検査法

- 発達評価

　知的発達だけの問題か，運動発達の遅れも伴うかを見極める．発達退行の有無について必ず確認する．発達評価には発達スクリーニング検査を利用する．

　乳児期から幼児期前半では，遠城寺式乳幼児分析的発達評価表，あるいは日本版デンバー式発達スクリーニング検査が最も使用しやすい．発達検査としては，新版K式発達検査，津守・稲毛式乳幼児精神発達質問紙，あるいはKIDS乳幼児発達スケールなどが頻用される．いずれも発達指数（DQ）で表現される．

　知能検査は，田中-ビネー式知能検査，Wechsler（ウェクスラー）系の知能検査（WPPSI, WISC）やK-ABC心理教育アセスメントバッテリーなどが利用できる．こちらは知能指数（IQ）で表現される．施行は専門家に依頼する．

診療での留意点 or やってはいけないこと

☑ **診断は治療のためのスタート地点**

　診断できなければ治療は始まらないため放置は避ける．まずは早めに確定診断のため専門医を受診してもらう．

☑ **根本治療のない疾患であった場合でも放置しない**

　確定診断後，ともに過ごす家族には，疾患の理解と受容が必要である．そのための十分な援助を行う．診療においては，支える医療が基本である．快適な生活を継続するための体調管理〔てんかん治療，感染症治療，栄養管理（経管栄養など），呼吸管理〕が医師の主な仕事となる．またリハビリテーション科（部門）との協力で，運動療法，作業療法，言語訓練，摂食訓練，呼吸リハビリテーションも積極的に行う．治らないからと放置してはいけない．

4 発達障害

発達障害の鑑別診断

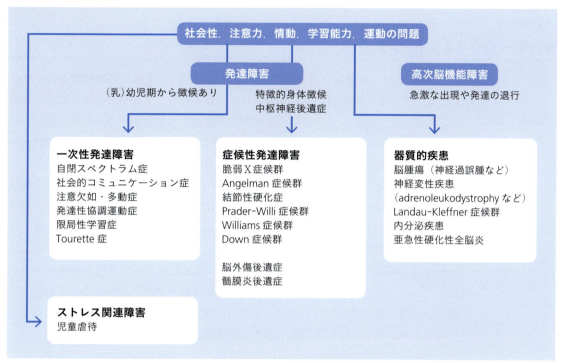

　発達障害は，幼少期の低年齢から発達の過程で出現するコミュニケーションや社会性，あるいは行動上の問題をいう．ある程度成長・発達した後に，後天的疾患によって退行した場合は，高次脳機能障害に区別される．

　発達障害児では，乳幼児期から偏食やこだわり，すぐ迷子になるなど，なんらかの育て難さを示す．また逆に，「ひとり遊びが多いので，手のかからないこどもだった」とも表現される．このような生育歴は診断の手がかりになる．特徴的身体徴候あるいは発達の退行を認めた場合には，原因疾患の精査が重要である．

診療のポイント

① 幼少期からみられる発達障害の多くは，自閉スペクトラム症（autism spectrum disorder；ASD）と注意欠如・多動症（attention-deficit/hyperactivity disorder；ADHD）である．両者は特に幼児期では症状が類似し，あるいは併存することもあるため，2013年米国精神医学会 DSM-5 では重複診断を認めるという変更がなされた．

② 症候性発達障害の要因には，先天的遺伝的素因と乳幼児期の疾患・外傷による中枢神経後遺症がある．一方，児童虐待を含む養育環境や教育環境などによる外因的・心理的要因による症状は，発達障害に含めない．

③　発達障害には，知的発達症（知的障害），構音症，限局性学習症，発達性協調運動症，慢性チック症などの併存，あるいは夜尿症，不眠症，てんかん，などの合併をしばしば認める．
　④　新版 K 式発達検査法，田中-ビネー式知能検査あるいは WISC-Ⅳを施行し，全検査 IQ や下位検査項目の不均衡を参考にして療育指導を行う．

専門医へ紹介するタイミング

　DSM-5 では，発達障害の診断に「軽度」「中等度」「重度」の重症度を併記することが示された．軽度は，生活上の支障が少ない場合で，患児の特性を家族や保育士，教師がよく理解し，適切な対応や環境調整によって改善できれば専門機関への紹介を必要としない．一方，中等度および重度は，生活上の支障が大きい場合で，二次障害への進展も予想されるため，早期に専門機関へ紹介する．

　幼児期の ASD において，知的能力や言語・社会性の発達が不良な場合は，地域の療育機関へ紹介する．療育機関では，通園保育や言語訓練，認知行動療法，感覚統合療法が行われる．また幼児・学童期の ASD における過度な行動異常には，専門医へ紹介し薬物療法の必要性について助言を求める．

　ADHD の多動性や衝動性が著しい場合，家族を含めての心理社会的療法や行動療法（parent training や social skill training）を受けられる療育機関へ紹介する．しかし，一向に社会適応性が改善しない場合，あるいは学童期になり不注意による学業的機能の低下をみた場合には，専門医へ紹介し薬物療法を開始する．

　トゥレット症（Tourette's disorder）においては，チック症状が大きくかつ頻発，または汚言やチック関連強迫症（Tic-related obsessive-compulsive disorder）のため本人が苦痛と感じる場合は，専門医への紹介を要する．

発達障害の診かた

1. 来院時の診かた

　幼児期においては，ASD と ADHD の症状は類似するが，それぞれの疾患の特徴がある（表1）．発達障害児は，概して運動が不器用である．ASD では体幹・四肢の協調交互運動障害があり（図1），ADHD では手指の巧緻作業が拙劣である．

　発達障害児は，保護者の指示に従わないため，児童虐待を受けやすい．一方で健常児への児童虐待は，発達障害に類似した精神・情動反応を引き起こす．したがって保護者と患児との関係は，注意して評価する必要がある．

表1 自閉スペクトラム症と注意欠如/多動症との鑑別点

主訴	自閉スペクトラム症		注意欠如・多動症	
	社会的コミュニケーションの欠損	行動・興味および行動の限定と反復的で常同的な様式	多動性・衝動性（自己抑制の障害）	注意欠如
落ち着きがない	・自分本位に，制止を振り払って突進する ・思いどおりにならないと，パニックになる	・部屋の中をぐるぐる回る，ピョンピョン飛び跳ねる，手をヒラヒラさせる ・特定の興味あるものに突進する ・予定どおりや思いどおりにならないと，パニック状態になる	・興味の対象が次々と移り，予測困難な行動をとる ・そわそわとじっとしていないが，常同的な動きでない	・課題を始めるが，容易に気が散ってほかのことを始める ・大事なものを置き忘れる
言葉が遅い/会話にならない	・返事がなく，視線が合わない ・電文調で抑揚のない，一方的なしゃべり方 ・感情の共感性を求める自慢話や相槌がない ・概念的な言葉（可哀そう，さびしそう）を理解しない	・関心のない話題以外は話さない ・質問をしても，オウム返しになる ・行ってきますと，行ってらっしゃいが逆になる ・奇声，ひとり言（何かのフレーズを繰り返す）が多い	・ひたすらしゃべり続ける ・会話の順番が待てず，しゃべり始める	・返事をしても，聞いていないように見える ・人の質問を聞く前にしゃべり始める
友人と仲良く遊べない	・物真似やごっこ遊びをしない ・相手の感情が読めない ・曖昧はダメで，白黒が決着しないと気が済まない	・特定のひとり遊びに集中し続ける（物をきれいにならべる，水遊び，砂遊び） ・興味・遊びの幅が狭く，無意味なこだわりをみる	・他人への干渉・妨害・横取り ・対人関係に遠慮や躊躇がない ・順番待ちができない	・約束を忘れる，守れない

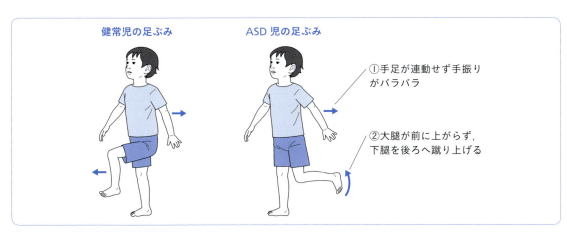

図1 ASD児の発達性協調運動症の1例

2．来院時の検査

　　　　　　　症候性発達障害や器質的疾患を疑う場合には，染色体・遺伝子，内分泌機能，頭部MR像や脳波を精査する．聞こえ方に懸念がある場合には聴力も検査する．WISC-Ⅳでは，ASDで処理速度指標が低値，ADHDでワーキングメモリーが低値の傾向をみるが，診断的ではない．

3. 来院時の指導

　　　　発達障害児は，しばしば不規則な睡眠覚醒リズムの習慣（長時間の夕寝，就寝困難，深夜の中途覚醒）をもつ．日中の活発な戸外での運動，夕寝をしない，快眠のための環境整備などを指導し，規則正しい生活を目指す．

　　　　言語の遅れのある ASD では，利き手の決定が遅れていることが多く，大脳優位半球や言語中枢の側性化の遅延を示唆する．左利きの家系でなければ，特に右手での指さしを指導し，大脳機能の側性化を促進させる．また相手遊びやごっこ遊びを促し，感情の共有感を強化する．視線・表情を交え，単純な文脈での会話を心がけ，代名詞は使用しない．生活を構造化し，物の置き場所を一定にして，絵カードの視覚的情報を活用する．よい行動は，視線を合わせ大げさに褒め，不適切な行動は「ダメ」と言わずに無視するか，代わりに望ましい行動を促す．

　　　　ADHD の不注意には，教室での席の配置，部屋や机の整理整頓，短時間の集中で済む小さな課題の設定，目標の標語の掲示など視覚的な手がかりを中心とした環境整備が有用である．また多動性・衝動性に対しては，望ましい行動を時間差なく褒め，叱るときは感情的にならず，本人の気持ちを落ち着かせたあとに，視線を合わせて静かな口調で注意する．

　　　　四肢交互運動の発達性協調運動症には，三輪車や自転車，バタ足の水泳などがよい．手指の巧緻作業と注意力の発達には，きれいな◯を描く，□・△・数字の角をしっかりつけて書く，折り紙，楽器の演奏などが有用である．

主な疾患と鑑別のポイント

- ・自閉スペクトラム症
- ・注意欠如・多動症
- ・限局性学習症
- ・Tourette 症

◆ **自閉スペクトラム症**（→II-15, p164参照）

　　DSM-5 の診断基準において，中核症状は「社会的コミュニケーションの欠損」と「行動・興味および行動の限定と反復的で常同的な様式」の 2 点に集約され，言語機能の発達遅滞そのものは削除された．社会的コミュニケーションの障害だけを認める場合は，社会的コミュニケーション症（social communication disorder）へ鑑別される．ADHD との鑑別には，クレーン現象（母の手をもって，物をとろうとする），砂場・水場遊びへのこだわり，常同運動（奇声や手をヒラヒラする），パニック症，知覚過敏あるいは知覚鈍麻の有無が重要である．

◆ **注意欠如・多動症**（→II-14, p159参照）

　　外因的・心理的要因との鑑別を要す．多動・衝動性に加え，低身長や外傷歴，過警戒，自己の卑下があれば児童虐待を疑う．夜更かしや早朝クラブ活動による睡眠不足は，注意欠如の原因となる．なお DSM-5 の診断基準において，ADHD の生じ

うる年齢は7歳未満から12歳未満へ引き上げられた．また ADHD では，反抗挑戦性障害の傾向があるため，高頻度に反抗・拒否する，しつこく故意に他人を不愉快にする，自分の失敗を責任転嫁するなどの行動様式を認める．

◆ 限局性学習症（→II-13, p154参照）

読字，書字，計算などの特定の領域が，知的能力全般と比較しても著しく習得困難な状態をいう．知的能力全般との比較，特定領域の大脳機能障害の評価が重要である．

◆ Tourette症

チック様の舞踏症，強迫観念や感情失禁などの多彩な症状が比較的急激に発症した場合，A 群溶レン菌感染症に続発する PANDAS（pediatric autoimmune neuropsychiatric disorders associated with streptococcal infections）との鑑別を要す．

診療での留意点 or やってはいけないこと

☑ 発達障害は柔軟な評価が肝要である

評価尺度のチェック項目を用いて，スコアリング的に発達障害であるか否かというように診断を二分することは望ましくない．その患児の発達障害の特性が，どのように認知・情動機能の発達に影響を及ぼし，どの程度社会適応の困難さの要因になっているかという視点に立って，柔軟に評価することが重要である．

☑ "障害"から"症"へ

発達障害児の親は，育児への自信喪失や子どもの将来への不安を抱えながら受診するので，児童期の病名に"障害"がつくことは患児や親に大きな衝撃を与える可能性がある．そのため，DSM-5 病名・用語翻訳ガイドライン（日本精神神経学会精神科病名検討連絡会）は，disorder（可逆的な状態）を"症"，disability（不可逆的な状態）を"障害"と訳し，"障害"の使用を減らすことを勧めている．

☑ 薬剤の投与は慎重に

低年齢児に対しては，ドパミン受容体拮抗薬などのモノアミン神経回路の発達への影響が懸念される薬剤の投与は，きわめて慎重に行わなければならない．

5 運動麻痺

運動麻痺の鑑別診断

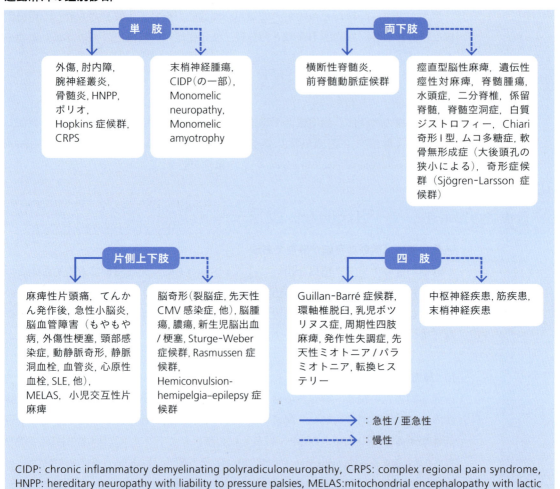

CIDP: chronic inflammatory demyelinating polyradiculoneuropathy, CRPS: complex regional pain syndrome, HNPP: hereditary neuropathy with liability to pressure palsies, MELAS: mitochondrial encephalopathy with lactic acidosis and stroke-like episodes, SLE: systemic lupus erythematosus

　小児の運動麻痺は発症様式（急性，亜急性，慢性）と進行速度，罹患肢のパターン（単肢，両下肢，片側上下肢，四肢）から鑑別診断を考えながら診察を進める．痙性，弛緩性，失調性，ジストニアのいずれに該当するか，また主訴とは別の肢に異常所見はないかを確認し，診断のための検査を選択していく．

診療のポイント

① 麻痺とは随意運動の障害をさすが，成書でも筋力低下による障害を呈する筋疾患や末梢神経疾患も含めて用いられることが多い．
② 運動障害の本質が，痙性麻痺なのかジストニアなのか，失調なのか筋力低下

なのか，特に歩行などの運動時または安静時の姿勢に注目して観察したうえで用手的な診察に入る．
③ 発症様式が急性，潜行性，先天性のいずれか，また外傷や感染の先行の有無や食事内容（例：*Campylobacter* による Guillain-Barré 症候群，蜂蜜摂取によるボツリヌス症）などに注意して問診する．

専門医へ紹介するタイミング

急性発症の運動麻痺の原因には，Guillain-Barré 症候群（→II-23，p202 参照）や脳梗塞（→II-8，p128 参照）など緊急入院を要する疾患があり，ただちに専門医に紹介する．受診時に症状がない発作性の運動麻痺の場合，できるだけ家庭で症状出現時の動画撮影をしてもらったうえで，専門医への受診をうながす．

運動麻痺の診かた

1．診察

1）問診など

靴底の減り方（痙性麻痺の場合，前内側と後外側の減りが強い），転んでいつも片側の膝だけ傷ができる（図1），いつも片側の足から立ち上がる（図2），乳児期から利き手がある，などの点は片麻痺の存在を示唆する．問診および観察の際に注意して確認する．家族歴にも留意する．

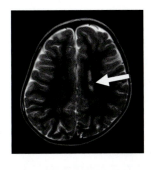

図1　4歳女児
軽度の精神運動発達遅滞により受診．診察上腱反射の左右差や錐体路徴候は認めなかったが，転んで右膝にばかり傷をつくるとの話があり，走ってもらうと右足のほうが地面からの上がりかたが低かった．頭部MRI（T_2強調画像）上，左側脳室壁に結節状異所性灰白質（矢印）を認めた（島根県立中央病院症例）．

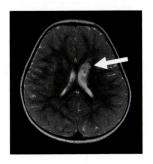

図2　1歳男児
左側脳室体部前方に海綿状血管腫からの出血を認める（矢印）．てんかんでフォロー中の画像検査で偶然見つかった．診察や歩行の観察では左右差がみられなかったが，立ち上がる際に必ず左足から先に立てる点から軽度の右足麻痺の存在が示唆された．

2) 一般身体所見

　　四肢周囲長の左右差や脚長差の有無，母指球の萎縮や凹足・側彎の有無を確認する．顔貌や皮膚所見（例：カフェオレ斑 → 神経線維腫症 1 型 → もやもや病，脳腫瘍，神経根腫瘍，脊柱変形などの合併症）から，神経皮膚症候群や奇形症候群が背景にないかどうか考慮する．

3) 姿勢の観察，診察

　　障害の質により，それぞれに特徴的な姿勢がみられる．安静時や運動時の姿勢の観察が最も重要であり，腱反射亢進や錐体路徴候などは裏付け程度に考えてよい．以下，歩行時の姿勢を中心に各障害の特徴を述べる．

◆ 痙性対麻痺

　　股関節の内転・屈曲（・内旋）が特徴的であり，患児は股関節屈曲のため体幹の前屈または腰椎前彎による代償を呈し，お尻を突き出した姿勢をとる．歩行時に大腿が外転せず膝が左右に分かれない．股関節内旋は共同運動のため屈曲位で強調され，座位では下肢は W 字型の形をとる（とんび座り）．つま先が内側を向き，あるいはつま先立ちで歩行する．ハイハイの際には，共同運動のために股関節，膝関節とともに足関節が屈曲してしまうため，足背や下腿前面が床から浮いた姿勢となる．

　　腋下懸垂では下肢がはさみ脚の肢位をとるが，健常児でも一過性にこの姿勢はとりうる．本章で述べる姿勢の特徴は，いつもその姿勢が誘発され，いつも一定である場合（obligatory and stereotypical）に病的と判断する．

◆ 痙性片麻痺

　　下肢伸展時に足関節が底屈するために歩行時に麻痺脚を外側に振り回す，またはつま先内側を引きずる歩行が典型的だが，股関節や膝関節と共同で足関節を背屈させ，遊脚期に外側に振り回さないこともある．

　　上肢は，肩関節内転，肘関節軽度屈曲，前腕回内し指を屈曲させた Wernicke-Mann 肢位が典型的だが，乳児期には回内を伴って上肢が後方に偏位（肩関節の伸展）し，拳を握る姿勢をみることがある（除脳硬直位に相似しており，皮質下病変を伴う，ジストニア的な要因もあるのかもしれない）．連合運動の一種として，指の分離運動ができず 2〜5 指が同時に屈曲してしまう場合もある．

　　鏡像運動（mirror movements）は，特に麻痺側の手で動作を行うと，対称性の動きが対側の手に出やすい．健側脳からの両側支配線維による麻痺の回復機転を反映していると考えられる．手や前腕の反復拮抗運動（diadochokinesis）により対側前腕の動きを観察するが，この指示に従えない場合，片手に玩具やペンなどを握らせてみて，反対側の手に同じ動作が出ることを観察することもできる．

◆ ジストニア

　　痙性麻痺に似ているが，"ある動作や姿勢には本来不要な，余計な筋収縮・緊張" が特徴である．動作誘発性に増強することが多く，たとえば歩行時に右手を前方に伸展させて体幹を大きく前屈しないと歩けない，前腕の交互変換運動の際に頸部や肩が異常姿勢になる，歩行時に上肢が下肢と合った前後への振れではなく外側に跳ねたり顎が上に上がったりする，顎を引く，顔面がゆがむ，不自然に遊離脚が高く上がる，などの要素はジストニアを示唆する．

内反尖足位など痙性麻痺に似た肢位をとることもあり，鑑別に迷うこともあるが，全体として痙性麻痺の共同運動に合致するパターンか否か，という視点で観察するとよい．

◆ 失調

Ataxia という語は否定の接頭辞 a− が taxis についた語であり，taxis は chemotaxis（走化性），phototaxis（走光性）のように"方向をもった運動"をさす言葉である．上肢の運動失調は指鼻試験での測定障害などの所見としてあらわれるが，歩行においても wide-based で全身が震えるという特徴だけでなく，決まった方向に進めないことにも注目する．

発作性失調症（episodic ataxia）の児で，普段から丸いテーブルの周りに沿って駆け回るのが好きな児が，症状出現時にはテーブルの縁から離れて行ってしまう現象がみられる．

◆ 筋疾患，動揺性歩行

幼児期は児の十分な協力が得にくく，徒手筋力検査の信頼度は低い．仰向けに寝てもらう際に，まず側臥位になってから背臥位に変換する動作は，前頸部の筋力低下を示唆する．口笛が吹けない場合，顔面筋罹患の可能性がある．

Gowers 徴候（登攀性起立）は，仰臥位からの立ち上がりの際にいったん腹這いになってから高這いの姿勢で殿部を上げ，次いで膝や大腿に手をついて立位にいたるのが典型的だが，筋力低下が軽度の時点では膝や大腿に手をつかずに立位になれる児もあり，上記のお尻をあげる姿勢から Gowers 徴候陽性と解釈できる場合がある．足が床から完全に離れるジャンプができるか否かも確認する．

Duchenne 型筋ジストロフィーでは，幼児期から歩行時にお腹を突き出し，体全体で左右の下肢を前に出す（お尻を左右に振る）歩き方が特徴的である．顔面肩甲上腕型筋ジストロフィーも脊柱の前彎が強く，一方，脊髄性筋萎縮症 2 型では座位での後彎が目立つ．

Ullrich 型先天性筋ジストロフィーでは遠位関節の過伸展が，Emery-Dreifuss 型筋ジストロフィーでは脊柱の前屈制限が特徴である．

◆ 末梢神経疾患，鶏足歩行

細い下腿で，足関節の背屈が弱いためにペタペタと足底を床に打ち付ける歩容を呈する．

以上の，それぞれの障害の質のどれに近い姿勢あるいは運動であるかを見極めるのが重要で，特に負荷をかけること（走る，片足ケンケン，椅子や丸テーブルの周りを回ってもらう，など）は，軽度の障害の存在を確認するために有用である．

4）反射の診察

原始反射は，乳児期早期に出現しなければ異常，あるいは乳児期後期に出現すれば異常だが，痙直型脳性麻痺や（運動発達遅滞が乳児期にまず気づかれる）精神遅滞に比べて，アテトーゼ型脳性麻痺では Galant 反射や Moro 反射が残存しやすい．

姿勢反射は，頸定に寄与する視性または迷路性立ち直り反射，寝返りに寄与する躯幹立ち直り反射，座位に寄与するパラシュート反射および平衡反応などを観察し，

それぞれの姿勢の獲得の準備ができつつあるかどうかを考える[1]．

病的反射（錐体路徴候）は，上肢で Hoffmann 反射，Wartenberg 反射，下肢では Babinski 反射，Chaddock 反射のほかに足底筋反射の Rossolimo 反射，Mendel-Bechterew 反射が代表的である．Babinski 反射は乳児では高率に，また幼児期後期または学童期初期にも健常児でみられることもあるため注意する．遺伝性痙性対麻痺と思われる幼児で，Babinski 反射は陰性だが，前述の痙性対麻痺の姿勢の特徴を呈した症例を経験したこともある．

5）筋トーヌスの診察

Extensibility（関節の伸展性），passivity（検者が患児の手足を持って振ったときの振れ方），consistency（外から筋を触れた際のかたさ，やわらかさ）を分けて診察，記載する．

運動野（Brodmann 4 野）に限局した病変では，麻痺側の足関節の背屈可動域は亢進する．小脳症状では，これらのうち passivity の亢進が目立つ筋トーヌス低下を示す．筋トーヌス低下の徴候であるゆるみ肩やスカーフ徴候は，肩周囲の extensibility の亢進と解することができる．

2. 検査

運動障害の質を観察・診察で見当をつけたあと，画像検査，脳波，電気生理検査，代謝変性疾患のスクリーニングや遺伝子検査，髄液検査，ウイルス抗体，自己抗体などの諸検査を行う．これらの所見から診断にいたる手がかりを求める．中枢神経病変に末梢神経障害を伴う疾患もあり，末梢神経伝導検査が鑑別診断の手がかりになることもある．

主な疾患と鑑別のポイント

- Idiopathic toe walking
- Lesch-Nyhan 症候群
- Startle disease（びっくり病）
- *COL4A1* 遺伝子変異
- Aicardi-Goutières 症候群
- 遺伝性痙性対麻痺
- 脊髄腫瘍
- Molybdenum cofactor 欠損

脳性麻痺や先天感染との鑑別が問題になるいくつかの疾患のみ記載する．

◆ Idiopathic toe walking

つま先での歩行を好む幼児があり，半数は問題なく発達を遂げるが，半数で発達障害特性などが後に問題となる．痙性はなく，関節拘縮もきたさない．家族歴ありの場合がある．

◆ Lesch-Nyhan 症候群
　　乳児期にアテトーゼ型脳性麻痺と疑われ，幼児期に口唇や頬粘膜の自傷行為が出現する．血中尿酸高値，尿中尿酸／クレアチニン比上昇，*HGPRT*遺伝子解析により診断にいたる．

◆ Startle disease（びっくり病）
　　グリシン受容体の遺伝子異常による．新生児／乳児期に全身の強剛や嚥下障害を呈し，rigid baby syndrome と呼ばれる．物音や nasal tap（鼻尖部を検者の指で軽く叩く）による驚愕反応の誘発が特徴である．クロナゼパムが奏効し，幼児期には発達が正常化する．

◆ *COL4A1* 遺伝子変異
　　コラーゲン遺伝子変異により，脳梗塞による孔脳症／裂脳症のほか，脳室壁石灰化を伴い TORCH 症候群を疑われる場合もある．

◆ Aicardi-Goutières 症候群
　　基底核や皮質下白質の石灰化を呈し，本疾患も pseudo-TORCH 症候群に含まれる．炎症を惹起する原因遺伝子が複数同定されている．

◆ 遺伝性痙性対麻痺
　　70 以上の原因遺伝子が知られる．小児期発症の既報がある病型，頭部画像で白質信号異常や脳梁菲薄化などを手がかりに原因を特定できる場合がある．

◆ 脊髄腫瘍
　　独歩獲得時から痙性歩行があり，診察上，脳室周囲白質軟化症（PVL）を疑った幼児で，脊髄腫瘍がみられた経験がある．

◆ Molybdenum cofactor 欠損
　　多発性脳梗塞を呈し，多嚢胞性白質軟化症を疑われることがある．血中尿酸低値，尿中亜硫酸塩上昇がみられる．

文献

1) 斎藤義朗：乳児の運動発達—原始反射・姿勢・姿勢反射の診かた．小児科診療 75:753-760, 2012

6 失調

失調の鑑別診断

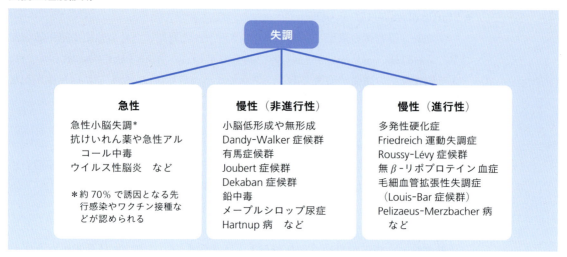

スムースな運動を行うためには多くの筋肉が協調して動く必要があるが，その協調性を欠いた状態を失調と呼ぶ．個々の筋肉運動は正常であり，筋力低下や錐体路障害などが認められないにもかかわらず，運動は拙劣にしか行えなくなる．従来健康であった小児が急に手足や体幹運動の調和を失い，フラフラした歩行などを示すもので，中枢神経系，脊髄後索，後索-脊髄小脳路，小脳，小脳-前庭-脊髄路などの各部位の機能障害に起因する．急性と慢性に経過するものがあり，慢性はさらに進行性と非進行性に分けられる．

診療のポイント

① 通常は，従来健康であった児に急に出現する．
② 手足や体幹運動の調和を失いフラフラした歩行を示す．
③ めまいや麻痺を認めない．
④ なかには慢性に経過し進行性の例もある．

専門医へ紹介するタイミング

通常は，自然に軽快する場合が多いため特別な治療を必要としないが，注意深く経過を観察することは大事である．小児で最も一般的にみられる急性小脳失調であれば，遅くとも6か月以内に回復することがほとんどである．
しかし，脳圧亢進症状，神経脱落症状，持続する発熱，髄膜刺激症状，薬剤曝露のヒストリー，筋力低下，腱反射低下，オプソクローヌス，ミオクローヌスなどが

みられる場合や，慢性に経過したり（時期を経ても軽快しない），症状が進行したりする場合は専門医へ紹介すべきである．

失調の診かた

小脳障害があると，身体の平衡を保つために無意識に両足を開いて立っている。閉眼し両足をそろえると動揺が激しくなり，一方の足を外に踏み出して倒れないようにする。鑑別診断にはRomberg徴候が役に立つ。Romberg徴候陰性ならば，小脳性運動失調（小脳失調）と考えられる．小脳障害が進行すると，座っていても動揺がみられるため足を開いて座ろうとする。

・Romberg徴候（図1）

被験者を立たせた状態で，両足を踵と足先をそろえて眼を閉じさせる。その後，被験者の身体が前後左右にゆっくり動揺するのがみられる場合は，Romberg徴候陽性とする。実施者は被験者の近くに立ち，被験者が倒れてけがをしないように注意する。

主な疾患と鑑別ポイント

小児期に運動失調を呈する疾患にはさまざまなものがある。失調症状で突然発症する疾患で，最も多いのが急性小脳失調である。失調は，発症経過別に急性型，慢性（反復）型，慢性進行性に分けて考えると理解しやすい。

1. 発症経過別に見た運動失調の原因

◆ 急性運動失調

急性小脳失調，抗けいれん薬や急性アルコール中毒，ウイルス性脳炎，感染後脳炎，抗ヒスタミン薬投与，ベンゾジアゼピン系薬中毒，シンナー中毒

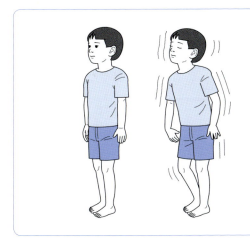

【試験の基本的要領】

① 被験者は手を体の側面に添え，開眼して足をそろえて立つ．

② 被験者が目を閉じ，そのまま実施者は1分間観察する．

※以下の2点をともに満たせば陽性である．

・被験者は開眼していれば立てる．
・被験者が閉眼すると倒れる．

図1 Romberg徴候

6 失調 37

◆ 慢性(非進行性)運動失調

片頭痛，てんかん，小脳無・低形成，Dandy-Walker症候群，有馬症候群，Joubert症候群，Dekaban症候群，鉛中毒による脳症，Marinesco-Sjögren症候群，メープルシロップ尿症(変異型)，Hartnup病

◆ 慢性進行性運動失調

後頭蓋窩腫瘍，多発性硬化症，Friedreich運動失調症，Roussy-Lévy症候群，無β-リポプロテイン血症(Bassen-Kornzweig症候群)，毛細血管拡張性失調症(Louis-Bar症候群)，Pelizaeus-Merzbacher病，神経変性疾患

◆ そのほか

意識障害，頭痛，発熱髄膜刺激症状がある場合は，急性散在性脳脊髄炎，脳幹脳炎を疑う。頭頸部外傷の既往がある場合は，解離性椎骨動脈瘤や頭蓋内出血を疑う。

2. 歩行から見た運動失調の鑑別 (ataxia gait)

◆ 小脳型

歩行開始時，方向転換，ジャンプなどを行わせて，平衡の乱れ，身体の動線などを観察する。失調性歩行の特徴は，両下肢を左右に開いて歩く(開脚歩行 wide-based gait)，よろめき歩行(staggering gait)，酩酊歩行(drunken gait)，よろめくように歩くなどである。歩行は不安定で，前後左右への揺れが激しく，振戦，小刻みな動きがみられる。直線歩行やつぎ足歩行(tandem gait)はできない。

失調が強くなると，足は前に出るが，上体が反り返ったようになり後ろに倒れそうになる。一側半球障害の場合は患側に傾いて倒れるようになる。小脳型運動失調性歩行は，急性小脳失調，脳腫瘍，脳血管障害，Fischer症候群などでみられ，脳変性疾患では徐々に進行する。

◆ 後索性

脊髄の固有感覚経路の障害によって起こる歩行障害である。頸椎ミエロパチー，慢性多発性神経炎，多発性硬化症，脊髄癆などでみられる。

◆ 前庭・迷路型

一側性の迷路障害による歩行では，身体が常に患側に傾いて行くことが特徴である。それを防ぐために患児は，はさみ脚歩行(scissor gait)をとる。

3. 小児の急性小脳失調

失調症状を呈する小児疾患では最も頻度が高い。2〜4歳ころに多くみられる。約70%の例で発症前の先行感染や予防接種の既往がある。先行感染の後1週間前後に症状が急に出現することが多い。先行感染に関しては水痘，ムンプスが多く，そのほかエコー，コクサッキー，麻疹，ヘルペス，パルボウイルスなどでもみられる。予防接種後では麻疹ワクチンが多い。症状は，小脳虫部障害では構音障害，体幹

の失調，歩行障害がみられる．小脳半球障害では同側の測定障害，筋緊張低下，振戦が出現する．意識レベルは正常であり，発熱，髄膜刺激症状は伴わない．検査所見には特異的なものはないが，頭部 MRI にて小脳の腫脹，小脳半球の高信号，小脳病変部の造影剤増強効果がみられることがある．

　鑑別診断では，後頭蓋窩腫瘍，opsoclonus-polymyoclonus 症候群，急性小脳炎が重要である．しかし急性小脳炎との異同については議論のあるところである．予後については，通常は特別な治療をせずに 6 か月以内に寛解するが，小脳萎縮や小脳失調を残す例もある．治療に関しては，ステロイド，免疫抑制薬，ガンマグロブリンなどが使用されることもあるが効果は限定的である．

診療での留意点 or やってはいけないこと

- ☑ 頭部外傷の既往を確認する．
- ☑ 脳圧亢進症状の有無を確認する．
- ☑ 発熱や髄膜刺激症状の確認を忘れない．
- ☑ なんらかの薬剤が投与されていないか確認する．
- ☑ 筋力低下や膝蓋腱反射低下の存在にも注意する．

文献

1) 矢部一郎，佐々木秀直：運動失調．神経・精神疾患マニュアル．日医師会誌 142（特別号）：99–100, 2013
2) 黒田康夫：協調運動障害を診断する．神経内科ケーススタディ，pp 56-60, 新興医学出版社，2008
3) 石橋賢一：運動失調．Navigate 神経疾患，pp 78-80, 医学書院，2013
4) 洲鎌盛一：急性小脳失調．小児内科 41（増刊号）：689-690, 2009

7 不随意運動

不随意運動の鑑別診断

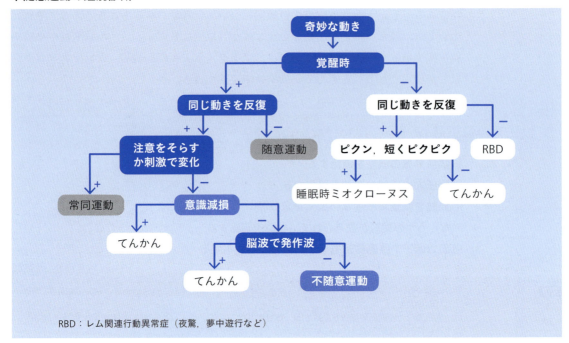

RBD：レム関連行動異常症（夜驚，夢中遊行など）

　不随意運動は，意思とは無関係に起こる奇妙な動きである．同じように奇妙な動きにはてんかん，随意運動，常同運動，レム関連行動異常症および固縮（ジストニアとの鑑別として）があるが（表1），生理的な睡眠時ミオクローヌスをのぞけば不随意運動は覚醒時のみに起こり，姿勢により変化するが，注意をそらしたり外から刺激したりしても変化しない．チック以外はほかの動作を妨げ，本人が困る．チックはほかの動きを妨げず，本人があまり困らない．

表1　奇妙な動き

運動	特徴
不随意運動	眠れば消失し，睡眠中には起こらない．姿勢により軽減するが，注意をそらせても止まらない
てんかん	脳波で発作波があり（特に発作時），睡眠中も起こりうる
随意運動	いつも同じ動きではない．注意をそらしたり刺激したりすれば変化する．止まる ほかの動作を妨げない
常同運動	同じ動きをするが，注意をそらしたり刺激したりすれば変化する．止まる ほかの動作を行わない・妨げない
RBD	眠ってからほぼ決まった時間に起こる睡眠時のみの大きな動き．同じ動きではない
固縮	眠っても固い（ジストニアとの鑑別）

RBD：レム関連行動異常症（夜驚，夢中遊行など）

診療のポイント

① 睡眠時ミオクローヌス以外は覚醒時のみにしか起こらず，眠ると消える．
② 同じ動きを繰り返し，注意をそらしたり刺激したりしても変化しない．
③ 自分で止めようとしても止められない．
④ 脳波で，てんかん性発作波がない．

専門医へ紹介するタイミング

奇妙な動きがあり，本人もしくは家族が困って受診し，以下の場合は専門医に紹介する．
① 不随意運動かほかの運動症状かわからない場合
② 不随意運動とは診断できるが，その種類を区別できない場合
③ 診断のために脳波と表面筋電図が必要と感じた場合
④ 不随意運動と種類は確定できるが，その原因疾患がわからない場合
⑤ 治療をしたことがないか，治療をしてもうまくゆかない場合

不随意運動の診かた

1. 不随意運動の種類と症状，病巣

おもな不随意運動には，ミオクローヌス，振戦，バリスム，舞踏運動（chorea），アテトーゼ，ジストニア，チックがあり，舞踏アテトーゼを加えることもある．これらに当てはまらない不随意運動に対して，ジスキネジアという場合がある．症状と病巣は表2のようである．チックの病巣は明らかではない．不随意運動の多くは基底核から生じる（図1）．

2. 不随意運動の鑑別と各不随意運動の特徴

1）鑑別手段

観察，動画，表面筋電図である．表面筋電図が必須と思われがちであるが，そうではなくて，まずよく観察することが第一である．そのためにビデオなどの動画は大変有用であり，動きや特徴を何度も見比べると多くの不随意運動は鑑別できる．表面筋電図は不随意運動の種類の確認のためと，律動性ミオクローヌスと振戦のようにまぎらわしい場合の鑑別のために行う．

2）目で見る症状の鑑別

動きの特徴を，以下に分けて順番に見てゆくとわかりやすい（表3）．なかでも，症状の速さの順に並べると鑑別しやすく，表面筋電図の群化放電の持続時間の長さともよく一致する．チックは速い動きだが，繰り返す場合も律動性はなく単発である．舞踏運動は動きに一定のパターンがない．

- 速さ

動きが速い順に，おおむねミオクローヌス，チック，振戦，バリスム，舞踏運動，

表2 不随意運動の症状と病巣

不随意運動	症状	病巣
ミオクローヌス	急速に起こる瞬間的, 電撃的な筋の収縮. 単発の場合と繰り返す場合があり, 同じ筋に反復して起こる. 静止時に周期的または律動的に起こるものと, 動作時または姿勢時に不規則に起こるものがある.	大脳皮質, 脳幹, 脊髄
チック	顔面, 頸, 肩, 上肢, 眼球などに目立つ突発的, 常同的に繰り返す急激な運動. 反復間隔は不規則. 発声を伴う音声チックもある. 精神的緊張で増加. 起こっている最中もほかの動きを妨げず, 本人はあまり困らない.	未確定
振戦	律動的で連続的な等速の往復振動運動. 上下肢だけでなく, 眼瞼, 顔, 頭部, または全身に出現. ①静止時振戦, ②姿勢時振戦および動作時振戦, ③企図振戦, に大別.	①黒質+被殻+淡蒼球, ②小脳半球, ③上小脳脚
バリスム	突然始まる上肢または下肢をつけ根から振り回すような, あるいは放り投げるような激しい非律動的な運動. 四肢近位部に強い. 随意運動や精神的緊張で増強.	視床下核(ルイ体)
舞踏運動	急激に起こる小さく比較的速い不規則・非律動的な短い運動. 同じ筋に反復することなく, 振幅も一定しない. 四肢遠位部, 口唇, 舌に起こる. 精神的緊張や随意運動で増悪.	尾状核または尾状核+淡蒼球
舞踏アテトーゼ	舞踏運動とアテトーゼが混ざった動きで, 舞踏運動よりは緩徐だがアテトーゼよりは速い. 四肢遠位部から近位部にみられる.	尾状核+被殻
アテトーゼ	不規則で緩慢, 非律動的な, くねるような持続的運動. 振幅は小さく, 四肢遠位部優位だが, 体幹, 頸, 顔, 舌, 喉頭筋にも起こる. 随意運動, 精神的緊張, 感覚刺激で増強.	淡蒼球+被殻. 視床, 脳幹も関与
ジストニア	本来は不随意運動でなく姿勢の異常. 筋緊張の異常亢進による, 固定した奇妙な, 頸や体幹のねじれ, 肘の過伸展, 手関節の過屈曲, 指の過伸展姿勢をとる. 四肢, 体幹の捻転性の緩徐で持続的な運動(ジストニア運動)を入れることもある.	被殻+淡蒼球または被殻+淡蒼球+尾状核, 黒質

〔須貝研司:不随意運動. 日本小児神経学会教育委員会(編):小児神経学の進歩第38集, pp30-38, 診断と治療社, 2009〕

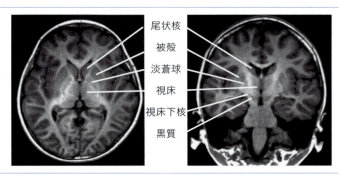

図1 大脳の不随意運動の病巣

表3 不随意運動の臨床的鑑別

不随意運動	速さ	部位	反復性	律動性	ねじれ	同方向	大きさ	感覚的印象
ミオクローヌス	速	遠, 近	+[a], −	+[a], −	−	+	小〜大	筋肉がピクンとする, ピクッピクッとする
チック	速	遠, 近	+[b]	−	−	+	小〜中	単発のピクン. ミオクローヌスより遅い
振戦	中速	遠, 近	+	+	−	+	小	ピクピク, カクカクする. 等速の往復運動
バリスム	中速	近	+	−	−	+	大	バタンバタンする, ブンと放り投げる
舞踏運動	中遅	遠	+	−	−	−	中	ひらっひらっする, すばやくくねる
舞踏アテトーゼ	遅	遠, 近	+	−	+	−	小〜中	くねる. 舞踏運動より遅く, ねじる
アテトーゼ	遅	遠, 近	+	−	+	−	小〜中	ゆっくりくねる
ジストニア	持続	遠, 近	−	−	+	−	小〜大	奇妙に力が入る, ぎこちない, かたい

a:律動性ミオクローヌス, b:反復間隔が大きく, 不規則.

舞踏アテトーゼ，アテトーゼ，ジストニア．
- 部位

　四肢近位部のみに起こるのはバリスム，遠位部のみは振戦，舞踏運動．ただし，頭部の振戦もある．
- 反復性

　繰り返し起こるのはミオクローヌスの一部（律動性ミオクローヌス），チック，振戦，バリスム，舞踏運動，舞踏アテトーゼ．
- 律動性

　反復する動きで規則正しく繰り返す律動性を示すのは，振戦と律動性ミオクローヌス．チックは繰り返すが，間隔があき不規則で個々の運動は単発に見える．
- ねじれ

　ねじれを示すのは舞踏アテトーゼ，アテトーゼ，ジストニア．
- 方向

　一定方向に動くのはミオクローヌス，チック，振戦，バリスム．動きの方向が一定しないのは舞踏運動，舞踏アテトーゼ，アテトーゼ，ジストニア．
- 動きの大きさ

　動きが大きいのはバリスム，小さいのは振戦，小〜中くらいはチック，舞踏運動，舞踏アテトーゼ，アテトーゼ，ほかは小〜大である．

3. 不随意運動の感覚的印象

　不随意運動を見たときにどのように感じるかが診断の第一歩であり，これと前項2を合わせると，かなり診断できる．たとえばミオクローヌスは筋肉がピクン，ピクッピクッとする．屈曲・伸展が等速度ではなく，屈曲して一瞬おいて伸展するので，小さい「ッ」が入る点が振戦と異なる．振戦は屈曲・伸展が等速度で往復運動するので，ピクピク，カクカクする（表3）．

4. 表面筋電図

　各不随意運動の表面筋電図は，実際の筋電図を動きが速い順に並べ（図2），群化放電を以下の点に分けて順番に見てゆくと区別しやすい（表4）．これと表3を見比べると，なぜそのような症状の特徴となるかがわかる．

1) 持続時間

　ミオクローヌス，チック，振戦，バリスム，舞踏運動，舞踏アテトーゼ，アテトーゼ，ジストニアの順に長くなる．ジストニアは持続収縮である．これは臨床的な動きの速さの順とよく一致する．

2) 反復性

　表面筋電図が一定の収縮パターンを繰り返すのは律動性ミオクローヌス，振戦，バリスム，舞踏アテトーゼ，アテトーゼであり，舞踏運動とジストニアは一定の形を繰り返さない．

3) 律動性/周期性

　群化放電を一定のリズムで繰り返すのは，律動性ミオクローヌスと振戦である．

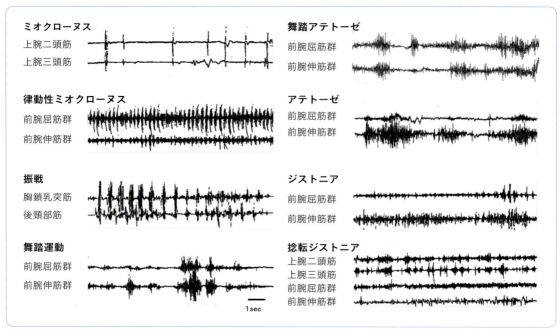

図2 不随意運動の表面筋電図

表4 不随意運動の表面筋電図の群化放電の鑑別

不随意運動	持続時間	反復性	律動性/周期性	同期性	相反性
ミオクローヌス	超短	+, −	−	+	−
律動性ミオクローヌス	短	+	+	+	−
振戦	短	+	+	−	+
バリスム	短〜中	+	−	+	−
舞踏運動	中〜不規則	−	−	−	−
舞踏アテトーゼ	中〜長	+	−	+, −	−
アテトーゼ	長	+	−	+	−
ジストニア	長〜持続	−	−	+	−

〔須貝研司:不随意運動. 日本小児神経学会教育委員会(編):小児神経学の進歩第38集, pp30-38, 診断と治療社, 2009〕

4) 同期性

主動筋と拮抗筋が同時に収縮するのは，ミオクローヌス，バリスム，アテトーゼ，ジストニアであり，このためいずれもなめらかな動きを示さない．

5) 相反性（交代性）

主動筋と拮抗筋が交互に収縮するのは振戦のみであり，往復等速運動となることの説明ができ，症状の観察のみでは困難な場合でも，律動性ミオクローヌスとの鑑別が可能となる．

6) 一定のパターン

振幅，持続時間，周波数が不規則な群化放電が各筋にばらばらに出現し，一定のパターンをもたないのは舞踏運動，舞踏アテトーゼ，ジストニアであるが，舞踏アテトーゼは反復性，同期性収縮の要素が入ってくる．

主な疾患と鑑別のポイント

1. 不随意運動の原因疾患の診断

不随意運動を示す疾患の診断は，病歴や現症を検討し，検査を組む．

1) 病歴

不随意運動の種類，同様疾患の家族歴，既往歴，発症年齢と不随意運動の起こる状況，精神退行の有無，けいれんの有無とその症状が手がかりである．

2) 診察所見

不随意運動以外の症状が重要で，一般身体症状（肝脾腫，皮膚症状など），眼球運動異常（opsoclonus），眼球結膜の血管拡張，眼底（cherry-red spot，網膜色素変性），知的障害，精神運動退行，筋緊張の異常，小脳症状，ほかの不随意運動などが手がかりである．

3) 検査

手がかりが多いのは脳波，MRIであるが，病歴と診察所見から検査を考える．

◆ **脳波**

ミオクローヌスがてんかん性のものか否か，進行性ミオクローヌスてんかん症候群か否かの鑑別に必要である．光過敏性も手がかりとなる．チック，振戦，バリスム，舞踏運動のように，比較的速く，反復する動きがてんかん性か不随意運動かの鑑別にも有用である．

◆ **MRI，機能画像（SPECT，PET）**

各不随意運動の病巣は表2のようにされているが，その部位（図1）に萎縮や腫脹，T_2強調画像・FLAIR画像で高信号，低信号があれば原疾患の診断の大きな手がかりになる．しかし，Lesch-Nyhan症候群のようにアテトーゼを示す代表的な疾患でも，形態も信号強度も変化がないものも多い．その場合，SPECTで血流低下やPETでのブドウ糖代謝低下が病変を示すことがある．

◆ **個々の症候性不随意運動を示す疾患で手がかりとなる検査**

血液生化学（電解質，肝機能，腎機能），血清銅，セルロプラスミン，甲状腺ホルモン，血清および髄液のウイルス抗体価，血漿および尿中アミノ酸，尿中有機酸，血中および髄液の乳酸・ピルビン酸，網膜電位図（ERG），体性感覚誘発電位（SEP），骨髄検査，皮膚生検，筋生検，白血球や培養線維芽細胞のリソゾーム酵素，遺伝子が判明している疾患であれば遺伝子診断を行う．

診療での留意点 or やってはいけないこと

- ☑ とにかく動きをよく見ること，動画に記録して何度も見る．
- ☑ 動きの速さや方向など，表3の成分に分けて検討する．
- ☑ 不随意運動であることと，その種類を確定せずに治療を行わない．

文献

1) 須貝研司：不随意運動．日本小児神経学会教育委員会（編）：小児神経学の進歩第38集，pp30-38，診断と治療社，2009
2) 廣瀬和彦：筋電図判読テキスト 第2版，文光堂，2007
3) 柳澤信夫，柴崎 浩：神経生理を学ぶ人のために 第2版，医学書院，1997

8 筋緊張異常・低下

筋緊張異常の鑑別診断

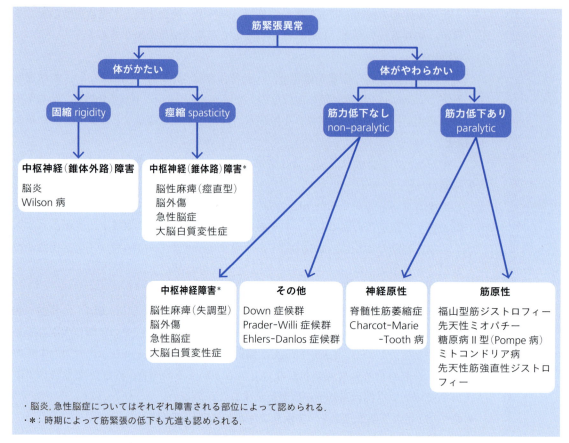

・脳炎,急性脳症についてはそれぞれ障害される部位によって認められる.
・*：時期によって筋緊張の低下も亢進も認められる.

　乳幼児健診などの日常診療において,体が"かたい"または"やわらかい"小児に出会うこと,さらに運動発達遅滞を示す小児を診察することは多い.そのような小児において,診断を明らかにして療育の方針を立てることは,その小児が有する能力を伸ばし,両親が前向きに子育てをしていく姿勢を援助することになる.
　"かたい"または"やわらかい"という訴えは,筋緊張（muscle tonus）として診察される.骨格筋は何も活動していないときでも,一定の張力を有している.これが筋緊張である.体が"かたい"場合には筋緊張の亢進状態（痙縮か固縮）をみること,"やわらかい"場合には筋力低下の有無をみることが鑑別診断のスタートである.診療では,まず筋緊張異常の有無について診察する.姿勢時すなわち座位・立位ではジストニーを,運動時にはアテトーゼをみる.静止時における筋緊張異常の有無のチェックポイントは次項の4点である.

診療のポイント

① 形態（morphology）：視診により形態の変化(変形)，筋肉や腱のレリーフの異常，肢位をみることにより，筋緊張亢進か筋緊張低下かを評価する．
② 硬度（consistency）：触診により筋のかたさをみる．
③ 被動性（passivity, 特に振子性 ballottement）：他動的に速さをもって動かす，または振り動かすことにより筋の抵抗性をみる．振子性は手首において最もみやすい．筋緊張亢進では痙縮と固縮をみる．
④ 伸展性（extensibility）：関節部において筋をゆっくりと伸展させたときに，その最高限度に達する伸展の度合いをみる．

専門医へ紹介するタイミング

小児科医が乳幼児健診などで筋緊張異常を示す小児を診たときは，出生前，出生時，出生後の経過を聴取し，運動および知能の発達の状態を評価する．冒頭のフローチャートに示す疾患では，確定診断をつけて理学療法の早期介入，医学的な早期治療が有効なものも多いため専門医に紹介し，確定診断を行い診療の方針を定める．方針決定後の患児の長期的な経過観察，成長における種々のイベントに対して，かかりつけ医としての対応を期待されることも多い．

筋緊張（筋トーヌス）の診かた

筋緊張異常は，筋緊張の亢進状態〔痙縮（spasticity），固縮（rigidity）〕と低下状態（hypotonia）に分けられる．

1．来院時の診察

1）筋緊張亢進

筋の形態上の変化として，その筋や腱のレリーフが明瞭になり皮下に盛り上がってみえることがある．筋緊張の亢進が著明な場合には，上肢は肘を屈曲し，手首を回内屈曲して指も屈曲している．下肢はむしろ全関節で伸展し，足先を伸ばしている．

◆ 痙縮（spasticity）

被動性をみるときに中等度以上の速さで筋を受動的に伸張すると，その初めに引っかかる抵抗があらわれる．抵抗はその時点が最高で，急速に減少する．その抵抗の様子は折りたたみナイフに似て，初めに抵抗はあるが，あるところを過ぎると急になくなる．これを折りたたみナイフ（clasp-knife）現象という．関節を速く動かしてみることが必要であり，受ける抵抗は一方向のみに特に大きい．

◆ 固縮（rigidity）

筋が強張っていることを表現したもので，被動性をみて確認される．受動的に関節を屈曲または伸展させることにより，運動が行われているあいだ，ほぼ一様な鉛

管様の抵抗を感じる．これを鉛管様（lead-pipe）現象という．関節可動域の全域を同じような速さで動かしてみることが必要である．受ける抵抗は屈伸両方向に感じる．

2）筋緊張低下

受動運動に対する抵抗の減弱ないし消失を感じ取る．さらに過伸展・過屈曲が起こるかをみる．受動運動のみならず筋の視診，触診でもある程度わかる．筋は弛緩し平らになり，垂れ下がっており，触れるとやわらかく，筋特有の抵抗が減弱している．

筋緊張低下を示す場合には，筋力低下があるか（paralytic），ないか（non-paralytic）をみることは重要である．重力に抗して四肢，体幹を動かすことが可能か（徒手筋力テスト5段階の3に相当），フロッピーインファント（floppy infant, 図1）かをみる．

フロッピーインファントは全身性の筋緊張低下を示す（ぐにゃぐにゃしている）新生児・乳児である．たとえば，カエルの足のような姿勢をとりやすく（frog leg posture），寝ている姿勢から引き起こす（traction response）と異常な頭部の遅れを示す（head lag）．うつぶせで水平に抱き上げたときの逆U字姿勢（inverted U posture），座位における二重折り現象（double folding），臥位における踵耳徴候（heel-to-ear sign）は，体幹の筋緊張低下の所見である．ほかに両脇の下に手を入れて抱き上げたとき，手から滑り下りるようになる傾向があり，これをゆるみ肩という（loose shoulder）．図2の関節の過伸展と合わせて，スカーフ徴候（scarf sign）も筋緊張低下の所見である．筋緊張低下が認められても筋力が正常のこともあるので，注意深い評価が必要である．

2. 来院時の検査

筋緊張亢進を示す場合には，痙縮では錐体路障害，固縮では錐体外路障害を考える．脳外傷，急性脳症，脳炎など意識障害を示す緊急時は，頭部CT検査や髄液検査などの緊急検査が必要である．脳外傷などの急性の中枢神経障害や中枢神経変性疾患においては，病初期には筋緊張低下を示し，次第に筋緊張亢進に変化していく場合もある．

筋緊張低下を示す場合には，神経原性が筋原性か，血液検査，画像検査，筋電図，神経伝導速度検査などを行う．

主な疾患と鑑別のポイント

筋緊張亢進は，錐体路障害（痙縮），錐体外路障害（固縮）で認められる（→鑑別診断フローチャート，p46参照）．どちらの障害の場合も，筋のかたさは増大する．また被動性は痙縮や固縮において低下する．

一方，筋緊張低下を示す場合には，筋力低下の有無をみる．脳，脊髄（前角・後索），末梢神経，骨格筋のいずれのレベルの障害でも生じうるが，筋力低下を示す場合は脊髄前角細胞から骨格筋のレベルの障害であることが多い．筋のかたさの低下は，脊髄性筋萎縮症の場合などに骨格筋がやわらかくマシュマロのような触感として認められる．伸展性の亢進（図2），被動性の増加によって筋緊張低下を評価する．

■ 姿勢の評価

a. 蛙肢姿勢（frog leg posture）

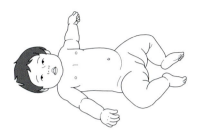

b. 引き起こし反応（traction response）にて head lag

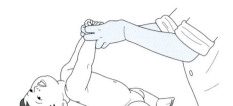

c. 逆U字姿勢（inverted U posture）

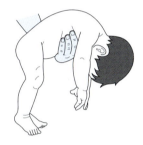

d. ゆるみ肩（loose shoulder）

■ 伸展性の亢進を示す徴候

e. スカーフ徴候（scarf sign）

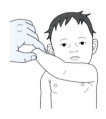

f. 踵耳徴候（heel to ear sign）

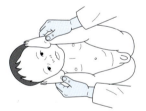

g. 二重折り現象（double folding）

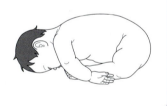

図1　フロッピーインファント

a. 蛙肢姿勢（frog leg posture）：背臥位で大腿は外転外旋位，四肢の外側がすべて床に接している姿勢．
b. 引き起こし反応（traction response）：背臥位の患児の手関節あたりを持って引き起こす．体幹が45°まで引き起こされたときに，頭部が後屈していればhead lag陽性と判断する．肘の伸展を示し，両下肢は股関節・膝関節とも動かさない．
c. 逆U字姿勢（inverted U posture）：腹臥位で患児の腹部の下に手を入れ，そのまま水平に持ち上げると頭部を前屈，下垂させ背部は弯曲する様子．
d. ゆるみ肩（loose shoulder）患児の腋窩に手を入れ，垂直に持ち上げると両肩は持ち上がり検者の手をすり抜けそうになる．
e. スカーフ徴候（scarf sign）：背臥位で患児の顔面を正面に向け手を持って上肢を首に巻くように内転させる．正常では肘は正中線を越えないが，筋緊張が低下していると肘は正中を越える．上肢帯筋群の過伸展性を示す．
f. 踵耳徴候（heel to ear sign）：背臥位の患児の足関節を持ち，股関節を屈曲させ踵を頭部のほうへ持っていくと同側の耳につく．下肢帯筋群の過伸展性を示す．
g. 二重折り現象（double folding）：背臥位から上体を起こして前屈させると，股関節を屈曲させ，胸腹部は大腿部と密着する．下肢は床についたままで上半身と下半身が2つ折りになってしまう．背筋群と下肢帯筋群の過伸展性を示す．

〔鴨下重彦（監）：ベッドサイドの小児神経・発達の診かた　改訂3版, pp147-148, 南山堂, 2009より一部改変〕

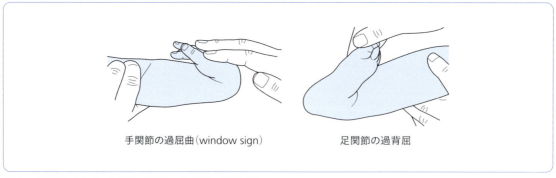

手関節の過屈曲（window sign）　　　　足関節の過背屈

図2　伸展性の亢進（末梢の関節の過伸展，過屈曲）

1. **脳性麻痺**（→II-19, p182参照）

痙性麻痺型が約80％，アテトーゼ型が10～20％，失調型が5～10％である．痙性麻痺型では深部腱反射は亢進し，筋緊張は亢進，筋力低下，つま先で足が交叉するはさみ脚歩行（scissors gait）を示すことが特徴である．アテトーゼ型では，四肢，体幹のねじれる動きが特徴で，睡眠中は治まるがストレスで増強する．失調型では，広い歩幅で細かい動きのときに企図振戦を示す．脳性麻痺の小児において知的障害は2/3で認められ，1/2ではてんかんを合併する．

2. **フロッピーインファント**（II-20筋疾患，p187，II-22末梢神経障害，p197，II-28染色体異常，p227参照）

フロッピーインファントにおいて筋緊張低下が持続し，7か月でも頭を上げなかったり座らなかったりした場合，70％は中枢神経の障害（脳性麻痺）であり，15％は遺伝性神経筋疾患であり，15％は最終的に緩徐ではあるが正常の発達を遂げる．

フロッピーインファントを認め，筋力低下を示す疾患としては，脊髄性筋萎縮症（SMA）I，II型，福山型筋ジストロフィー（FCMD），先天性ミオパチー（ネマリンミオパチー，ミオチュブラーミオパチー，セントラルコア病，先天性筋線維型不均等症など），先天性筋強直性ジストロフィー，代謝性ミオパチー（ミトコンドリア病，糖原病II型），などがある（→鑑別診断フローチャート，p46参照）．Ehlers-Danlos症候群のような結合組織の異常では，関節の過伸展により身体はやわらかいが，筋力低下は認めない．

脳性麻痺や変性疾患（Krabbe病，異染性白質ジストロフィー，乳児神経軸索ジストロフィー，Zellweger症候群）などの中枢神経障害でも，発症初期に筋緊張低下を示す場合がある．また，Down症候群やPrader-Willi症候群などの染色体異常症も乳児期に筋緊張低下を示す．SMAはフロッピーインファントとなる遺伝性神経筋疾患のなかで最も頻度が高い疾患である．手や足先の遠位筋を動かすことが可能であることが多い．足の裏をくすぐって逃避反応の力や抗重力の動きの有無をみる．

フロッピーインファントを診たとき，以下の検査を行って鑑別診断の一助とする．

1) **血清クレアチンキナーゼ（CK）値**

筋線維の変性や壊死が生じているときにCK値が高値となる．FCMDでは正常値の数十倍になる．SMAや先天性ミオパチーでは正常～軽度上昇であり，代謝性ミオパチー（ミトコンドリア病，糖原病）では軽度～中等度の上昇を示す．またCKが高いときは，AST，ALT，LDH，アルドラーゼなどの上昇も比例している．

2）乳酸，ピルビン酸

　　ミトコンドリア病（→II-12，p149参照）の診断において，血液中，髄液中の乳酸，ピルビン酸の高値が重要である．糖原病では阻血下運動負荷試験によって乳酸値の上昇がないことが診断として価値があるが，乳児期の実施は困難である．

3）画像検査（筋CT，MRI），筋電図，神経伝導速度

　　筋電図は患児の協力を得ることが困難なため，筋原性疾患では実施しないことが多い．しかしSMAのような神経原性疾患では有用である．神経伝導速度は，SMAと末梢神経疾患の鑑別，変性疾患（Krabbe病．異染性白質ジストロフィー，乳児神経軸索ジストロフィー）などの中枢神経障害において重要である．

4）確定診断にいたる検査—筋生検，遺伝子診断

　　筋生検と遺伝子診断のどちらを先に行うかについては，各施設において見解の相違がある．SMAやFCMDにおいては遺伝学的検査が保険収載されたこともあり，十分なインフォームド・コンセントのもとに遺伝学的検査をまず行い，遺伝学的検査では診断できなかった場合に筋生検を施行するようになってきている．

　　SMAの患児の約9割は筋生検を受けずに確定診断にいたっている．ただし，遺伝学的検査においては患児の血縁者と遺伝情報を共有するために，血縁者の遺伝情報が明らかになる．十分な配慮と遺伝カウンセリングが必要であり，臨床遺伝専門医（遺伝子医療施設など）への紹介や連携が必要である．さらに，確定診断がついた場合に患児と家族への医療的社会的サポートなどについても，十分な情報の提供が必要である．

診療での留意点 or やってはいけないこと

☑ 早期診断，治療を要する疾患の見落としがないように

　　脳炎，脳症，外傷など急性期の早期の対応や治療が必要な疾患において，病初期には筋緊張低下を示す場合がある．迅速な対応をすべきである．

☑ 治療可能な疾患における確定診断が重要

　　Wilson病，Pompe病などの代謝異常症など，治療や病像の進行予防が可能である疾患では早期に確定診断を行い，治療を開始することで症状進行の抑制が可能である．

☑ 早期診断，早期医療介入をめざそう

　　運動発達遅滞，脳性麻痺，筋疾患においては，現在のところ根本治療はない．しかし早期診断により早期介入を行い，理学療法，摂食指導，呼吸・排痰の指導などを含めた療育指導を開始することが重要である．両親が疾患をもつこどもを受容し，合併症から守り，育むことをサポートするとともに，医療社会福祉制度の利用ができるように支援をしていくことも必要である．

Column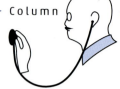

神経症状で発病する先天代謝異常症の鑑別方法

1) 症状・所見別に先天代謝異常症の鑑別を考える

　先天代謝異常症はとにかく病気の数が多いので，病名からではなく症状・所見から鑑別診断を行うことが大切である．つまり症状と，発症年齢，検査所見などを組み合わせたフローチャートを常に机中に忍ばせておくとよい．

2) 昏睡，意識障害をきたす先天代謝異常症鑑別のポイント

　次の4つのタイプに分けて鑑別する．
① 代謝性昏睡（局在神経症状・徴候がない）
② 神経性昏睡（局在神経症状・徴候，けいれん，頭蓋内圧亢進症状がある）
③ 筋症状を伴う昏睡（筋力低下，ミオグロビン尿症）
④ 肝性昏睡（肝腫大，肝不全）

　次いで，主となる検査所見（アシドーシス，高アンモニア血症，低血糖，高乳酸血症）に基づいて鑑別を進める．

3) 進行性発達遅滞，退行をきたす先天代謝異常症鑑別のポイント

　発症年齢別に鑑別する．
① 発症年齢1〜12か月
② 発症年齢1〜5歳
③ 発症年齢5〜15歳
④ 発症年齢15〜70歳

　次いで，明らかな神経系以外の症状があるか，疾患特異的神経症状があるか，に基づいて鑑別を進める．

　ポイントは，覚えようとしないでフローチャートに従い鑑別を進めることである．

　詳しくはⅡ-11先天代謝異常症を参照．

（大竹　明）

9 筋力低下

筋力低下の鑑別診断

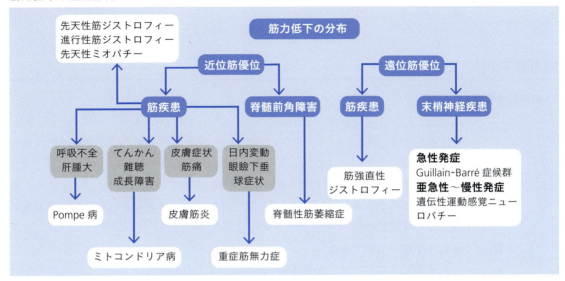

　筋力低下は筋疾患のみならず，さまざまな疾患の一症状としてあらわれる場合がある．筋力低下を呈するのは，下位運動ニューロンから末梢側の障害をきたす疾患である．病変としては，①脊髄前角細胞，②神経前根，③末梢神経，④神経筋接合部，⑤筋のいずれかが考えられる．発症時期や発症様式により鑑別するべき疾患は異なり，またまれではあるが，どの年齢においてもミトコンドリア病の可能性を念頭に置く必要がある．

診療のポイント

① 病変部位の特定をする．
② 発症時期や発症様式により鑑別すべき疾患が異なる．
③ 一般に，筋力低下が近位筋優位の場合は筋疾患，遠位筋優位の場合は末梢神経疾患を考える．
④ 筋疾患の場合，血清クレアチンキナーゼ（CK）値により考えられる疾患がある程度推測できる（→コラム，p58参照）
⑤ ミトコンドリア病を疑う場合，血中だけではなく髄液中の乳酸値も測定する．

専門医へ紹介するタイミング

　高CK血症が持続している場合に，専門医へ紹介することを考える．注意する点として，血清CKに免疫グロブリンが結合してCKクリアランスを低下させる"マ

クロCK血症"がある．そのためアルドラーゼ，AST，ALT，CKアイソザイム（マクロCK血症ではCK-MBが上昇）などの変化にも注意をしておく必要がある．

　非福山型先天性筋ジストロフィーや先天性ミオパチー，ミトコンドリア病などが疑われる場合は，筋生検による病理診断が必要になるため専門医へ紹介することが望ましい．確定診断をすることにより，予後の予測や合併症（呼吸不全，心不全，不整脈など）への早期対応が可能になる．

筋力低下の診かた

1. 来院時の診かた

　新生児期〜乳児期前半にフロッピーインファント（筋緊張低下のある児→p49参照）で，筋力低下（自発運動の低下や抗重力運動がない）を認める場合は，神経・筋疾患を考える．筋力低下以外の症状として，特徴的な顔貌（顔面筋の罹患），高口蓋，関節拘縮または過伸展，舌や手指の線維束性攣縮（不規則な細かい震え）などを認める場合は，診断の手がかりとなる．フロッピーインファントのなかには，筋力低下をきたさない疾患（周産期脳障害，染色体異常，先天性代謝異常症，良性筋緊張低下症など）もあるため注意が必要である．

　乳児期後半以降には，運動発達の遅れとしてあらわれることが多い．年長児では，疲れやすい，転びやすい，歩き方がおかしいなどが初発症状となる．筋力低下の部位や程度は，指示に従える場合は徒手筋力テスト（manual muscle test）（表1），従えない場合は普段の様子などから判断をする．また，筋量の変化（萎縮，肥大・仮性肥大など）も重要な所見である．

　鑑別診断は，筋力低下の分布を参考にするとわかりやすい．一般に，近位筋優位の場合は筋疾患，遠位筋優位の場合は末梢神経疾患を考える（例外として，筋強直性ジストロフィーは遠位筋優位，脊髄性筋萎縮症は近位筋優位，などがある）．また発症様式（急性，亜急性〜慢性進行性など），各疾患に特徴的な症状や診察所見（図1），検査所見も重要である．

表1　筋力・筋量の診療項目のカルテ記載例

【徒手筋力テストほか】	右						左					
上肢バレー	−／+						−／+					
上腕二頭筋	0	1	2	3	4	5	0	1	2	3	4	5
上腕三頭筋	0	1	2	3	4	5	0	1	2	3	4	5
握力						kg						kg
大腿四頭筋	0	1	2	3	4	5	0	1	2	3	4	5
大腿屈筋群	0	1	2	3	4	5	0	1	2	3	4	5
前脛骨筋	0	1	2	3	4	5	0	1	2	3	4	5
腓腹筋	0	1	2	3	4	5	0	1	2	3	4	5
【筋量】												
萎縮	（−／+）						（部位：	）				
肥大・仮性肥大	（−／+）						（部位：	）				

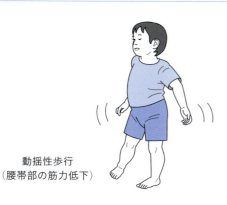
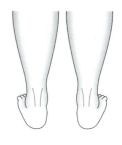

動揺性歩行
（腰帯部の筋力低下）

下腿の仮性肥大
（腓腹部などの結合組織・脂肪組織の増加）

図1　こどもの筋力低下の診察ポイント（例）

2. 来院時の検査

　　　　血液検査（CK，アルドラーゼ，AST，ALT，LDH，CKアイソザイムなど）を施行する．血清CK値は，マクロCK血症や末梢神経疾患，骨格筋崩壊・挫滅（激しい運動や筋肉注射，けいれん，など）でも上昇することがあるため，その解釈には注意が必要である．

　　　　ミトコンドリア病の鑑別のための血中乳酸・ピルビン酸も検査しておくことが望ましい．ウイルス性筋炎による横紋筋融解症を疑う場合は，尿検査を施行してミオグロビン尿症を確認しておくことが必要である．

　　　　また，必要に応じて選択する検査には以下のものがある．

- 髄液検査

　　　　Guillain-Barré症候群（→Ⅱ-23，p202参照）では，発症1〜2週間以降に蛋白細胞解離を認めることが多い．ミトコンドリア病を疑う場合は，髄液中の乳酸・ピルビン酸を検査する．

- 末梢神経伝導速度

　　　　末梢神経疾患の鑑別に有用である．脱髄型では運動神経伝導速度の低下，時間的分散，伝導ブロックを認める．一方軸索型ではM波の振幅低下を認める（伝導速度は，正常か軽度低下にとどまる）．

- 筋電図

　　　　針筋電図が有用であるが，痛みを伴うため小児では困難なことも多い．筋疾患では低電位（low voltage）で幅狭（short duration），神経疾患では高電位（high voltage）で幅広（long duration）な活動電位を認める．

- 頭部MRI

　　　　先天性筋ジストロフィー（福山型，非福山型の一部）では，大脳皮質形成異常や白質の信号異常，小脳嚢胞などを認める．

- 筋CT

　　　　筋疾患の診断に役立つ．筋組織の減少に伴い脂肪や結合組織が増加し，筋は虫食いのようにみえる．その程度により，進行の程度が判断できる．

- 筋MRI

    炎症の範囲や程度が確認できるため，筋炎の診断に有用である．

主な疾患と鑑別のポイント

> - 筋ジストロフィー
> - 先天性ミオパチー：セントラルコア病，ネマリンミオパチー，ミオチュブラーミオパチー／中心核ミオパチー，先天性筋線維タイプ不均等症
> - 内分泌性ミオパチー：甲状腺機能低下症，ステロイドミオパチーなど
> - 糖原病II型（Pompe病）
> - ウイルス性筋炎
> - （若年性）皮膚筋炎
> - 重症筋無力症（全身型）
> - ミトコンドリア病
> - 末梢神経疾患：Guillain-Barré症候群，遺伝性運動感覚ニューロパチー，脊髄性筋萎縮症など）

◆ 筋ジストロフィー（→II-20筋疾患，p187参照）

- 先天性筋ジストロフィー

    福山型と非福山型に分類される．福山型先天性筋ジストロフィーは，常染色体劣性遺伝疾患である．歩行まで獲得する症例は少なく（多くはいざりまで），中等度から重度の知的障害を合併する．血液検査でCKの高値を認める．頭部MRI T_2 強調像で大脳白質に高信号域，また大脳皮質形成異常（丸石様滑脳症）や小脳に囊胞を認める．確定診断は，遺伝子検査（保険適用）で9番染色体長腕にある *fukutin* 遺伝子の変異によりなされる．

- 筋強直性ジストロフィー

    常染色体優性遺伝疾患である．先天型の大部分は母親から遺伝し，新生児期から乳児期に著明な筋緊張低下，呼吸障害，哺乳障害を認める．また顔貌は表情に乏しく，上口唇が逆V字型を呈する．精神発達も著明に遅れる．

    確定診断は，遺伝子検査（保険適用）で19番染色体長腕にある *DMPK* 遺伝子の変異（CTG反復配列の異常伸長）によりなされる．世代を経るにつれ重症化（CTG反復配列が増幅）する，表現促進現象を認める．母親の顔貌とミオトニー（把握性・叩打性）から，母子ともに診断にいたる症例も少なくない．

- 進行性筋ジストロフィー

    最も頻度が高いものは，Duchenne型筋ジストロフィー（DMD）である．X連鎖性劣性遺伝疾患であり，原則男児で発症する．幼児期早期から運動発達の遅れを認め（転倒しやすい，走るのが遅いなど），10歳前後で歩行不能，20歳前後で呼吸不全や心不全になる．血液検査でCKの著明高値を認める．血液検査で偶然トランスアミナーゼの異常を認め，発症前に気づかれることもある．

◆ **先天性ミオパチー**（→II-20 筋疾患，p187参照）
　　筋の病理所見により，①セントラルコア病，②ネマリンミオパチー，③ミオチュブラーミオパチー/中心核ミオパチー，④先天性筋線維タイプ不均等症，に分類される．多くはフロッピーインファントとして発症し，眼球運動障害，高口蓋，また顔面筋も罹患するためミオパチー顔貌（縦長な顔貌）を呈することが特徴的である．また一部の症例では心筋症（肥大型，拡張型）を合併する．血液検査で，CK値は正常または軽度高値に留まる．

◆ **糖原病 II 型**（Pompe 病）（→II-20 筋疾患，p187参照）
　　リソゾーム酵素である酸性α-グルコシダーゼ（glucosidase acid alpha；GAA）の欠損のため，細胞内にグリコーゲンが蓄積する常染色体劣性遺伝性疾患である．主に骨格筋や心筋が障害される．酵素補充療法が可能な疾患であるため，早期診断・治療が重要である．

◆ **ウイルス性筋炎**
　　ウイルスの筋への直接浸潤が原因である．インフルエンザウイルスによるものが多く，そのほかコクサッキーウイルスB群などによるものがある．横紋筋融解症を合併すると筋力低下を認め，腎不全や播種性血管内凝固症候群（DIC）に注意が必要である．

◆ **（若年性）皮膚筋炎**
　　小児では少ない．女児に多く，遺伝的素因にさまざまな外因（特に感染）が加わり発症し緩徐に進行することが多い．筋の自発痛や把握痛，また特徴的な皮膚所見（ヘリオトロープ疹，Gottron徴候）を認める．血液検査で赤沈とCRPは正常であることが多く，成人で認めることが多い抗Jo-1抗体の陽性率は低い．筋MRIでは，症状が強い部位に一致して信号異常を認め，診断的価値が大きいとされる．

◆ **重症筋無力症**（→II-21，p193参照）
　　神経筋接合部における，アセチルコリン受容体（Ach R）を標的とする自己免疫疾患である．易疲労性や日内変動を特徴とする．初発症状は，眼症状（眼瞼下垂，外眼筋麻痺，複視など）が多く，全身型では嚥下や構音，呼吸障害をきたすことがあり，また感染・ストレスなどを誘因としてクリーゼになることがあるため注意が必要である．
　　確定診断のため有用な検査として，①テンシロンテスト，②誘発筋電図，③血中抗Ach R抗体がある．また胸腺腫の鑑別のため，胸部CT・MRIが必要である．

◆ **ミトコンドリア病**（→II-12，p149参照）
　　主に電子伝達系機能障害を原因とする疾患群である．エネルギー需要が高い脳，心臓，骨格筋，腎臓，網膜などに障害をきたし，臨床症状や経過は多彩である．一般に，血液および髄液中で乳酸値の高値を認めた場合に疑う．確定診断は遺伝子検査

によるが，診断がつかない場合や酵素活性測定などを行う場合に筋生検を施行する．

◆ 末梢神経疾患（→Ⅱ-22, p197参照）

代表的なものとして Guillain-Barré 症候群（→Ⅱ-23, p202参照）や遺伝性運動感覚ニューロパチーがある．また，脊髄前角細胞の障害をきたす疾患としては脊髄性筋萎縮症がある．末梢神経疾患では，四肢の筋力低下と深部腱反射の減弱・消失を認めることが鑑別ポイントである．

診療での留意点 or やってはいけないこと

☑ **筋疾患にとらわれず病変部位の特定を確実にする**

筋力低下は，筋疾患のみならず下位運動ニューロンから末梢側の障害によりあらわれる症状である．鑑別疾患が異なってくるため，病変部位の特定を確実にすることが重要である．

☑ **家族歴が重要**

筋疾患や末梢神経疾患のなかには，遺伝性疾患が少なからず存在する．そのため家族歴を詳細に問診し，家族歴があれば確定診断するための重要な情報となる．

☑ **適切な時期に専門施設へ紹介する**

確定診断することにより，予後予測や合併症への早期対応が可能となる．そのため時期を逃さずに，遺伝子検査や筋生検が可能で経験豊富な専門施設へ紹介することが重要である．

Column

血清CK値による筋疾患の鑑別

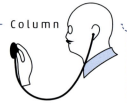

筋疾患において，血清CK値により考えられる疾患がある程度推測できる．Duchenne型/Becker型筋ジストロフィーでは"数千〜2万台"と著明な高値を認める．一方，顔面肩甲上腕型筋ジストロフィーでは"正常〜数百台"にとどまることが多い．福山型先天性筋ジストロフィーでは"数千台"と高値を認める．一方，非福山型先天性筋ジストロフィーのなかで，メロシン欠損型では福山型と同程度の高値をとるが，メロシン陽性型やUllrich型では"数百台"にとどまることが多い．先天性ミオパチーやPompe病では"数百台"にとどまることが多く，筋強直性ジストロフィーでは"正常〜軽度高値"のことが多い．ただし血清CK値のみにとらわれず，病歴・診察所見・検査所見から総合的に判断するように努めることが重要であることは言うまでもない．

（安部信平）

10 頭　痛

頭痛の鑑別診断

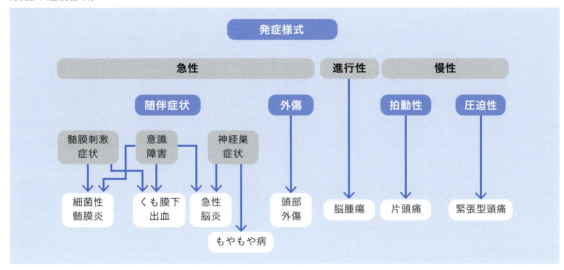

　頭痛は，小児の日常診療において比較的よく遭遇する症状である．保護者は重大な脳の病気を心配して，救急外来を受診することもある．しかし小児，特に年少児においては痛みを的確に表現することが難しく，診断に苦慮することも少なくない．頭痛はおおまかに，明らかな原因のない「一次性頭痛」と原因疾患のある「二次性頭痛」に分類される．一次性頭痛の代表的なものとして片頭痛・緊張型頭痛があり，二次性頭痛は心因的・精神的な要因による頭痛から，細菌性髄膜炎や頭部外傷，脳血管障害，脳腫瘍，など緊急を要する頭痛まで幅広くある．

診療のポイント

① 発症様式，随伴症状から緊急を要する二次性頭痛かどうかを鑑別することが重要である．
② 緊急を要する頭痛が否定された場合，詳細な問診により一次性頭痛と（二次性の）慢性頭痛の鑑別を進めていく．
③ 小児では忘れがちになりやすい血圧を必ず測定しておく．

専門医へ紹介するタイミング

　細菌性髄膜炎などの中枢神経感染症や頭部外傷，脳血管障害，脳腫瘍など緊急を要する二次性頭痛が疑われる場合，早急に専門医へ紹介することが重要である．また片頭痛や緊張型頭痛などの一次性頭痛であっても，通常の鎮痛薬では症状が改善

しない場合，日常生活に支障をきたす頭痛の場合は，専門医へ紹介することが望ましい．診断に苦慮する場合も専門医へ紹介することを考慮する．

頭痛の診かた

1. 来院時の診かた

はじめに，頻度は低いが緊急を要する二次性頭痛であるかどうかの鑑別のため，発症様式や随伴症状を確認する（表1）．①急性発症（今までに経験したことのない，突発的など）や進行性の激しい頭痛の場合，②意識障害やけいれん，神経巣症状，髄膜刺激症状を随伴する場合は，簡単な問診と診察後に早急に頭部画像検査を施行するべきかどうかを判断する．緊急を要する頭痛が否定された場合は，頭痛の状態（部位，性状，強さ，持続時間，前兆の有無，誘因，好発する時間帯，家族歴など）の詳細な問診を行い，一次性頭痛と（二次性の）慢性頭痛の鑑別をしていく．年少児は痛みを的確に表現することが難しいため，家族または近親者からできるだけ詳細な情報を得る必要がある．

2. 来院時の検査

緊急度に応じてするべき検査の優先順位は異なる．一次性頭痛の場合は詳細な問診だけで診断がつくことが多いため，検査は必ずしも必要ではない．緊急を要する二次性頭痛が疑われる場合は，早急に頭部画像検査を施行する．また以下のうち，疾患の鑑別のために必要な検査を施行する．

- 血液検査（血算，一般生化学など）
感染や血糖異常を疑う場合に施行する．脳血管障害を疑う場合は血液凝固検査も追加する．
- 髄液検査
髄膜炎やくも膜下出血を疑う場合に施行する．ただし脳圧亢進症状がないことを確認するため，髄液検査の前に頭部画像検査を施行しておくことが望ましい．

表1　緊急を要する可能性のある頭痛

激しい頭痛
・今までに経験したことがない
・突発的
・進行性（頻度と強さ）

随伴症状を伴う
・意識障害
・けいれん
・神経巣症状（脳神経症状，運動麻痺など）
・髄膜刺激症状

外傷の既往

後頭部痛

- 脳波

  片頭痛の発作時に脳波異常を認めることがある．てんかん発作後に頭痛を訴えることはあるが，てんかんで頭痛だけを訴えることはまれである．

- ODテスト

  起立性調節障害を疑う場合に施行する．

- 頭部単純X線

  副鼻腔炎を疑う場合，Waters法などの頭部単純X線を施行する．またトルコ鞍部の腫瘍を疑う場合にも有用である．

- 頭部CT，頭部MRI・MRA

  緊急を要する二次性頭痛が疑われる場合は必ず施行する．ただし特に頭部CTは被曝の問題があるため，ルーチンワークとして施行することは避けるべきであるが，保護者の心配・不安が強く納得しない場合は，頭部画像検査を行うことを考慮する（納得しないまま帰宅した場合，ドクターショッピングの原因になりうるため）．

主な疾患と鑑別のポイント

> ・一次性頭痛：片頭痛，緊張型頭痛
> ・二次性頭痛：細菌性髄膜炎，急性脳炎，頭部外傷，脳血管障害，脳腫瘍，水頭症，耳鼻科的疾患（中耳炎，副鼻腔炎）

1．一次性頭痛

◆ 片頭痛（→II-27，p222）

慢性反復性で，発作的に中等度～重度の拍動性頭痛が出現する．片側性（年小児では両側性のことが多い）で持続時間が4～72時間（小児ではそれより短くてもよい）であり，頭痛発作中に悪心・嘔吐や光・音過敏を認めることが多い．前兆を伴う型と伴わない型がある．

典型的な前兆として，可逆性の視覚症状（閃輝性暗点，視覚消失など）や感覚症状（アロディニア），失語性言語障害などがある．前兆の持続時間は5分以上60分以内であり，前兆の出現中または前兆後60分以内に片頭痛が出現する．特殊な型として，遺伝子異常が同定されている家族性片麻痺性片頭痛などもある．

◆ 緊張型頭痛

10歳以下の小児ではまれであり，二次性頭痛を否定しておく必要がある．発症様式として，稀発反復性や頻発反復性，慢性がある．血行障害により，両側の側頭部，肩から後頭部にかけての締め付けられる痛みを認める．疲労が蓄積してくる夕方から夜間にかけて増悪しやすい．

2．二次性頭痛

◆ 髄膜炎（→II-4，p109参照）

細菌性髄膜炎では，発熱に加え後頭部痛や嘔吐などの髄膜刺激症状を認める．ま

た診察所見として，項部硬直やKernig徴候などの髄膜刺激所見を認める．しかし小児では頭痛の局在が不明瞭であったり，特に年少時では髄膜刺激症状がはっきりせず意識障害やけいれんが主症状であったりすることもあるため，注意が必要である．緊急で頭部CT（またはMRI）を施行し，脳圧亢進症状を否定したうえで髄液検査をすることが望ましい．

◆ 急性脳炎（→II-5, p113参照）

　主症状として意識障害やけいれん，神経巣症状などが多いが，頭痛を認めることもある．緊急で頭部画像検査を施行する必要があり，脳波では広汎性の徐波や基礎波の異常，髄液検査で細胞数増多や蛋白上昇（糖は正常）を認める．

◆ 頭部外傷

　小児では，受傷部位直下の脳損傷・挫傷が多く，硬膜下水腫を認めることもある．意識清明で悪心・嘔吐がなく，神経学的異常を認めない場合は必ずしも頭部画像検査を施行する必要はないが，注意深い経過観察を指示して帰宅させることが大切である．激しい頭痛に加え，嘔吐，けいれん，神経巣症状などを認める場合には，緊急で頭部画像検査を施行する．小児では虐待の可能性も常に考えておく必要がある．

◆ 脳血管障害（脳出血→II-7, p123, 脳梗塞→II-8, p128, もやもや病→II-9, p132参照）

　小児では，成人と比べ脳血管障害は少ない．治療と疾患の鑑別を並行して行っていくことが重要である．感染や血液凝固異常，血管奇形，先天性心疾患など原因は多彩であり，突発的な激しい痛みを認める場合は，くも膜下出血も鑑別する必要がある．もやもや病は成人での頭蓋内出血と異なり，一過性脳虚血発作や脳梗塞などの虚血症状で発症することが多い．くも膜下出血では頭部CT，もやもや病では頭部MRI（flow void）・MRA（もやもや血管）を緊急で施行する．

◆ 脳腫瘍（→II-10, p136参照）

　睡眠中に血中の二酸化炭素が上昇し脳血管が拡張するため，朝起床時に強い頭痛を認めることが特徴である．頭部全体または一部に圧迫感や鈍痛が持続し，嘔吐・けいれんを合併することもある．緊急で頭部画像検査を施行する必要がある．

◆ 水頭症（→II-29, p233参照）

　水頭症は，髄液の産生過剰や循環・吸収障害により髄液が過剰に貯留した状態である．年齢により原因はさまざまであり，先天奇形や脳室内出血，母体感染症，細菌性髄膜炎，脳腫瘍など多岐にわたる．年少時では骨縫合の離開により頭蓋内圧亢進症状（頭痛，嘔吐）が目立たず，頭囲拡大が主症状になることが多い．しかし頭蓋骨が完全に骨化した年長児では，頭蓋内圧亢進症状が主症状であり，診察所見としてうっ血乳頭を認める．緊急で頭部画像検査を施行する必要がある．

◆ 耳鼻科的疾患（中耳炎，副鼻腔炎）

　緊急性は高くないことが多いが，発熱の有無にかかわらず小児では頭痛の原因として中耳炎を念頭に置くことが大切である．鼻閉・鼻漏に加え，前頭部・上顎部の痛みを認める場合は副鼻腔炎の可能性を考え，頭部単純X線または頭部CTを施行する．

診療での留意点 or やってはいけないこと

☑ 緊急を要する頭痛を見逃さず，早急に専門医へ紹介する

　頻度は低いが，二次性頭痛のなかには緊急を要する頭痛が存在する．生命に危険が及ぶこともあるため，早急に専門医へ紹介することが重要である．

☑ 診断不明の場合は頭部画像検査を必ず考慮する

　特に急性発症で痛みが強い場合，重大な器質性病変が隠れている可能性がある．そのため頭部画像検査をすることを考慮する．

☑ 頭痛の急性期治療薬（鎮痛薬，エルゴタミン製剤，トリプタンなど）を漫然と処方しない

　急性期治療薬を頻回に服用することにより効果がないばかりか，小児では少ないが薬物乱用頭痛の原因となる危険性がある．

☑ 頭痛を訴えているかぎり受容的な態度で接する

　むやみに検査をする必要はないが，頭痛を訴えているかぎり受容的な態度で接し，一緒になって解決していくことが信頼関係を築くためにも重要である．心因性頭痛の場合，薬物治療よりも生活指導や環境整備が奏効することもある．

Column

項部硬直診察の際の姿勢

　髄膜刺激症候の診察の際，児が泣いたり嫌がったりしがちな，仰臥位での他動的な頭部前屈に代えて，座位で「おへそを見て」という方法をとる臨床家がある．しかし，股関節や膝関節を曲げた座位では項部硬直が出にくいとされる．膝関節を伸ばした長座位（Kernig徴候も膝の伸展により髄膜刺激徴候をみる）での頭部前屈が，最も感度が高く，仰臥位よりも項部硬直を検出しやすいとされる．

〔Vincent, et al：Arch Dis Child 68：215-218, 1993〕

（斎藤義朗）

11 頭囲異常・頭蓋形態異常

頭囲異常・頭蓋形態異常の鑑別診断

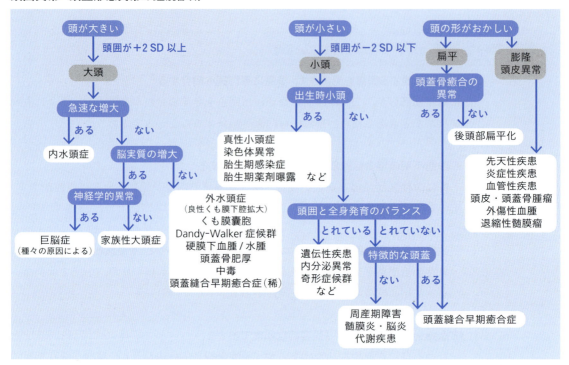

　頭囲の異常は，脳実質の容積，髄液循環の異常，頭蓋骨の異常などに関連しており，乳幼児における頭蓋内環境の変化をとらえるうえで重要な指標である．大頭とは頭囲が同月齢児の平均値より＋2 SD 以上（97%以上）の場合をいい，小頭とは－2 SD 以下（3%以下）の場合をいう．一般的に小頭症は脳の発達が悪く頭蓋が小さくなる小脳髄症のことをさすが，頭蓋縫合の早期癒合のために頭蓋が小さい狭頭症をあわせ広義の小頭症とすることもある[1]．

　頭蓋縫合早期癒合症は，頭蓋形態異常をきたす代表的な疾患である．出生時より気づかれる場合もあれば，脳の発育が顕著な時期に顕在化する場合もある．原因としては，硬膜の発達や虚血などの局所性障害による一次性のものと，代謝疾患などに合併する二次性のものがある．

診療のポイント

① 生下時の頭囲の大きさ，頭囲の推移が成長曲線に沿っているかをチェックする．また，必ず全身と頭囲のバランスをみる．

② これまでの発達経過が正常か否か，急激に進行したか，外傷や胎生期を含めた感染症の既往，家族歴，脳圧亢進症状（頭痛，嘔吐など），神経学的症状の有

　　　　無もあわせて問診する．
　③　頭蓋形態の異常が全体的なのものなのか，部分的な異常であるかを診察し把握する．
　④　頭蓋内評価や頭蓋骨の変形の有無について，適切な画像検査（頭部CT，MRI，など）を行う．

専門医へ紹介するタイミング

　経過観察が可能なものは，①大頭症および小頭症では頭囲と全身のバランスが取れており，かつ神経学的異常がなく特異な疾患を示唆する身体所見や家族歴がない場合，②頭蓋形態異常では体位による後頭部変形などの可能性が高い場合，である．上記が完全に除外できず，フォローアップが必要であると思われた場合は，専門医への紹介を考慮するべきである．
　また，頭囲異常・頭蓋形態異常の原因として，明らかな神経学的基礎疾患（遺伝性疾患，水頭症，巨脳症，頭蓋縫合早期癒合症など）が認められた場合は，早期に専門医へ紹介する．

頭囲異常・頭蓋形態異常の診かた

1．頭囲計測

　まず頭囲計測にて，年齢・性別における平均である＋2SD（大頭）以上あるいは－2SD（小頭）以下であるかを評価する．頭囲の測定は，わが国においては外後頭隆起と眉間を通る周径（occipito-gabellar circumference；OGC）で測定されるのが一般的である．頭囲だけではなく，必ず身長と体重も計測し，平均値と比較する．さらに計測値は頭囲発育曲線に記入し，その推移を確認する．仮に頭囲計測値が±2SD以内であった場合でも，大きめあるいは小さめである場合は，注意する必要がある．

2．問診

　まずは頭囲異常・頭蓋変形に気がついた，あるいは気になり始めた時期を聞く．特に大頭症の場合，急激な出現の有無の確認も必要である．
　次いで神経学的徴候の確認のため，脳圧亢進症状（頭痛，嘔吐，大泉門膨隆など）の有無，複視や視力低下の有無，けいれんの有無を聴取する．この際に，複視や視力低下であれば，ものを見るときに首を傾ける，さかんに目を擦るといった症状があったかどうか，けいれんであれば目の位置の異常や妙な硬直があったかどうか，といった具体例を示すと保護者から回答を得やすい[2]．
　原因を鑑別するため，①運動・精神発達，②頭部外傷や中枢神経系感染症の既往とその発生時期，③母親の妊娠中の感染・飲酒・喫煙・薬物使用歴，④頭部以外の気になる身体的特徴，⑤両親の頭の大きさ，について質問する．

3. 診察

実際の診察では，大泉門・頭蓋縫合開存の状態，全体的な頭蓋変形，骨あるいは皮膚の膨隆や欠損，膨隆部に一致して疼痛があるか，両耳介の位置などを触診する[2]．そのうえで頭蓋骨の変形が認められれば，顔面骨・四肢骨の変形異常を伴っているかをチェックする．問診をもとに，脳神経異常の及ぶ範囲についても（脳全体か一部であるか）神経学的診察を行う．

小頭症・大頭症については，各症候群の一症候として認められている場合があるため，必ず特徴的な症状や他所に奇形の合併がないか，全身を診察する．

4. 検査

画像検査では，疑われる疾患に応じて，頭蓋単純X線，頭部CT・3D-CT，頭部MRIを行う．頭蓋単純X線は，主に頭蓋変形が認められる場合に行い，頭蓋縫合部の消失や硬化像，頭蓋の変形をみる．頭部CTは，液体貯留や腫瘤の局在や性状を把握するのに有用である．脳の大まかな形態，石灰化の有無，脳室拡大・硬膜下腔拡大の有無，脳腫瘍の有無などをチェックする．MRIでは，特に白質病変の描出において，ほかの画像検査では得られない情報が得られることが多い．

大泉門開存中のみ施行可能なものとして，頭部超音波検査がある．描出範囲の制限などがあるものの，新生児期の水頭症や出血など，疾患によっては役立つ情報を得ることができる．

検体検査としては，そのほかの外表奇形や特異顔貌など染色体異常が疑われる症状があれば，染色体検査を行う．ほかに小頭症では，血清学的検査で出生直後からの各種ウイルスIgM高値があれば，胎内感染が示唆される．

主な疾患と鑑別のポイント

1. 大頭症をきたす疾患

- 水頭症
- くも膜嚢胞
- 家族性大頭症（正常の亜型）
- Sotos症候群
- 脆弱X症候群
- 神経皮膚症候群（結節性硬化症，神経線維腫症など）
- 変性疾患（Alexander病，Canavan病など）
- 先天代謝異常症
- Macrocephaly-capillary malformation（M-CM）
- 自閉症

◆ 水頭症（→II-29，p233参照）

大きく分けて外水頭症（良性くも膜下腔拡大）と内水頭症に分類される．外水頭症は，内水頭症と異なり頭囲の標準曲線に沿った推移がみられる．全般的には1歳〜

1歳半にて軽快し，神経学的問題を残さないことが多い．内水頭症では，軽度の症例を除き急速な増大を示すことが多い．先に述べたように，問診や標準曲線による頭囲増大のタイミング確認が重要である．

◆ くも膜嚢胞

多くの症例は，緩徐に増大しある時期で停止するが，まれに増大が進行し嚢胞部位の頭蓋が膨隆することがある．最も発生頻度が高い場所は側頭葉部である．また，嚢胞の発生部位や大きさによっては水頭症を合併し，大頭症を呈する．大多数のものは無症候性であり，偶然発見されることが多いが，発生部位によっては頭痛やてんかんの原因となることもある．

◆ 家族性大頭症（正常の亜型）

父母に大頭症がある場合，子どもの頭囲も生下時より大きいことがある．父親から遺伝するほうが多い．画像上正常であり，神経学的異常を全く伴わない．除外診断のため，発達や身体的特徴に注意し，安易に診断することは避ける．大頭により頸定の遅れや座位歩行の不安定がみられることがある．

◆ Sotos症候群

胎生期・小児期の過成長，特異顔貌（両眼開離，前額突出など），知的障害を特徴とする．長頭傾向の大頭を示し，頭部および顔貌の異常は，1歳を過ぎたころより顕在化する．

◆ 脆弱X症候群

X染色体の責任遺伝子上のCGGリピートの異常延長によって生じる．知的障害を主症状とし，ほかに顔貌の特徴（大耳介，細長い顔など），巨大睾丸，行動異常（自閉スペクトラム症，注意欠如・多動症），指関節の過伸展などを合併する．約10％に大頭症を合併する[1]．

◆ 神経皮膚症候群（結節性硬化症→II-25, p210, 神経線維腫症→II-24, p206など参照）

組織の増殖性変化をきたし，腫瘍の合併も多いが大頭症も合併することがある．結節性硬化症では脱色素斑（白斑），神経線維腫症1型ではカフェオレ斑が，身体的特徴としてみられる．

◆ 変性疾患

遺伝性に脳白質変性をきたす疾患であり，大頭症を示す症例が存在する．Alexander病では，乳児型で大頭症を示し，けいれん，精神遅滞，痙性麻痺，などの症状を呈する．Canavan病では，生後6か月以降の頸定遅れや進行性大頭症を呈し，大半の患者の頭囲は90％ tileを超える．

◆ 先天代謝異常症（→II-11, p142参照）
　代謝障害により代謝されない物質が脳に蓄積し巨脳となる．GM2 ガングリオシドーシス（Tay-Sachs 病）では，乳児型で大頭をきたす．ムコ多糖症では，頭蓋骨肥厚も加わり頭囲拡大する．

◆ Macrocephaly-capillary malformation（M-CM）
　大頭に加え，毛細血管奇形，血管腫，大理石様皮斑などの先天的な血管病変を主症状とする，近年発見された症候群である．出生時の頭囲は大きく，生後も頭囲拡大は進行する[3]．

◆ 自閉スペクトラム症（→II-15, p164参照）
　自閉スペクトラム症では，1歳ごろに脳が急速に成長し，1～3歳ごろに相対的に大頭症をきたす．

2. 小頭症をきたす疾患

- 真性小頭症
- 染色体，遺伝子異常
- 胎生期の障害
- 周産期の脳障害
- 先天代謝異常症
- 頭蓋縫合早期癒合症

◆ 真性小頭症
　知的障害以外に神経学的異常がなく，ほかに奇形を合併しない．なかにはいくつかの遺伝子座が発見されているものもある[3]．

◆ 染色体，遺伝子異常
　21-trisomy などの染色体異常，Rett 症候群などの遺伝子異常では，一般的に小頭症となることが多い．それぞれに特異顔貌と徴候を認める．

◆ 胎生期の障害
　胎生期の薬剤曝露，感染症により小頭症をきたす．胎生期の脳発達を阻害する催奇形性物質などによる曝露（アルコール，抗がん剤，抗けいれん薬，たばこ，麻薬，コントロール不良な母体糖尿病など）で，脳の発育障害や形成不全が発生し，生下時より小頭を呈する．また，胎児期に母体が TORCH（toxoplasma, others, rubella, cytomegalo, herpes virus）感染症に罹患し，胎児へ感染した場合，小頭症，脳室周囲石灰化，知的障害などを発症する．

◆ 周産期の脳障害
　　周産期の無酸素・低酸素状態や，生後まもなくの中枢神経感染症に続発して発症する．痙性麻痺，知的障害，てんかんの合併が多く，大脳皮質の萎縮や脳室拡大などの合併も多く認める．低酸素性虚血性脳症が代表的である．

◆ 先天代謝異常症（→II-11, p142参照）
　　症候性の小頭症をきたす疾患であり，生下時は正常頭囲であることが多い．Menkes病，ミトコンドリア病などが該当する．いずれの疾患でも小頭症以外の神経学的症状や画像検査異常を伴っている．

◆ 頭蓋縫合早期癒合症
　　次項に詳細を記す．

3. 頭蓋形態異常をきたす疾患

- 頭蓋縫合早期癒合症
- 後頭部扁平化
- 石灰化頭血腫

◆ 頭蓋縫合早期癒合症
　　頭蓋形態異常の代表的な疾患であり，その病態は頭蓋縫合が正常よりも早期に骨性癒合を起こし閉鎖する疾患である．出生時より気づかれることも，脳の発育が顕著な時期に顕在化することも多い．外科的手術を要するため確実な診断が必要であり，後述する体位による後頭部扁平化との鑑別が重要となる．
　　また，主な症候群性頭蓋縫合早期癒合症にはCrouzon病，Apert症候群があげられる．Crouzon病は，短頭となることが多く，眼球突出が特徴である．Apert症候群は，頭蓋縫合早期癒合と四肢末端（特に第2〜4指）の合指症，顔面正中の形成異常などの特徴があり，巨脳や白質低形成などの頭蓋内異常を伴う．

◆ 後頭部扁平化
　　小児の頭蓋骨は，成人より柔軟であるため外力により容易に変形をきたす．主に向き癖による後頭部の扁平化が多いが，上記の頭蓋縫合早期癒合症とは異なり，外科手術を要しない．環境要因による影響が大きいため，向き癖とは逆の方向に顔が向くように興味を引くものを配置する，枕を工夫する，といった方法で対応する[4]．ただし1歳以降では効果は乏しくなる．

◆ 石灰化頭血腫
　　経過観察中に頭血腫が石灰化することがある．頭蓋骨腫瘍との鑑別が困難な場合があり，鑑別には造影MRIが行われる．経過観察のみで改善することもあるが，美容上の問題から手術で除去する場合がある．

診療での留意点 or やってはいけないこと

☑ **頭囲が標準の±2 SDを超えない場合でも，やや大きい/小さい場合は慎重に経過をみる**

計測上異常とまではいえない症例に遭遇した場合でも，身体的特徴の有無をよく観察したうえで，頭囲の推移や神経学的症状の有無をみることが望ましい．

☑ **安易な経過観察は行わない**

生下時より大頭，小頭，頭蓋形態異常が明らかであった場合を除くと，これらの症例には乳幼児健診で遭遇することが多い．経過観察は「ただ様子をみる」というわけではない．保護者に対し，どのような症状が出現すれば早めに受診すべきであるか，あるいはどのように発達すれば受診する必要がないか，を理解できるように説明することが重要である．

☑ **頭蓋縫合早期癒合症が除外できない場合は早急に画像検査を行う**

体位による後頭部扁平と頭蓋縫合早期癒合症で最も異なる点は，手術が必要か否かである．頭蓋縫合早期癒合症では，乳児早期に外科手術が必要であるため，可能なかぎり早く診断をすることが望まれる．被曝の問題はあるものの，判断に迷った場合は3D-CTを行うべきである．

☑ **単純な向き癖による後頭部扁平化と診断した場合でも，向き癖の理由には注意を要する**

なかには斜頸や筋疾患による運動制限によるものも混在している可能性がある．単なる向き癖によるものかどうかは，必ず全身診察を行い総合的に判断する．

文献

1) 宮本雄策, 山本 仁：大頭症, 小頭症. 加我牧子, 稲垣真澄（編）：小児神経学, pp40-44, 診断と治療社, 2008
2) 田代 弦：頭が大きい，形がおかしい．小児内科 43：1586-1589, 2011
3) Kliegman RM, Behrman RH, Jenson HB, et al: Nelson Textbook of Pediatrics. 18th ed, pp1341-1344, Saunders, 2007
4) 坂本好昭：いびつな頭の形は治りますか．小児科診療 75：2023-2026, 2012
5) 西本 博：小児脳神経外科の問題．小児科臨床 62：2763-2771, 2009

12 感覚障害

感覚障害の鑑別診断

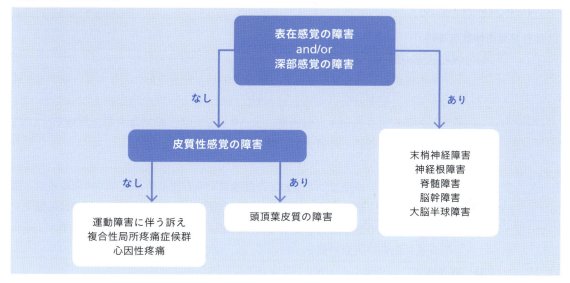

　感覚系には視覚，聴覚，体性感覚，嗅覚・味覚が含まれるが，前二者は別章に譲り，本章では体性感覚を中心に説明する．

　体性感覚は，表在感覚，深部感覚，皮質性感覚に分けられる．表在感覚には触覚，痛覚，温度覚，深部感覚には振動覚，運動覚・位置覚，皮質性感覚には二点識別覚，触覚による文字の判読・体部位の識別，立体覚などがそれぞれ含まれる．

診療のポイント

① 体性感覚の障害により感覚低下，しびれ，感覚過敏，異常感覚，神経痛が生じる．
② 感覚障害の分布を正確に把握し，感覚神経伝導路の知識から局在診断を行う．感覚障害以外の神経症状も考慮して，病因診断を進める．
③ 乳幼児や発達に遅れがある小児では，年長児のような詳細な診察は困難なことが多い．診察に加えて，保護者から得られる日常生活での情報から症状を推察する．

専門医へ紹介するタイミング

　感覚低下，しびれ，感覚過敏，異常感覚，自発的に生じる神経痛は，いずれも主観的な訴えであり，体性感覚系の病変に基づかない病態，心因性疼痛（転換性障害）などにより惹起される可能性に留意する．

年長児では，神経学的診察，神経画像検査で異常所見がみられた場合，専門医への紹介を考慮する．また，乳幼児や発達に遅れがある小児で，神経学的診察が困難な場合も専門医にコンサルトする．

感覚障害の診かた

1. 体性感覚の神経伝導路

　　1) 表在感覚（図1）

　　　末梢神経の細い線維で伝えられ，脊髄後根から脊髄後角に入りニューロンをかえ，そこから出た軸索は灰白交連を通って反対側に移り，脊髄視床路となって上行し，視床後外側腹側核に至る．視床でニューロンをかえ，軸索は大脳白質を上行して，頭頂葉皮質にある第一次感覚中枢に終わる．

　　2) 深部感覚（図1）

　　　末梢神経の太い線維で伝えられ，脊髄後根から脊髄後角に入り，同側の後索を延髄まで上行する．延髄の後索核でニューロンをかえ，そこから出た軸索は延髄で左右交叉し，内側毛帯を形成して上行し，視床後外側腹側核に至る．視床でニューロンをかえ，軸索は大脳白質を上行して，第一次感覚中枢に終わる．

　　3) 顔面感覚

　　　三叉神経により橋の三叉神経感覚核に伝えられる．表在感覚の線維は脳幹の三叉神経脊髄路を下行しニューロンをかえ対側に交叉し，同線維路を今度は上行して視床に達する．深部感覚の線維は感覚核でニューロンをかえ，内側毛帯を上行し視床に達する．ともに視床でニューロンをかえ，第一次感覚中枢に終わる．

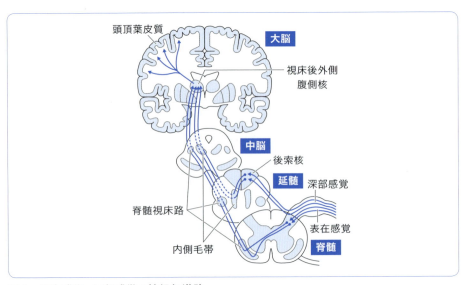

図1　表在感覚・深部感覚の神経伝導路

2. 表在感覚の診かた

1） 触覚
年長児の場合，成人と同様に閉眼状態で，筆，ティッシュペーパー，検者の指先などで手足・顔面・体幹の皮膚を軽くタッチして，触れられたかどうかわかるか確認する．乳幼児や発達に遅れがある小児では，開眼で同様なタッチを試みる．

2） 痛覚
年長児は，成人と同様に閉眼を命じて，先端がとがっていないピンなどで，手足・顔面・体幹の皮膚を軽くタッチして痛いかどうか確認する．乳幼児や発達に遅れがある小児では，無理をせずに採血時の注射針刺入に対する反応などから判断する．

3） 温度覚
年長児は，温覚は44℃程度の温水，冷覚は水道水または氷水を試験管に入れて，体の各部位で温冷がわかるか確認する．乳幼児や発達に遅れがある小児では，無理をせずに入浴時やプールでの反応などから判断する．

3. 深部感覚の診かた

1） 振動覚
年長児は成人と同様に，128 Hz の音叉を振動させて，柄を骨が皮膚近くにある部位に当て振動がわかるか聞く．上肢なら橈骨茎状突起，肘頭など，下肢なら内果，外果などで検査する．音叉を当てたまま，振動を感じなくなるまでの秒数を測定する．左右差の有無にも留意する．乳幼児や発達に遅れがある小児では，検査への理解や協力が得られず実施困難なことが多い．

2） 運動覚・位置覚
運動覚は関節がどちらへ動いたか，位置覚は四肢がどの位置にあるかに関する感覚だが，厳密には区別されない．年長児は成人と同様に，母趾の側面を検者の第1・2指でつまみ，他趾に検者の指が触れないようにして母趾を背屈・底屈させ，その方向を尋ねる．乳幼児や発達に遅れがある小児では実施困難なことが多い．

4. 皮質性感覚の診かた
表在感覚，深部感覚が正常であることを確認しテストする．乳幼児や発達に遅れがある小児では，実施困難なことが多い．

1） 二点識別覚
皮膚の2点をノギスでタッチし，2点と識別できる最小幅を求める．

2） 触覚による文字の識別
閉眼状態で被検者の手掌に数字や文字を書き，内容を当てさせる．

3） 触覚による体部位の認知
閉眼状態で被検者の身体にタッチし，触れられた部分を対側の指で指示させる．

4） 立体覚
閉眼状態で消しゴム，鉛筆などを手に握らせ，形状，物品名を当てさせる．

5. 検査

1) 画像診断

頭部や脊髄のCT・MRIを行う．脊髄MRIでは，免疫性ニューロパチー，脊髄腫瘍の可能性を考え，安全管理を行ったうえで造影検査も実施する．

2) 感覚神経伝導検査

上肢の正中神経，尺骨神経，下肢の腓腹神経などで検査される．リング状の記録電極を手指などに装着し，二点刺激を行い，逆行性に感覚神経伝導速度を記録する．乳幼児や発達に遅れがある小児では，実施困難なことが多い．

3) 体性感覚誘発電位

上肢は正中神経を手関節で，下肢は後脛骨神経を足関節で，支配筋に弱い筋収縮が起こるように電気刺激する．主として深部感覚の神経伝導路の状態を波形化して評価する．乳幼児や発達に遅れがある小児では安全管理を十分行い，鎮静下で実施する．

4) 自律神経機能検査

小児でも実施可能なものとしては，体位変換試験（起立性低血圧を評価），心電図R-R間隔変動検査（100心拍のR-R間隔を測定し，変動係数CVR-Rを求める）などが，必要に応じて試みられる．

6. 感覚障害の治療法

原因疾患への対処が第一義的に重要である．神経因性疼痛の治療を表1に示す．

表1　神経因性疼痛の治療

1. 薬物療法（適応外薬物も含む）
   - 非ステロイド性消炎・鎮痛薬
   - ステロイド薬
   - 神経障害性疼痛治療薬（プレガバリン，ガバペンチンなど）
   - 鎮痛補助薬（三環系抗うつ薬，抗てんかん薬，筋緊張弛緩薬）
   - オピオイド，麻酔薬

2. 神経ブロック療法

3. 理学療法・リハビリテーション
   痛みを和らげQOLを改善する

4. 認知行動療法・リエゾン療法
   痛みについての誤った認識を修正し，日常生活でできることを増やす

主な疾患と鑑別のポイント

> ・末梢神経障害
> ・神経根障害
> ・脊髄障害
> ・脳幹障害
> ・大脳半球障害

　感覚神経伝導路に沿って末梢から中枢へと障害部位を探索する．感覚障害の分布が，下記に記した末梢神経，神経根，脊髄，脳幹，大脳半球障害のどの特徴を呈しているか考慮しながら，診察を進める．

◆ 末梢神経障害

　多発神経障害，モノニューロパチー，多発性モノニューロパチーがある．多発神経障害は両側性で末梢ほど強い手袋・靴下型（globe and stocking）様分布を示す．Guillain-Barré症候群（→Ⅱ-23，p202参照）などの免疫性ニューロパチー，遺伝性ニューロパチー，Fabry病などの代謝異常，膠原病や血管炎など多様な疾患が含まれる．

◆ 神経根障害

　障害された神経根が支配する皮膚領域に一致して出現する．末梢神経障害との鑑別が困難な場合もあるが，神経根障害は放散痛を認めることが多い．脊椎病変，脊髄腫瘍・外傷で生じることが多いが，Guillain-Barré症候群や急性散在性脳脊髄炎（→Ⅱ-16，p169参照）にも合併する．

◆ 脊髄障害

　5つの障害パターンがある．多発性硬化症（→Ⅱ-17，p173参照），脊髄腫瘍はすべてのパターンを呈する．

・横断性障害
　障害部位以下，両側性に全感覚の低下をきたす．横断性脊髄炎，二分脊椎などで生じる．
・前方障害型
　脊髄視床路が障害され障害部位以下の温痛覚が低下するが，触覚，深部感覚は保たれる．前脊髄動脈症候群などで生じる．
・後方障害型
　後索が障害され障害部位以下の深部感覚が低下するが，表在感覚は保たれる．Chiari奇形などで生じる．
・半側障害型（Brown-Séquard症候群）
　障害部位以下の深部感覚と対側の温痛覚が低下する．脊髄梗塞などで生じる．

- 中心部障害型

  脊髄視床路に合流する線維が障害され，髄節性に温痛覚が低下し，触覚，深部感覚は保たれる．脊髄空洞症などで生じる．

◆ 脳幹障害

　三叉神経が橋に入る橋中央から上部頸髄までの障害では，障害側顔面の温痛覚が低下する．橋上部より中枢側では，三叉神経脊髄路核からの線維は対側に交叉しているので，顔面を含めた全身で対側の感覚低下がみられる．脳幹，大脳半球障害の病因として，血管障害，腫瘍，外傷，感染症，多発性硬化症などがあげられる．

◆ 大脳半球障害

　視床のレベルまでの障害では，対側の温痛覚と深部感覚が障害される．視床より高位の障害では温痛覚と振動覚は障害されず，運動覚・位置覚が障害される．頭頂葉皮質の第一次感覚中枢が障害されると，皮質性感覚が障害される．

診療での留意点 or やってはいけないこと

☑ 他症候との関連

　小児では成人と異なり，感覚障害のみが症候の主体をなすことは少ない．運動（不全）麻痺，筋力低下，運動失調，不随意運動が隠れていることもある（別章参照）．したがって，主観的な訴えのみで体性感覚の異常と即断しないよう注意する．むずむず脚症候群のような病態の存在にも留意する（→コラム，p82参照）．

☑ 発達障害の患者における感覚過敏・鈍麻

　発達障害の患者ではしばしば，触覚（皮膚，流水，紙），視覚（縞模様），聴覚（子ども・動物の鳴き声）などの感覚刺激に過敏に反応する．逆に味覚・嗅覚の鈍麻が偏食の誘因となる．成長するにつれ改善するが，完全に消失することはない．保護者より感覚過敏・鈍麻に関する情報を得て，感覚系の診察を進める．

☑ 複合性局所疼痛症候群（CRPS）

　末梢神経，筋肉，骨などの損傷のあとに発症し，感覚過敏，局所の浮腫・腫脹，皮膚温・発汗の異常を呈する．交感神経の過剰な活性化が推定されているが，病態生理は不明で，心因性疼痛（転換性障害）との鑑別が困難な場合もある．思春期の患者での感覚障害の診療では，常にCRPS（complex regional pain syndrome）や心因性疼痛の可能性に留意する．

文献
1) 水野美邦：感覚系の診かた．水野美邦（編）：神経内科ハンドブック—鑑別診断と治療 第4版，pp90-94，医学書院，2010
2) 水野美邦：感覚障害，しびれ，神経痛．水野美邦（編）：神経内科ハンドブック—鑑別診断と治療 第4版，pp341-356，医学書院，2010
3) 森 雅人：感覚の診かた．鴨下重彦（監）：ベッドサイドの小児神経・発達の診かた 改訂第3版，pp171-194，南山堂，2009

誰でも知っているMoro反射の見落としやすい左右差

　正常新生児に認められる反射の代表的なものにMoro反射があり，この反射を診ることによって，異常な新生児を容易に発見することができる．Moro反射は，突然頸部を伸展させると手を扇のように開く反射であり，左右対称性に出現する．Moro反射は脳幹反射であるため，大脳が発達していない生後早期の児でみられ，生後0〜1か月ごろまでは左右対称に両側上肢が扇を大きく広げるように出現するが（①），2〜3か月ごろから徐々に反射が小さく（不完全と）なり，大脳皮質が発達し，上位ニューロンからの抑制がかかる4〜6か月には減弱・消失する．

　Moro反射が減弱する時期になっても，大きく残存する場合は異常所見である．Moro反射は，大脳がない無脳児でも認められる．またMoro反射に左右差がある場合も注意を要する．片側性巨脳症など中枢神経系片側性の異常を有する場合には，Moro反射では当然に左右差がみられる（②）．

　しかし，正常新生児でも首の位置によってMoro反射に左右差が出る〔首を左に向けてMoro反射を行うと右手にのみ出現し（③），逆に首を右に向けると左手にのみ出現する（④）〕ため，首の位置は正中位で行うことが重要である．

（新島新一）

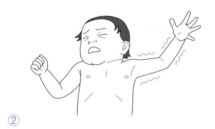
①

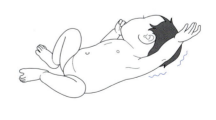
②

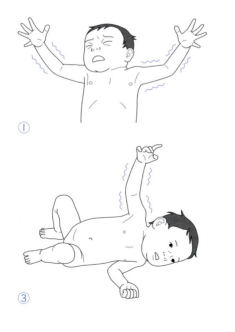
③　　④

13 眼の異常

眼の異常の鑑別診断

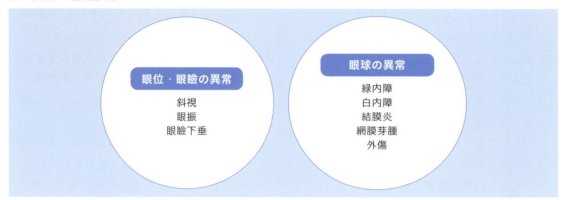

眼位の異常には斜視，眼振（眼球振盪）などがあり，眼瞼の異常には眼瞼下垂が含まれる．斜視は視力低下をきたすため適切な介入が必要である．眼球の異常のうち緑内障，白内障，網膜芽腫，外傷はやはり視力低下をきたすため，早期に専門医に紹介する必要がある．

診療のポイント

① 眼振や眼位の異常は，しばしば家族により発見される．ていねいな問診を行い，症状を見逃さないようにする．
② 眼球の異常は直接視力低下につながる疾患が多い．疾患を疑った場合はすみやかに専門医へ紹介することが望ましい．
③ 乳幼児期の眼外傷，特に眼底出血は虐待の可能性が高い．虐待の徴候を見逃さないようにする．

専門医へ紹介するタイミング

眼科疾患の検査には専用の器具を必要とすることも多く，眼科疾患は視力障害をきたすことが多いため，疾患を疑ったときにはすみやかに眼科専門医へ紹介することが必要である．一方で，全身疾患の一症状として眼病変をきたしている場合もある．たとえば眼振は白内障でも起こるが，中枢神経障害でも起こるため神経専門医への紹介が必要である．眼の異常を診察する際には眼科疾患だけではなく，眼病変をきたす全身疾患について鑑別を思い浮かべながら診察することが非常に重要である．

眼の異常の診かた

1. 眼位の異常

　　眼位の異常には斜視，眼振がある．斜視の診察は，患児に正面を向かせてペンライトで眼球に光を当て，角膜反射の位置により判定する．小児においては鼻根部が低いため，"寄り眼"に見える場合があるが，角膜反射が瞳孔の中心にある場合は斜視ではなく，偽内斜視である（図1）．

　　眼振には生後3,4か月以内に発症する先天性眼振と，それ以降に発症する後天性眼振がある．後天性眼振はさまざまな原因で発症する（表1）．

2. 眼球・眼瞼の異常

　　眼科的な疾患だけでなく，黄疸，貧血，高血圧症，糖尿病，内分泌疾患，脳神経系疾患など，全身性疾患でも異常所見をきたすため眼の診察を怠ってはならない．眼瞼結膜（palpebral conjunctiva）は透明であり，赤くみえるのはその下にある血管がみえているためである．貧血では赤色調が減じて蒼白となる．ヘモグロビン濃度が10 g/dL以下になると結膜が蒼白となり，貧血の診断に有用である．眼球結膜（bulbar conjunctiva）は黄染や充血に注意する．

　　白内障や緑内障は眼科疾患であるが，ステロイド薬全身投与の副作用として発症する場合がある．ステロイド薬を長期（1か月以上）にわたり投与している症例では，これらの眼科疾患をきたしているか，眼科専門医による定期的診察を受けることが望ましい．

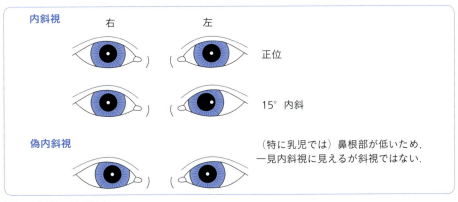

図1　眼位の診察方法

表1　後天性眼振の原因

一定方向の眼振：中枢性	脳幹障害	水平性眼振
	小脳虫部障害	垂直性眼振
回旋性の眼振：末梢性	内耳障害	良性発作性頭位眼振 Ménière病 突発性難聴
	前庭障害	前庭神経炎 薬物性

表2　眼瞼下垂の鑑別

	筋原性	神経原性	その他
先天性	先天性重症筋無力症候群 眼瞼挙筋形成異常	Marcus Gunn 現象 先天性 Horner 症候群	眼裂狭小症候群
後天性	重症筋無力症 ミオパチー ミトコンドリア病	動眼神経麻痺 Horner 症候群 Fisher 症候群	眼瞼の炎症（麦粒腫など） 眼瞼腫瘤（霰粒腫，悪性腫瘍など）

　眼瞼下垂は，上眼瞼下縁が低下し瞳孔にかかり，上方視野が障害された状態をいう．片眼性の場合は異常を認めやすいが，両側性の場合には眼瞼を吊り上げようと前額部にしわが寄っていることがあるので見逃さないようにする（表2）．

主な疾患と鑑別のポイント

- 斜視
- 先天性白内障
- 先天緑内障
- 重症筋無力症
- 結膜炎
- 眼外傷
- 網膜芽腫

◆ 斜視

　内斜視は大きく分けて，生後6か月以内に発症し原因の明らかでない乳児内斜視，通常1歳以降で発症し遠視が原因の調節性内斜視がある．まず眼鏡で遠視を矯正して斜視が改善するかどうかを調べる．斜視が眼鏡によって完全に消失すれば手術適応はなく，治療対象にはならない．外斜視は手術適応である．

◆ 先天性白内障

　遺伝性や胎内感染，たとえば母体の風疹感染などにより先天性に水晶体が混濁する疾患である．患児が周囲を見ないことや白色瞳孔に家族が気づいて見つかることが多い．多くは両眼性で，ほかの眼異常や合併奇形を伴うこともある．視機能発育途上にある乳幼児では，刺激遮断弱視となり視機能が予後不良となるため早期に手術が必要である．特に片眼性は手術を急ぐ．

◆ 先天緑内障

　線維柱帯の発育異常に起因する原発先天緑内障と，線維柱帯に加え虹彩や角膜の発育異常を伴うものや，母斑症や代謝異常などの全身疾患に併発する続発先天緑内障に分類される．先天性白内障同様，視機能発育途上にある乳幼児では早期治療が重要である．

- **重症筋無力症**（→II-21，p193参照）

    神経筋接合部を標的とする自己抗体の作用により，神経筋接合部の刺激伝達が障害される自己免疫疾患であり，症状が眼筋のみに限局する眼筋型，症状が眼筋以外に及んでいる全身型に分けられる．呼吸障害を呈する状態をクリーゼと呼び，神経救急疾患である．

- **結膜炎**

    アレルギー性結膜炎，感染性結膜炎に大別される．ウイルス性結膜炎はエンテロウイルス70による急性出血性結膜炎，アデノウイルス3, 4, 7型で起こる咽頭結膜熱，アデノウイルス8, 19, 37型で起こる流行性角結膜炎などがある．咽頭結膜熱は第2種学校感染症であり，主要症状が消退したあと2日経過するまで登校停止とする．

- **眼外傷**

    眼部の外傷では，眼瞼，涙道，眼球，視神経および眼窩の損傷が考えられる．まず留意すべき機能障害は，視力障害と眼球運動障害である．眼球運動障害は主として眼窩壁骨折の症状としてあらわれる．頭痛，嘔気，嘔吐などの症状を伴うことがあり，骨折を見逃すことがある．このような骨折は緊急手術を必要とすることがあるため，適切な対処が求められる．

    眼外傷にかぎらず，頭部外傷をきたした児が救急外来に搬送されてきた場合，必ず患児の全身の体表外傷，出血痕を観察し，虐待を受けている可能性について検討する．眼底出血や乳頭浮腫は，虐待の徴候として感度が高いため眼底の観察を怠らないようにする．

- **網膜芽腫**

    平均発症年齢が7.5か月（遺伝性），20.7か月（非遺伝性）と小児で最も多い眼内腫瘍であり，視神経を通して脳または全身へ転移する傾向が強い悪性腫瘍である．無治療の場合は，発症から2～4年で死亡する悪性度の強い腫瘍であり早期発見が重要である．

診療での留意点 or やってはいけないこと

☑ 眼を診るだけではなく，全身を診る

眼の異常をきたす疾患は，全身疾患の一症状として眼や眼瞼に異常をきたしている場合も少なくない．眼の異常を発見したときにすぐに眼科専門医に紹介するのではなく，全身疾患の可能性について検討することが必要である．

☑ 眼科疾患を少しでも疑ったら眼科専門医へ紹介を

眼圧測定など眼科専用の診察機器を必要とする診察や検査が多いのが眼科疾患である．専門医の適切な介入時期を逃さないためにも，眼科疾患が疑われる場合には

すみやかに眼科専門医へ紹介するべきである．

☑ 診察時には無症状の場合があるため，ていねいな問診を心がける

「なにか気になる症状はありますか」と家族に聞いても，家族がそれを問題だとは思っていない場合がある．「目つきがおかしいと思ったことはありますか？」などのように，具体的な症状を1つひとつあげて，非診察時の徴候を見逃さないようにする．

☑ 虐待のサインを見逃さない

頭部外傷，眼底出血は被虐待児の可能性がある．所属している病院の決まりに従い，被虐待児を疑った場合には関連部署・施設への報告を怠らないようにする．

文献
1) 本田孔士（編）：目でみる眼疾患．文光堂，2009
2) Vincent A: Unravelling the pathogenesis of myasthenia gravis. Nat Rev Immunol 2: 797, 2002
3) 久保田伸枝：斜視．小児内科 43: 1750-1752, 2011
4) 須藤 章：眼瞼下垂．小児内科 43: 1753-1755, 2011

Column

むずむず脚症候群

レストレス・レッグズ症候群（restless legs syndrome；RLS）とも呼ばれ，成人では睡眠障害の原因として有名．小児での実態はわかっていないが，最近，報告例が増加している．脚を動かしたくてたまらない衝動とともに，脚に不愉快な感覚がみられる．衝動ならびに不愉快な感覚は夕方や夜間に生じやすい．また安静時に増悪し，脚を動かすことにより改善する．血中フェリチンが低値であることが多く，鉄剤投与で改善することもある．脳内ドパミン神経機能異常が推定され，重症例ではドパミン作動薬が有効な場合がある．

（林　雅晴）

14 聴覚異常

幼小児難聴の鑑別診断

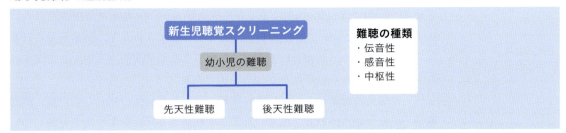

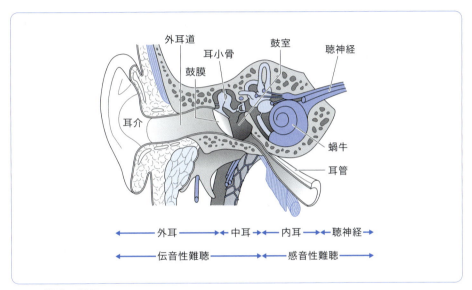

図1　難聴の種類

　幼小児の難聴は，先天性と後天性に分けることができる．難聴の種類は，伝音性，感音性，中枢性に分けられる（図1）．伝音性難聴は，外耳，外耳道，鼓膜，中耳の病変で生じ，外科的治療で正常聴力にすることができる．感音性難聴は，蝸牛の障害，蝸牛神経の障害で生じ，薬剤では治すことができない．補聴器を使うか，効果がない場合は人工内耳手術で聴覚を回復させる．中枢性難聴は，聴皮質の障害で生じ，聴覚以外のモダリティを使った言語のリハビリテーションの適応となる．

診療のポイント

① 伝音性難聴か感音性難聴かの診断には聴覚検査を行うが，その前に鼓膜に異常がないかチェックする．小児科では聴覚検査ができない．幼小児の検査は，自覚的検査法としては行動反応聴力検査，条件詮索反応聴力検査，プレイオージオメトリー，純音聴力検査，を年齢に沿って行う．また，年齢と関係なく行

うことができる他覚的聴力検査が幼小児では必要であり，鼓膜の動きを調べるティンパノメトリー，耳音響放射聴力検査，聴性脳幹反応検査（ABR）を行う．
② 幼小児の軽度の難聴で最も頻度の高いのは滲出性中耳炎で，中耳に貯留液が溜まり生じる．鼓膜切開，鼓膜チューブ留置術で正常聴力に回復する．
③ 先天性感音性難聴は，早期発見早期補聴下の療育で，聴覚と言語発達を促進させる．近年では自動ABRによる新生児聴覚スクリーニングで生後ただちにpass（問題なし）とrefer（要再検）に振り分けられるようになり，早期発見されるようになっている．しかし，検査機器を保有しない病院やクリニックで生まれた場合は見逃されるのが，わが国の現状である．
④ 先天性感音性難聴は，難聴以外に問題のない非症候性の場合，約半数に難聴遺伝子が見つかっている．難聴のほかに症状がある場合を症候性と分類している．難聴遺伝子検査は健康保険の適用となっている．
⑤ 後天性の難聴は，原因不明の進行性の難聴のほかに，サイトメガロウィルス感染に伴うものが多い．
⑥ 難聴は，伝音性でも感音性でも治療で改善できる．治療法は，難聴に対する補聴器や人工内耳手術がある．

専門医へ紹介するタイミング

新生児でも幼小児でも，音に対する反応が悪いと観察されしだい，ただちに小児の聴覚障害を専門とする耳鼻咽喉科医に紹介することである．聴覚検査をしないかぎり正確な診断は不可能である．耳鼻咽喉科医のなかでも小児の難聴を専門とし，言語聴覚士や臨床心理士とチームを組み，かつ充実した聴覚検査機器を備えている施設は決して多くはないため，あらかじめどこの病院に紹介するか準備しておくことである．

難聴の診かた

難聴が伝音性か感音性か，その種類を調べる．難聴の程度は，軽度，中等度，高度，重度か明らかにする．聴覚検査の方法を選び，かつ複数の検査を組み合わせて診断する．

◆ 行動反応聴力検査

発達年齢に合わせて行動反応聴力検査（behavioral observation audiometry；BOA），条件詮索反応聴力検査（conditioned orientation response audiometry；COR），プレイオージオメトリー（play audiometry），純音聴力検査のどれかを選びその反応閾値を調べる．新生児・幼児で反応が悪い場合は，他覚的聴力検査に進む．

◆ 他覚的聴力検査

ティンパノメトリーでの反応が低下していれば，滲出性中耳炎が疑われる．反応

が正常であれば中耳病変は否定される．

耳音響放射聴力検査（otoacoustic emission；OAE）には transient OAE（TOAE）と distortion product OAE（DPOAE）があるが，DPOAE のほうがわかりやすい．反応の消失は，軽度の伝音性難聴でも感音性難聴でも生じるので，決して医師が「聞こえていない」と言ってはならない．OAE は覚醒下で可能で，超短時間ですむ．

聴性脳幹反応検査（auditory brainstem responses；ABR）は，睡眠下に行う最も信頼できる他覚的検査である．実際の末梢性難聴の障害レベル近くまで出現する．強大音刺激の ABR 波形成で，伝音性難聴か感音性難聴か推察できる．脳幹障害の有無も診断可能である．ただし音刺激が 2～4 kHz の複合音であるクリックを用いるため，低音部の診断はできない．

聴性定常反応検査（auditory steady-state evoked response；ASSR）は，周波数の他覚的聴力検査で，オージオグラムの上に周波数別の閾値を描くが，その閾値に±10 dB 程度のバラツキがあるため閾値を絶対視すると誤診しやすい．検査時間は約 60 分かかる．

主な疾患と鑑別のポイント

- 伝音性難聴：急性中耳炎，滲出性中耳炎，慢性中耳炎，真珠腫性中耳炎，先天奇形による伝音性難聴
- 先天性感音性難聴：Waardenburg 症候群，青色鞏膜に合併するもの，van der Hoeve 症候群，Alport 症候群
- 後天性感音性難聴：サイトメガロウイルス感染による進行性難聴
- 中枢性難聴：Gaucher 病，Landau-Kleffner 症候群，もやもや病，ヘルペス脳炎，adrenoleukodystrophy

以上の鑑別診断は，行動反応聴力検査と他覚的聴力検査を組み合わせて行う．

◆ 伝音性難聴

・急性中耳炎

1～2 歳に多い．細菌感染により中耳腔に耳漏が溜まり，鼓膜を圧迫するために，耳痛，発熱を伴う．鼓膜は発赤，膨隆する．治療は，抗菌薬と鎮痛薬の投与を行うが，耳痛が激しい場合は鼓膜切開を行う．今から 2,500 年前にヒポクラテスが急性中耳炎による 2 つの運命について述べている（→コラム，p88 参照）．

・滲出性中耳炎[1]

急性中耳炎が軽快したあとに一時的に生じる場合と，耳管機能不全のために生じ，長く軽度の伝音性難聴が続くことが多い．幼小児における滲出性中耳炎の頻度は高く，鼓膜が暗く観察される．扁桃やアデノイドの肥大も原因になりやすい．治療は，薬剤の効果は少なく，鼓膜切開・吸引・鼓膜チューブ留置術が効果的で，ただちに聴力は正常となる．

- 慢性中耳炎

  急性中耳炎のあと，鼓膜に穿孔が生じ閉鎖しないまま残り，かつ中耳に細菌感染により耳漏が続く．耳小骨連鎖も病変の影響を受け難聴が進行する．治療は，聴力改善手術である鼓室形成術を行う．しかし，近年では小児の患者は少なくなっている．

- 真珠腫性中耳炎

  先天性と後天性がある．上皮が真珠様の白いかたまりをつくる．伝音連鎖を障害するため，伝音性難聴が生じる．放置しておくと大きくなり，内耳をも障害しかねないため，早期に鼓室形成術を行う．

- 先天奇形による伝音性難聴

  耳小骨連鎖の固着，離断などによって生じる中耳奇形と，外耳道閉鎖による場合がある．中耳奇形は聴力改善手術，外耳道閉鎖症は外耳道形成術を行う．

◆ 先天性感音性難聴

蝸牛にあるコルチ器の，内外有毛細胞，血管条などの障害によって生じる．非症候性難聴の約半数は遺伝子の異常によって生じ，それを難聴遺伝子と呼んでいる[2]．多数の難聴遺伝子がコルチ器のどの細胞に責任があるかわかっている．最も多い難聴遺伝子は *GJB2*，次いで PDS，ミトコンドリア遺伝子 1555 などである．症候性難聴の代表的なものは次のとおりである．現在では，それぞれの難聴遺伝子も同定されている．

- Waardenburg 症候群

  症状および出現率は，①内眼角側方転位 (99%)，鼻根部拡大 (78%)，眉毛流合 (45%)，前額部部分白髪 (25%)，先天性難聴 (20%)，虹彩異色 (17%) であり，先天聾児の 1.43% にみられる．

- 青色鞏膜を合併するもの

  優性遺伝を示すといわれる青色鞏膜に難聴が合併するもので，おそらく遺伝性のものと推測される．伝音性難聴のほうが多いが，感音性難聴例では迷路性耳硬化症と考えられている．

- Van der Hoeve 症候群

  「青色鞏膜を合併するもの」(前述) に骨脆弱性 (osteoporosis) を伴うものを，特に van der Hoeve 症候群という．

- Alport 症候群

  まれな疾患で，家族性腎疾患と血尿を伴う難聴である．難聴は感音性であり，若年時に発症し進行する．男性に多くみられることから伴性遺伝のものと考えられるが，詳細は不明である．

感音性難聴は，薬剤で治すことができない．補聴器で補うか人工内耳手術を行う．補聴器は，生後6か月までに両耳に装用させて聴能訓練を行う．補聴器の効果が乏しい場合は1歳台より人工内耳手術を行い，聴覚学習の教育を行う (Auditory Verbal の教育)．一方，これと異なるのは，手話，指文字の視覚教育であるが，補聴器や人

工内耳装用下でも傾聴態度が身につかないブレーキになる傾向がある．現在の社会的，教育的問題である．

◆ 後天性感音性難聴

　先天性難聴に比べ少ない．中等度の伝音性難聴と感音性難聴を見逃してはならない．ただしサイトメガロウイルス（CMV）感染による進行性難聴が多いので，臍帯によるCMV感染のチェックが重要である．原因が不明の場合が少なくない．補聴器で対応しきれなくなった場合は，人工内耳手術を行う．また，すでに言語中枢が完成している場合は，人工内耳の効果が大きい．

　髄膜炎による高度難聴は，以前は人工内耳手術が緊急で行われたものであるが，肺炎球菌とインフルエンザ菌の予防接種がわが国でも実施されるようになり，現在はまれとなっている．

◆ 中枢性難聴

　中枢性難聴は，聴皮質や脳幹の障害によって生じる．Landau-Kleffner症候群の場合は，潜在的てんかん脳波によって診断される．CTやMRIでは聴皮質には問題を認めない．一方，もやもや病による脳内出血やヘルペス脳炎による聴皮質の壊死では，MRIで診断可能である．純音聴力検査では軽度の閾値上昇しか認めないが，語音も音楽も環境音も認知困難となる．身体障害者福祉法で4級に相当する．Gaucher病やadrenoleukodystrophyではABRの波形異常を呈する．

診療での留意点 or やってはいけないこと

☑ 聴覚障害は，外来では診断が難しい．声をかけて反応がなかったり，鈴を鳴らしても無視されたりしても難聴があるとはいえない．

☑ ささやき声で反応がない場合，軽度の難聴が疑われるが，聴力が正常か否かはOAEやABRなどの検査機器を使わないかぎり知ることができない．少しでも難聴を疑った場合，耳鼻咽喉科医のうち幼小児の難聴も専門とする医師のいる病院に紹介すべきである．自分のところでもう少しフォローしようとしてはいけない．難聴の発見が遅れるだけである．

☑ 小児科医でウェルチの耳鏡を用いて鼓膜を観察する場合がある．筆者がこれまで経験したかぎりでは，小児科医の鼓膜所見の評価の90%以上は誤りであった．さまざまな鼓膜疾患をたくさん観察し，その治療に取り組んできて初めて鼓膜を正しく観察できるようになる．

文献
1) 山岨達也（監修），坂田英明，安達のどか（編）：うちの子「中耳炎」？ うちの子シリーズ Number1 改訂2版，明治製菓株式会社，2011
2) 松永達雄：難聴の遺伝子診断について―難聴の原因を知り今後について考えるために，2014
3) 宇佐美真一（編）：きこえと遺伝子．難聴の遺伝子診断と遺伝カウンセリング，金原出版，2006

Column

ヒポクラテス（ca. 460-370 B.C.）の中耳炎の頭蓋内合併症についての記述

"Acute pain of the ear, with continued and strong fever, is to be dreaded: for there is danger that the man may become delirious and die. Since, then, this is a hazardous spot, one ought to pay particular attention to all these symptoms from the commencement. Younger person die of this disease on the seventh day, or still earlier, but old persons much later; for the fevers and delirium less frequently supervene upon them, and on that account the ears previously come to a suppuration, but at these periods of life, relapse of the disease coming on generally prove fatal.

Younger person die before the ear suppurates; only if white matter run from the ear, there may be hope that a younger person will recover, provided any other favorable symptom combined."(translated by F. Adams)

（加我君孝）

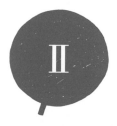

こどもの主な神経疾患

1 新生児発作

保護者や患者さん本人からよくある質問

Q1 新生児発作とは何ですか
Q2 どのように診断するのですか
Q3 脳波で何がわかるのですか
Q4 どのように治療するのですか
Q5 治療後の経過はどうですか

A1 脳になんらかの異常があることを示します．大脳皮質の異常な興奮による発作が本当の新生児発作ですが，それ以外にも新生児発作と紛らわしい症状を示すことがあるため，正確な診断が必要です．

A2 発作のときの脳波を記録することが重要です．発作の症状だけでは，本当の新生児発作かどうかを診断することは困難です．一方，明らかな症状がないのに脳波では発作が見つかることがあります（潜在発作）．

A3 発作時の脳波を記録することが，新生児発作の診断に必要です．また，発作でないときの脳波から，発作の原因をある程度推定することができます．この情報は予後の予測に役に立ちます．

A4 発作そのものに対する治療と，発作の原因となった疾患に対する治療との両方が必要です．発作そのものに対しては抗てんかん薬を投与し，できるだけ早く発作を止めるよう努めます．また，発作の原因となった疾患をできるだけ早く診断し，それに応じた治療を並行して行います．

A5 その原因となった疾患によって異なります．原因疾患を診断するためには，さまざまな血液検査やMRIなどの画像検査を行います．原因となった疾患をはっきりさせることが，後遺症などの予測に役立ちます．

診療上のポイント

① 新生児発作は発作時脳波所見に基づいて診断する．
② 新生児発作の基礎疾患は多様であり，その診断にはさまざまな検査が必要である．
③ 支持療法や基礎疾患に対する特異的治療を優先し，発作に対する治療はその重症度に応じて検討する．

専門医へ紹介するタイミング

新生児発作を疑う場合は，専門医がいる医療機関へ移送する．新生児発作は，臨床症状の観察に基づく診断がきわめて困難であることが，複数の研究で明らかになっている[1,2]．また，原因疾患の診断が予後改善に重要であるが，その診断は容易であるとはかぎらない．さらに，全身状態が不良であることもまれでない．

実際の診療にあたって

1. 定義および一般的事項

定義は確立していないが，筆者らは大脳皮質起源であることが証明されたもののみを新生児発作とすることを強調している[3]．発作時に発作性活動を認めないものは，非皮質起源イベントとする．また，新生児発作を疑うイベントで発作時脳波を記録しなかったものは「新生児発作様イベント」とし，新生児発作とは記載しない．

発作症状はさまざまだが，けいれんなどの運動症状はその分布と性状とに注意する．運動症状が触覚刺激によって誘発されたり，あるいは拘束により止まったりする場合は非皮質起源イベントである．チアノーゼ，顔面蒼白，SpO_2低下，無呼吸，頻脈や徐脈などの自律神経症状は，皮質起源の新生児発作に高頻度である．目つきや表情の変化も皮質起源の新生児発作に高頻度である．

2. 診断

1) 新生児発作の診断

診断は，発作時の脳波が必須である[3]．表1，図1に新生児発作の発作時脳波変化の特徴を示す．この所見に合致しないものは，皮質起源の発作でないと考えてよいと思われる．発作時変化は律動性の徐波やアルファ波・シータ波が多く，棘波や鋭波であることはむしろ例外的である．自律神経症状を伴うことが多いので，心電図や呼吸曲線などとポリグラフで記録するのがよい．可能なかぎりビデオ脳波同時記録を行うことが望ましい．

Amplitude-integrated EEG（aEEG）は，脳波活動の振幅に着目し時間幅を圧縮して表示する脳波トレンドグラムである．aEEGにおける発作時変化は，最小振幅値の一過性の上昇が特徴である（図2）．aEEGは電極数が少ないため，多チャンネルの通常脳波に比べて発作の捕捉率が低い[4]．また，aEEGではアーチファクトと発作時変

表1 新生児脳波における発作時変化

- 起始と終止が明瞭で背景脳波とは明らかに異なる．
- 律動的（rhythmic）に一定の形態の波形（stereotyped）が反復して（repetitive）出現する．
- 一般に10秒以上持続する．
- 経時的変化（evolution）がある．すなわち1回の発作中に突発波の形態・振幅・周波数・出現部位が変化する．
- 突発波はアルファ波・シータ波や徐波であることが多く，棘波や鋭波であることはむしろまれである．

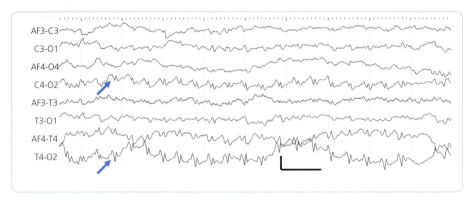

図1 新生児発作の発作時脳波
右後頭部から鋭波が律動的かつ反復して出現している（矢印）．

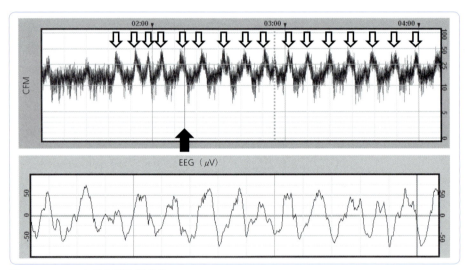

図2 aEEGにおける新生児発作
上段のaEEGでは，白矢印に示す箇所に最小振幅値の一過性の上昇を認める．下段は黒矢印の箇所の元波形であるが，徐波が律動的かつ反復して出現している．

化との鑑別に苦慮することが少なくなく，過剰診断が起こりやすい[5]．aEEGで診断が困難な場合は，多チャンネルの通常脳波を施行するべきである．

2）新生児発作の原因疾患の診断

表2に新生児発作の原因疾患を示す．新生児発作の原因疾患は，活動性の脳病変に基づく急性症候性（acute symptomatic），既存の脳疾患に基づく遠隔症候性（remote symptomatic），素因性に分けると理解しやすい．また，それぞれのカテゴリーにより

表2　新生児発作の原因疾患

	頻度が高い	頻度が低い
急性症候性	・低酸素性虚血性脳症 ・急性代謝障害 　　低血糖，電解質異常 ・感染症 　　敗血症，髄膜炎など ・脳血管障害・外傷 　　頭蓋内出血，梗塞	・先天代謝異常症 ・薬物/毒物 ・先天性悪性新生物
遠隔症候性	・脳形成障害	・遺伝子異常/染色体異常 ・先天奇形症候群
素因性	・遺伝性 　　良性家族性新生児発作	

治療方針を考える必要がある．

　脳波では，発作間欠期の背景活動が新生児発作の基礎疾患を推定する助けになる．低酸素性虚血性脳症などの急性症候性発作の場合は，強い脳波活動の抑制を認める．脳形成障害や遺伝子/染色体異常では dysmorphic pattern を認めることがある．中大脳動脈梗塞では障害側には脳波活動抑制を認めるが，健側は異常を認めない．良性家族性新生児発作では発作間欠期脳波は正常である．

　検体検査では，血液ガス分析，血糖，Na，K，Ca，Mg，アンモニア，乳酸，ピルビン酸，血清アミノ酸分析，極長鎖脂肪酸，尿中亜硫酸，尿中有機酸分析などをほかの臨床所見を参考に測定する．発熱などの感染徴候があれば，各種培養検査やウイルス学的検査を考慮する．

　頭部 MRI は，基礎疾患の把握に必須の検査である．少なくとも，水平断の T_1 強調画像，T_2 強調画像，拡散強調画像と矢状断の T_1 強調像とを撮像する．これらの検査に異常を認めない場合，遺伝学的検査（染色体分析，アレイCGH，遺伝子解析など）を考慮する．

3. 治療

1）個別の症状・病変の治療

　新生児発作の大半は急性症候性の発作であり，基礎疾患に対する治療のほうが発作に対する治療よりも予後改善に貢献すると考えられる．したがって，支持療法や基礎疾患に対する治療を優先する．まず全身状態の管理を行い，呼吸循環動態の安定化をはかる．それと並行して基礎疾患の診断を進め，低血糖や電解質異常など治療可能な病態の治療や，低体温療法などの脳保護療法を適応に応じ施行する．

　発作に対する治療は，発作の重症度を考慮して行う．発作の持続が長く頻回に起き，SpO_2 の変化などの自律神経症状を伴う場合は，抗てんかん薬の適応であると考える．処方例を表3に示す．使用する薬剤や使用法のエビデンスは確立していない．発作に対する治療の効果判定には脳波モニタリングが必須である．抗てんかん薬を投与したあとには，潜在発作がきわめて高頻度であり，脳波モニタリングなくして客観的な効果判定は不可能である．

表 3　新生児発作に対する抗てんかん薬の使用法

1) ノーベルバール®静注用　初回 20 mg/kg　ゆっくり静注
   維持投与は 2.5〜5 mg/kg を 1 日 1 回　静注

2) ミダフレッサ®静注　初回 0.1〜0.2 mg/kg　ゆっくり静注
   維持投与は 0.1〜0.4 mg/kg/ 時間で持続静注
   *けいれん重積に対する保険適用があるが，新生児は保険適用外である．
   **同成分のドルミカム®は新生児の鎮静薬としての保険適用はあるが，発作に対しては適用外である．

3) 静注用キシロカイン®　初回 1 mg/kg　ゆっくり静注
   維持投与は 1〜4 mg/kg/ 時間で持続静注
   * 新生児発作に対しては保険適用外である

4) ホストイン®静注　22.5〜30 mg/kg
   投与速度は 3 mg/kg/ 分または 150 mg/ 分のいずれか低いほうを超えないこと．
   維持投与は 5〜7.5 mg/ 日
   *必ず心電図モニタリング下で行い，急速静注は心停止の危険があり禁忌．
   **新生児は保険適用外である．

最近の話題

- 脳低温療法を施行した新生児低酸素性虚血性脳症において，新生児発作の重症度は予後と相関するとの報告が散見される[6,7]．しかし，新生児発作が重症である児ではもとの脳障害が重症であることが示唆されており，発作の抑制によって予後か改善するかどうかはいまだ明らかでない．
- 日本でも新しい静注用抗てんかん薬（ホスフェニトイン，レベチラセタムなど）がすでに発売（あるいは予定）である．これらの薬剤は現時点では新生児発作への保険適応はないが，新生児に対する有用性の検討が期待される．
- GABA は成人では抑制性の神経伝達物質として知られているが，新生児期では興奮性にはたらくことが知られている．この原因として，新生児では細胞内 Cl イオン濃度が高いことが証明されている．これに介入する治療として，Cl イオンの細胞内への流入を行う NKCC1 を阻害する薬剤の応用が研究されている[8]．

文献

1) Murray DM, Boylan GB, Ali I, et al: Defining the gap between electrographic seizure burden, clinical expression and staff recognition of neonatal seizures. Arch Dis Child Fetal Neonatal Ed 93: F187–F191, 2008
2) Malone A, Ryan CA, Fitzgerald A, et al：Interobserver agreement in neonatal seizure identification. Epilepsia 50: 2097-2101, 2009
3) 山野恒一，山本　仁，新島新一，他：新生児発作治療の手引き．周産期医学 40: 985-988, 2010
4) Kidokoro H, Kubota T, Hayakawa M, et al: Neonatal seizure identification on reduced channel EEG. Arch Dis Child Fetal Neonatal Ed 98: F359–F361, 2013
5) Evans E, Koh S, Lerner J, et al: Accuracy of amplitude integrated EEG in a neonatal cohort. Arch Dis Child Fetal Neonatal Ed 95: F169–F173, 2010
6) Shah DK, Wusthoff CJ, Clarke P, et al: Electrographic seizures are associated with brain injury in newborns undergoing therapeutic hypothermia. Arch Dis Child Fetal Neonatal Ed 99: F219–F224, 2014
7) Srinivasakumar P, Zempel J, Wallendorf M, et al：Therapeutic hypothermia in neonatal hypoxic ischemic encephalopathy: electrographic seizures and magnetic resonance imaging evidence of injury. J Pediatr 163: 465–470, 2013
8) Cleary RT, Sun H, Huynh T, et al: Bumetanide enhances phenobarbital efficacy in a rat model of hypoxic neonatal seizures. PLoS One 8: e57148, 2013

Column

てんかん発作と非てんかん性イベントとの見分けかた

小児期において，てんかん発作と鑑別を要する疾患・症候は多岐にわたる．非てんかん性イベントをてんかん発作と誤認してしまうと，不要な抗てんかん薬が処方されることになる．薬剤は無効であるため，多くの検査が行われたり多種類の薬剤が処方されたりする結果になる．また非てんかん性イベントは，しばしば真のてんかん発作をもつ児にもみられる．このような場合に，非てんかん性イベントを真のてんかん発作と混同すると見せかけの治療抵抗性となり，薬剤の増量や多剤併用などの悪循環に陥ることになる．

てんかん発作と見分けるポイントとしては，以下のようなものがある．

①持続時間が数秒～10秒

短いてんかん発作の代表は，ミオクロニー発作・スパズムである．ミオクロニー発作は1秒未満であり，スパズムも2秒を超えることはまずない．それ以外のてんかん発作は，短くても10秒以上持続することがほとんどである．

②顕著な運動症状はあるが意識減損がない

両側の大脳半球が発作に巻き込まれれば意識は減損する．顕著な両側性の運動症状があるのに意識が保たれていることは，てんかん発作では例外的である．

③日常生活に支障がない

てんかん発作は，多かれ少なかれ日常生活に影響を与えることが多い．発作が繰り返し起きていても平然としていることは，てんかんではまれである．

④自律神経症状を欠く

てんかん発作は，チアノーゼや顔面蒼白などの自律神経症状を高率に伴う．症状がある程度の時間続いているのに自律神経症状を伴わない場合は，てんかん発作でないことが多い．

⑤決まった誘因がある

反射てんかんのような明らかな誘因をもつてんかんは例外的である．ある誘因（食事，触覚刺激など）で必ず起きたり，同じ場所で決まって起きたりする症状は，てんかん発作の可能性が低い．

⑥発作の起始時に閉眼している

てんかん発作は睡眠中に起きるものであっても，発作起始時に開眼する．発作起始時からずっと閉眼したままのものでは，てんかん発作の可能性はきわめて低い．

⑦発作症状が複雑あるいは多彩すぎる

てんかん発作の症状は一般に単純で，1人の患児が同時期に多彩な発作症状を示すことはまれである．発作のたびに症状が変わる場合，てんかん発作の可能性は低い．

（奥村彰久）

2 熱性けいれん

保護者や患者さん本人からよくある質問

Q1 熱性けいれんが起きたときはどうしたらよいですか

Q2 熱が出てけいれんしたら，どんな病気が考えられますか

Q3 再発しますか．予防薬は必要ですか

Q4 熱性けいれんを起こしたことがある子に解熱剤は使ってよいですか

A1 けいれん発作を起こしたときに大事なことは，あわてないことです．けがをしないように横に寝かせましょう．舌を噛まないようにと口にものを入れてはいけません．多くの発作は5分以内に止まりますので，時計をみて発作が始まってからの時間を確認しましょう．また，目や顔の向き，四肢の動きや左右差などを観察しておきましょう．5分以上けいれん発作が止まらないときは，救急車を呼んで病院を受診する必要があります．

A2 熱に伴いけいれん発作がみられた場合には，熱性けいれんの頻度が高いですが，髄膜炎や急性脳症との鑑別が重要です．まれに脳出血や脳以外の原因でけいれんが起こることもあります．特に生まれて初めてのけいれん発作では，これらの鑑別は重要です．

A3 約1/3の患者さんでは，熱性けいれんの再発がみられます．発熱時のジアゼパム（坐）予防投与は，すべてのお子さんに必要ではなく，15分以上遷延する発作を起こしたお子さんや再発の可能性が高いお子さんに行われます．

A4 熱性けいれんを起こしたことがあるお子さんに，通常より多く解熱剤を使う必要はありません．解熱剤を通常以上に使っても予防する効果はなく，逆に解熱剤使用後の再発熱で熱性けいれんを起こしやすくなることもありません．ただし熱を下げることで本人が楽になるようなら，解熱剤を使用することはかまいません．

診療上のポイント

① 有熱時けいれんにおいて髄膜炎や急性脳症との鑑別は重要である．
② 髄液検査や頭部画像検査の適応は，発作の遷延や髄膜刺激症候，意識障害，大泉門膨隆，神経学的異常所見などから判断する．

③　単純型熱性けいれんでは通常，脳波検査は必要ないとされている．
　　　④　熱性けいれんの既往のある患者に，解熱剤は予防にも誘発因子にもならない．

専門医へ紹介するタイミング

　通常の熱性けいれんは小児神経専門医に紹介する必要はないが，遷延する発作や無熱性の発作がみられたり，精神運動発達の遅れがみられる患者では専門医への紹介を検討する．また，急性期に意識障害の遷延や発作の再発などで急性脳症が疑われる場合にも，専門医への相談を検討する．

実際の診療にあたって

1. 疫学

　熱性けいれんは，通常は生後6か月～5歳の小児において発熱に伴って起こる発作で，頭蓋内感染症など明らかな発作の原因がみられないものとされる．欧米では人口の2～4%にみられるが，日本では8%前後と頻度が高い[1,2]．
　初発の患者において熱性けいれんが再発するリスクは30～40%である．再発予測因子には，若年発症（12～18か月以下），両親いずれかの熱性けいれんの家族歴，軽度の発熱での発作，発熱から発作までの時間が短いこと，などがある．てんかん発症に関連する因子には，複雑型熱性けいれん，発達遅滞，神経学的異常所見，てんかんの家族歴の存在があげられる．

2. 単純型と複雑型

　複雑型熱性けいれんは，①部分発作の要素，②15分以上持続，③一度の発熱性疾患の間に複数回の発作，の3つの項目のうち1つ以上があるものである．単純型はそれらのいずれにも該当しない．熱性けいれんのうち30～40%が複雑型である[3]．てんかんに移行する患者は，単純型では約2%，複雑型では4～12%とされる．

3. 熱性けいれん重積状態

　1993年のILAEの疫学研究のガイドラインにおいて，てんかん重積は「30分以上持続，または繰り返す発作でその間に脳機能が回復しないもの」と定義された[4]．これは動物実験で長時間の発作が起きると中枢神経損傷が引き起こされるため，ヒトにおいても同様のことが起こりうるとの考えからである．しかし最近は時間の定義を10分または5分と短くする意見がある．それはヒトにおけるけいれん発作は5～10分以内に自然に止まることが多く，薬物投与開始の目安としては10分または5分が適当であるとの考えからである．小児においてはまだ十分なエビデンスはないが，熱性けいれん重積状態においても発作が5～10分以上持続している場合には，薬物治療の開始を考慮すべきと考えられる．

4. 検査

1) 髄液検査

髄膜炎，急性脳炎・脳症を鑑別することは重要だが，発熱時の発作がみられた患者のうち細菌性髄膜炎の頻度は1％未満と低い．意識障害，髄膜刺激症状，神経症状なども考慮して髄液検査の適応を決定する[5,6]．

2) 神経画像検査

熱性けいれんにおいて通常はCTやMRIは不要である．神経学的異常，精神運動発達遅滞，頭蓋内圧亢進症状などから中枢神経病変が疑われるときや，発作が長く遷延した場合などに適応がある．

3) 脳波検査

特に単純型ではルーチンの脳波検査は不要との報告が多い．ただし複雑型熱性けいれんなどでは，脳波異常とてんかん発症の関連についての報告もある．また，発作後の意識障害の遷延や発作の再発から急性脳症が疑われる場合には，脳波検査を行うのは有用である．

5. 鑑別疾患

1) Dravet 症候群

乳児期に有熱時発作で発症することが多く，熱性けいれんとの鑑別が重要である．遷延または頻発する発作や半身けいれん，入浴時けいれんがみられる場合や，早い時期の発症などでは本症候群を考慮する．精神発達遅滞は1歳以降に明らかになる．

2) GEFS+ (genetic epilepsy with febrile seizure plus)

家族性のてんかん症候群で，有熱時けいれんがみられやすい．6歳以降も有熱時けいれんがみられたり，無熱性の発作がみられたりするようになった場合には鑑別が必要である．

3) 二相性発作と遅発性拡散能低下を呈する急性脳症（AESD），けいれん重積型急性脳症，両側前頭葉を障害する乳児急性脳症（AIEF）

有熱時のけいれん重積状態のあとに意識障害が遷延したり，数日後に部分発作の群発が起きたりする場合には，これらの疾患に注意が必要である．発症時の頭部MRIが正常であっても，MRIを再検すると拡散強調像で皮質下白質が高信号になるbright tree appearanceがみられるのが特徴である．

6. 治療

多くの患者では特別な治療を必要とせず，発作が遷延したり再発の予測因子があったりする患者には，予防的薬剤投与を考慮する．予防法としては発熱時ジアゼパム投与があり，日本では発熱の最初と8時間後に坐剤または経口で投与する2回法が広く用いられている．

7. 解熱剤の使用

熱性けいれんの既往のある患者に解熱剤を通常より多く使っても，熱性けいれんの予防効果はないとされている[7]．一方でこれらの報告からは，解熱剤使用後の再

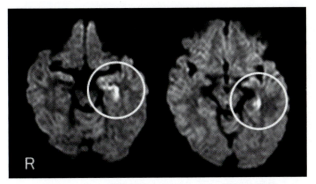

図 1 熱性けいれん重積状態の翌日の MRI 拡散強調像
左海馬の高信号が認められる（白円）．

発熱で熱性けいれんを起こしやすくなることもないと考えられる．以上から，熱性けいれんの既往がある患者でも解熱剤の使用は通常の小児と変わりなく行えばよく，熱を下げることで本人が楽になるようなら，解熱剤を使用することはかまわない．

最近の話題

- 海馬硬化症をもつ内側側頭葉てんかんの患者の30〜40%に熱性けいれん重積の既往がみられる．一方，熱性けいれん重積状態を起こした小児のうち内側側頭葉てんかんを発症する患者はまれで，両者の関連には議論がある．最近，熱性けいれん重積状態の数日以内のMRI T_2 強調像や拡散強調像で海馬の異常高信号がみられることが報告されており，将来の側頭葉てんかん発症の予測になるかが注目される（図1）[8,9]．
- 2015年3月には「熱性けいれん診療ガイドライン」が作成された[10]．一般診療医を対象とするガイドラインであり，日常診療の参考になると考えられる．

文献

1) Nelson KB, Ellenberg JH: Prognosis in children with febrile seizures. Pediatrics 61: 720-727, 1978
2) Tsuboi T: Epidemiology of febrile and afebrile convulsions in children in Japan. Neurology 34:175-181, 1984
3) Berg AT, Shinnar S: Complex febrile seizures. Epilepsia 37:126-133, 1996
4) Guidelines for epidemiologic studies on epilepsy. Commission on Epidemiology and Prognosis, International League Against Epilepsy. Epilepsia 34:592-596, 1993
5) Kimia AA, Capraro AJ, Hummel D, et al: Utility of lumbar puncture for first simple febrile seizure among children 6 to 18 months of age. Pediatrics 123:6-12, 2009
6) Kimia A, Ben-Joseph EP, Rudloe T, et al: Yield of lumbar puncture among children who present with their first complex febrile seizure. Pediatrics 126:62-69, 2010
7) Rosenbloom E, Finkelstein Y, Adams-Webber T, et al: Do antipyretics prevent the recurrence of febrile seizures in children? A systematic review of randomized controlled trials and meta-analysis. Eur J Paediatr Neurol 17:585-588, 2013
8) Natsume J, Bernasconi N, Miyauchi M, et al: Hippocampal volumes and diffusion-weighted image findings in children with prolonged febrile seizures. Acta Neurol Scand Suppl 186:25-28, 2007
9) Shinnar S, Bello JA, Chan S, et al: MRI abnormalities following febrile status epilepticus in children: the FEBSTAT study. Neurology 79:871-877, 2012
10) 日本小児神経学会（監修），熱性けいれん診療ガイドライン策定委員会（編集）：熱性けいれん診療ガイドライン2015，診療と治療社，2015

3 てんかん

保護者や患者さん本人からよくある質問

Q1 てんかんとはどのような病気ですか
Q2 なぜ，てんかんになるのですか
Q3 どのような症状がでるのですか
Q4 てんかんは治りますか
Q5 長期間てんかんの薬を飲み続けても問題ありませんか

A1 てんかん発作を繰り返す脳の病気の総称です．てんかん発作は脳の神経細胞が過剰に興奮し，その刺激が脳全体に急に広がったり身体に伝わったりすることにより，けいれんや意識障害を中心としたさまざまな症状がみられる病態をいいます．

A2 原因は人によりさまざまですが，大きく分けると「素因性（特発性）てんかん」といって遺伝的な要因以外は色々な検査などをしても原因が不明ですが治りの良いものと，「構造的/代謝性（症候性）てんかん」といって脳に生じたなんらかの障害，傷（低酸素，感染症，外傷による）や代謝の異常などが原因となるものがあります．

A3 身体のけいれんが多くみられます．また突然意識がなくなる，記憶が飛ぶ，急に動作が止まる，倒れるなどの症状もあります．

A4 多くの患者さんは，適切な薬物療法を行うことで発作をコントロールでき，通常の学校や社会生活を送ることが可能です．また，完全に治り薬を終了できる人も7〜8割程度います．しかしなかには薬を継続せざるをえない場合もあり，外科的な治療を受けられる人もいます．

A5 薬の副作用としては，飲み始めてすぐに出てくる眠気・ふらつき，2〜3週間後にみられる血小板減少，発疹などや，しばらくして出てくる肝機能障害などがあります．しかし副作用はある程度決まっており，予測できるものも多いため，薬の血液中の濃度などを参考に主治医とよく連携しながら使用すれば，大部分の薬は安全に使用できます．

診療上のポイント

① てんかんの特徴は発作を繰り返すことであり，脳自体に発作を起こしやすい要素が存在する．
② 症状はきわめて多彩であり，確定診断には①厳密な発作症状の確認をもとにした患者の臨床特徴の把握と，②てんかんおよびてんかん発作に対する十分な知識が必要である．
③ 正確な病歴の聴取がてんかん診断の鍵であり，そこで得た主観的あるいは客観的な情報の詳細を治療者側が理解し，てんかんとして判断できるかが最も重要なポイントである．発作間欠期の脳波を代表としてほとんどすべての検査は，てんかんの診断に対して補助的な役割しか有していない．
④ 治療は，薬物療法が基本であるが，近年は難治てんかんに対する外科的治療法も考慮されることがある．
⑤ 生涯にわたり発作が持続する例もあり，薬物療法だけでなく，就学，就職，結婚，妊娠，出産，自動車運転免許取得などに対する配慮を含めた，長期的な管理も重要となってくる．

専門医へ紹介するタイミング

発作型に合った従来の抗てんかん薬で，てんかん患者の発作は7～8割が寛解するが，2～3割は現在使用できる薬物を集中的かつ併用して使用しても発作は抑制されず，難治に経過する．種々の抗てんかん薬による単剤治療を試みても発作がコントロールされないときには，2剤，さらに3剤を組み合わせた多剤療法を行うことになる．このような難治例は，タイミングを逃さず専門医へ紹介することが推奨される．また，てんかん外科治療の適応について，早めに判断することが重要である．

実際の診療にあたって

1. 定義および一般的事項

1) てんかんはまれな病気ではない

てんかんをもつ人の有病率と年間の発生率を正確に把握することは困難である．しかし有病率は人口1,000対5～8と推定されており，決してまれな病気ではない．

2) てんかんの定義と分類

現在，てんかんの定義としてはWHOによる「種々の病因によってもたらされる慢性の脳疾患であって，大脳ニューロンの過剰な発射から由来する反復性の発作（てんかん発作）を主徴とし，それに変化に富んだ臨床ならびに検査所見表出が伴う」が広く用いられている．

また分類に関しては，国際抗てんかん連盟（ILAE）による「てんかん発作とてんかんおよびてんかん症候群の分類」が幅広く用いられてきた[1,2]．しかし近年の分子，遺伝学的な手法の進歩により見直しが進められ，新しい分類・用語・概念が提

唱されている[3]．今後は，この新分類が広く使用されていくと思われる．

2. 診断

てんかんは類型によって治療，予後が大きく異なる．そのためてんかん分類を確認，知ることの必要性は非常に大きく，家族，本人への説明においてもこの分類を正確にすることが重要である．予後を考える場合には，「構造的-代謝性 structural-metabolic（従来の症候性）」か「素因性 genetic（従来の特発性）」かが重要となる．

構造的-代謝性は，先天的な脳形成異常や周産期の低酸素性虚血性脳症（新生児仮死），頭蓋内出血，頭部外傷，脳炎・髄膜炎などの既往から，てんかんの原因が明らかに推測されるものをいう．この場合，発作コントロールは困難であり，知的障害の合併も多いことが予測される．素因性は，遺伝的背景が想定される以外にてんかんの原因が不明なものをいう．この場合，通常発作コントロールは良好であり，知的障害の合併頻度は低いと予測できる．そのほか症候性が疑わしいが病因を特定できないものを"原因不明"としている．

てんかんの診断で最も基本になることは<u>発作症状の確認</u>であり，たとえ脳波異常が確認できなくともてんかんの診断をつけることもある．ここでは発作を直接目撃した家族や周囲の人の情報が非常に大切になる．発作症状の聴取では，<u>発作の時刻，誘因，意識状態，運動症状，起始症状，随伴症状，発作後の状態</u>などを要領よく聞きだすことが大切である．

1） てんかん発作（表1）[3]

◆ 全般発作

両側大脳半球の広いネットワーク内のある部分に発生し，このネットワーク全域が急速に発作に巻き込まれるものをさす．このような両側大脳半球のネットワークには皮質および皮質下構造が含まれるが，皮質全体は必ずしも含まれない．全般発作症状には非対称性も含まれる．

表1　2010年てんかん発作の分類

全般発作	強直，間代発作（すべての組み合わせ）
	欠神発作 　定型欠神発作 　非定型欠神発作 　特徴を有する欠神発作 　　ミオクロニー欠神発作 　　眼瞼ミオクロニー
	ミオクロニー発作 　ミオクロニー発作 　ミオクロニー脱力発作 　ミオクロニー強直発作
	間代発作
	強直発作
	脱力発作
焦点発作	
分類不能の発作	てんかん性スパズム

◆ 焦点発作

　一側大脳半球の限局された神経ネットワーク内に起始するものをさす．この発作は，明確に限局しているものと，より広く伝播するものがある．それぞれの発作型において，起始部位はどの発作でも一定しており，対側大脳半球にも及ぶことのある選択的な伝播パターンを伴う．そのうえで発作の記載法としては，大きく①意識障害あり，②意識障害なし，③両側性けいれん性発作への進展，の 3 つに分けられる（従来の部分発作に該当するが，新分類では"単純"や"複雑"といった用語は使用されていない）．

2）てんかん症候群

　てんかん症候群とは，一定の症状と徴候から構成されるもので，疾患単位とは異なり共通の病因と予後を有するものではない．そして個々のてんかん症候群は，発病年齢，発作型，発作間欠期の神経精神症状，発作の発現様式，予後などから定義される．しかし，よく知られているように，てんかん症候群診断は常に可能であるとはかぎらない．

3. よく見る小児期のてんかんおよびてんかん症候群

1）中心・側頭部に棘波をもつ良性小児てんかん（BECTS）[4,6]

　BECTS は，小児のてんかんのなかで 20〜30% を占めるといわれている最も頻度の高いてんかんであり，小学生前後に好発する．睡眠中（特に入眠後 30 分以内）や明け方の目覚める直前，夜間眠りの浅くなったときなどに起こる喉から顔にみられる発作であり，典型的な症状は目をぱちぱちさせる，口角を引きつったりピクピクさせたりする，よだれを流す，喉に物が詰まったような音をたてる，などである．ときに，発作が二次性に全般化することもある．また，覚醒時に突然言葉が出なくなるという発作も認めることがある．

　脳波では，中心・側頭部にローランド棘波といわれる二相性，高振幅で幅の広い鋭波に近い波が出ることが特徴である（図 1）．予後は一般に良好で，知的障害が起

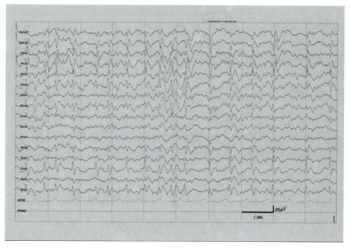

図 1　ローランド棘波

こることは少ない．

2) 後頭部に突発波をもつ小児てんかん[4]

小児のてんかんのなかでは2番目に頻度が高いといわれている[7]．知的障害を合併することもある比較的発作コントロールの困難なGastaut型と，非常に予後がよく発作もほとんど止まるPanayiotopoulos型の2つのタイプに分けられている．

Gastaut型は，視覚症状（ちかちか，ぴかぴかする，目がみえない，物が大きくまたは小さく見えるなど）が出ることが特徴で，しばしば片側のけいれんを伴い発作後の頭痛もよくみられる．

一方，Panayiotopoulos型は，視覚症状がなく，顔や目が横を向いて嘔吐がみられるのが特徴である．けいれん重積を伴う例が多いといわれているが，予後は良好で，発作出現後1年以内に発作が止まることがほとんどである．

3) 症候性局在関連性てんかん

大脳皮質は，前頭葉，側頭葉，頭頂葉，後頭葉に分かれ，そのなかでも前頭葉が非常に広い部分を占める．それぞれの発作焦点部位，発作波の広がりに伴い多彩な症状を呈する（表2）．なお，混乱を避けるためここでは従来の分類に従って解説をする．

前頭葉てんかんは，現行の国際分類（1981年）では，さらに細かく7つに分類されいろいろな発作症状を示す．基本的に発作は短く，身体を突っ張る，身振り自動症と呼ばれる手を振り回すように暴れる，急に走り出す，手をピクピクさせるなどの症状を示す．小児の難治てんかんでは前頭葉てんかんが多い．

側頭葉てんかんでは，発作は単純部分発作（不快感，嘔気，自律神経症状，恐怖，パニック，嗅覚や味覚，聴覚の異常など）と複雑部分発作（動作が停止し口をもぐもぐさせる，

表2 全般発作と部分発作のイメージ

	予後良好	予後不良
全般発作	中心脳性（3 Hzより速い）	脳炎・脳症（3 Hzより遅い）
部分発作	ローランド・パナエトポラス	脳腫瘍・皮質形成不全など
部分発作→二次性全般化		

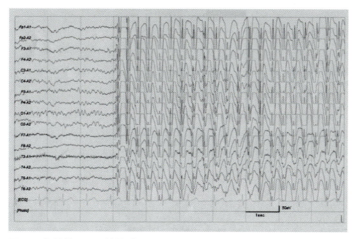

図2　全般性3Hz棘徐波

ものを飲み込むようなしぐさを示すなど）が主体である．頭頂葉てんかんは，幻視，変形視，空間の失見当などの多彩な感覚発作が特徴で，めまい，言語障害などを示すこともある．後頭葉てんかんは，視覚と関連した症状や視覚性幻覚を示すことが多く，しばしば急速に二次性全般化し強直発作を起こすこともある．

4）小児欠神てんかん

　　小児欠神てんかんは，1日数回以上頻発する欠神発作（動作停止，意識消失）が症状の主体であり転倒することはない．小学生前後（6～7歳ころが多い）に発症のピークがあり，思春期までもち越すと全般性強直間代発作を示す例がある．未治療であれば，過呼吸負荷で90％は発作を誘発でき診断の有力な根拠となる．

　　意識消失のみの単純欠神発作と，強直，間代，自動症，自律神経症状などを伴う複雑欠神発作がある．脳波は，両側同期性対称性の全般性3Hz棘徐波がバースト状に出現する（図2）．基礎波は正常である．

5）そのほか

　　抗てんかん薬により比較的発作コントロールの良好なてんかんとして，若年欠神てんかん，若年ミオクロニーてんかん，覚醒時大発作てんかん，などがある．

　　一方，いわゆる破局（悪性）てんかん（この表現は現在推奨されていない）などと呼ばれ，発作および知的予後の不良なものとして，大田原症候群，早期ミオクロニー脳症，West症候群（点頭てんかん），乳児重症ミオクロニーてんかん（SMEI），Lennox-Gastaut症候群などがある．

4. 治療

　　てんかん治療の最大目標は，発作を抑制し，不安なく日常生活が送れるようにし，病気を寛解させることである．抗てんかん薬などによる薬物療法がそのための基本的治療方法となるが，治療はどうしても長期間を要し，短くて数年，ときに十数年，場合によっては一生かかることもある．このため，規則的な服薬と，本人または保護者の治療への心構え，規則正しい生活といったことが非常に重要になってくる．また，薬物治療で寛解しない場合は早期にてんかん外科治療を考慮することも大事

である.

1) 抗てんかん薬の選択

てんかん治療は,薬物療法が主体である.発作型に合った従来の抗てんかん薬で,てんかん患者の発作は7～8割が寛解するが,2～3割は現在使用できる薬物を集中的かつ併用して使用しても発作は抑制されず,難治に経過する.

そのため発作に有効で副作用の少ない新しい抗てんかん薬が,承認,市販されることが待たれている.また諸外国で使用され国際的に認知されている新しい抗てんかん薬の一部が,わが国で使用できないという問題もある.

てんかんの薬物療法は,発作型やてんかん症候群に適した薬物を適量使用し,発作抑制を図り患者のQOLを上げることが目的である.抗てんかん薬の選択において一般的に全般発作であれば,強直間代発作にはバルプロ酸(VPA),ラモトリギン(LTG),トピラマート(TPM),欠神発作にはVPA,LTG,エトスクシミド(ESM)が,ミオクロニー発作にはレベチラセタム(LEV),VPA,TPM,クロバザム(CLB)などが推奨される.焦点発作では,カルバマゼピン(CBZ),LTG,LEV,VPAなどが推奨される.また,Dravet症候群へのスチリペントール(STP),Lennox-Gastaut症候群に対するルフィナミド(RFN)も最近使用されている.現在国内で使用可能な抗てんかん薬の作用機序は,①神経細胞膜電位依存性ナトリウムチャネル抑制〔フェニトイン(PHT),CBZ,VPA,ゾニサミド(ZNS)など〕,②T型カルシウムチャネル抑制(ESM,VPA,ZNS),③抑制性伝達に関係するGABA(γ-アミノ酪酸)作動系の増強〔ジアゼパム(DZP),クロナゼパム(CZP),CLBなどのベンゾジアゼピン誘導体,フェノバルビタール(PB),VPA,ZNS〕,の3つに大別される.

多剤併用に当たっては,上記のような分子レベルでの作用機序が異なり,薬物動態的に相互作用を起こさない薬剤の組み合わせが望ましい.作用発現様式が異なる薬剤を組み合わせることによる相乗効果も期待できる.いずれにしろ複数の機序により作用を発現する抗てんかん薬を使用する場合には,その薬剤にない機序で作用する抗てんかん薬と併用することが合理的である[8,9].

2) 抗てんかん薬の副作用

抗てんかん薬の副作用は,服薬開始後の早い時期から出現するものと,時間がたってから出現するものに大きく分けられる.主として皮膚にあらわれてくる発疹などの過敏症型の副作用は,服用開始からほとんど最初の2～3週間にみられる.特にLTG,PB,CBZでは,治療開始後に発疹が出現する可能性について患者によく説明しておく必要がある.

また,副作用によってはゆっくりと出現するため何年も気づかれないものもある.葉酸や骨代謝に影響が出るものや,CBZでの低ナトリウム血症などがこれに当たる.過剰投与による副作用の出現は治療中いつでも起こりうる.初期用量が多すぎた場合,患者のコンプライアンスの不良,他剤との薬物相互作用による抗てんかん薬の排泄速度の低下,合併症,加齢などにより過剰投与と同様の症状が出現することもある.

過剰投与による副作用のほとんどは,ふらつき,眠気,不快感などである.このような副作用の症状がみられたときには,たとえ血中濃度が治療域であっても減量,

投薬内容の変更を考慮する．それぞれの抗てんかん薬特有の副作用もあり，VPAでの肝障害，高アンモニア血症，膵炎，ZNSやTPMでの発汗減少などは有名である．このように薬剤に特有な副作用に関しては，保護者や患者本人に事前に情報を与えておくと早期に発見しやすい[10]．

最近の話題

- てんかん発作と症候群の分類は，素因性，構造的-代謝性，原因不明という3つに今後は区分される方向である．しかし，まだ流動的であり個々の患者の状態を記載するための新しい診断大要が提案され[3]，用語と概念の標準化に向けた努力がILAEの専門家により行われている[5]．
- 現在見直しが進められている「てんかん発作とてんかんの診断大要案」の目録では，てんかん症候群と，てんかん診断を必要としないてんかん発作を示す状態を区別しており，さらに検討中の症候群を特定している．そこでは，現在もその概念が議論中の"多様な表現型をもつ特発性全般てんかん"という新しい症候群と，"反射てんかん"が含まれている．
- 薬物治療のみでは寛解しない難治てんかんに対する外科治療として，焦点部分切除術，脳梁離断などの遮断外科手術，迷走神経刺激療法（VNS）などが導入され予後の改善に貢献している．

文献

1) Commission on classification and terminology of the international league against epilepsy: Proposal for revised clinical and electroencephalographic classification of epileptic seizures. Epilepsia 22:489-501, 1981
2) Commission on classification and terminology of the international league against epilepsy: Proposal for revised classification of epilepsies and epileptic syndromes. Epilepsia 30:389-399, 1989
3) 日本てんかん学会分類用語委員会：てんかん発作およびてんかんを体系化するための用語と概念の改訂：ILAE分類・用語委員会報告（翻訳版）．てんかん研究 28:515-525, 2011
4) 椎原弘章：てんかんの定義と鑑別診断．小児内科 34：691-699, 2002
5) Engel J Jr; International League Against Epilepsy (ILAE):A proposed diagnostic scheme for people with epileptic seizures and with epilepsy: report of the ILAE Task Force on Classification and Terminology. Epilepsia 42:796-803, 2001
6) 古庄純一：中心・側頭部に棘波をもつ小児てんかん．小児内科 34：875-879, 2002
7) Covanis A, Ferrie CD, Koutroumanidis M, O, et al：Panayiotopoulos syndrome and Gastaut type idiopathic childhood occipital epilepsy. Roger J, et al (eds)：Epileptic Syndromes in Infancy, Childhood & Adolescence 4th ed, pp227-253, John Libbey Eurotext, 2005
8) 高沢　彰：抗てんかん薬の概要〜種類と作用機序．医薬ジャーナル 42:88-92, 2006
9) 須貝研司：てんかんの管理—抗てんかん薬．小児内科 47:1940-1945, 2015
10) 麻生幸三郎：抗てんかん薬の副作用．医薬ジャーナル 42:98-104, 2006

Column

海馬萎縮と内側側頭葉てんかん (MTLE)

側頭葉てんかんは，側頭葉外側の新皮質から起始する外側型と，側頭葉の内側辺縁系である扁桃体海馬から起始する内側型とに二分される（てんかん国際分類）．前者はほかの頭葉の新皮質に焦点をもつ新皮質てんかんに属し，むしろ側頭葉外てんかん（extra-temporal lobe epilepsy）の性質を強くもつ．後者の内側側頭葉てんかん（mesial temporal lobe epilepsy; MTLE）は，主として辺縁系より起始するてんかんで，発作型に関しても，その治療成績に関しても，独立したてんかん症候群と考えられている．この型のてんかんは海馬硬化症（hippocampal sclerosis; HS）を原因とする一疾患群を中心とするものであり，これらは海馬・扁桃核切除を行うことによって高率に軽快する点で，ほかの部位に焦点をもつてんかんと区別できる．MTLE は，側頭葉内側構造，主として海馬に発作起始を有し，いわゆる辺縁系発作という特徴的な発作症候を示すことが知られている．臨床発作症候を詳細に聴取すれば，診断が比較的容易である．

【臨床的特徴】

乳幼児期に長時間の熱性けいれんの既往があることが多い．発作は，群発傾向，意識障害の遷延，Todd 麻痺がみられることも多い．そのあと発作のない期間を経て，学童期後半に MTLE 型の単純ないし複雑部分発作を発症する．さらに①てんかんの家族歴が多い，②週あるいは月単位の発作頻度で特徴的な臨床発作を示す，③頭皮脳波で F7 あるいは F8（国際 10-20 法）に高い棘波頻度，④ MRI で脳波と一致する側の HS の存在，などがあげられる．

単純部分発作：こみあげるような嘔気などの上行性上腹部異常感覚，腹部違和感，口腔内の違和感，恐怖感，既視感など

複雑部分発作：無動，凝視，口部自動症，行動性自動症，上肢のジストニー肢位発症初期は，一時的に抗てんかん薬に反応するが，思春期前後から難治性発作となり，日常生活，学習面にさまざまな障害を与える．頭部 MRI 冠状断では，海馬体積の縮小，FLAIR 法で海馬の gliosis を示す高信号を呈する．

（山本　仁）

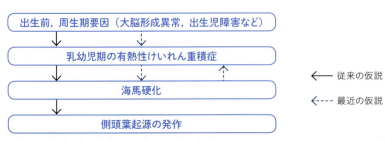

図　原因の仮説—小児期の有熱性けいれん重積症，海馬硬化，側頭葉起源の発作との関係

4 髄膜炎

保護者や患者さん本人からよくある質問 [1,2]

Q1 どのような病気ですか
Q2 髄液検査とはどのような検査ですか
Q3 治りますか．後遺症の心配はありますか
Q4 かからないために気をつけることはありますか

A1 脳や脊髄の表面を包んでいる膜に炎症が起こり，発熱・頭痛・嘔吐・けいれんなどの症状を起こす病気です．細菌やウイルスなどの病原微生物の感染が原因である場合と，免疫反応や薬剤などが原因となる場合もあります．

A2 腰の下部あたりで，背骨の骨と骨のすき間に針を刺して髄液を採取します．髄液から菌やウイルスが検出されるか，また髄液に含まれる細胞の数，糖や蛋白の値を調べることで，髄膜炎であるか，またその原因がわかります．

A3 細菌による髄膜炎（化膿性髄膜炎）が最も重症です．早期に適切に治療されれば大部分のこどもは元気に退院されますが，5％が死亡し，15〜20％が後遺症を残します．後遺症としては運動や知能の障害，難聴，てんかんなどがあげられます．

A4 頻度が高い原因であるインフルエンザ菌と肺炎球菌による髄膜炎は，予防接種により発症の危険を少なくすることができます．生後2か月を過ぎたら，早めに予防接種を開始することが推奨されます．

診療上のポイント

① 髄膜炎を診断するには，まずそれを疑うことが重要である．
② 乳幼児では髄膜刺激症状を呈さないことがある．新生児や乳児例では"なんとなく元気がない（not doing well）"状況に注意する．
③ 腰椎穿刺を施行する際は，脳圧亢進の有無を評価してから行う．検査の必要性やリスクについては，家族と本人（理解度に合わせ）に十分に説明する．
④ 抗菌薬の効果は髄液移行に左右される．薬剤の髄液濃度を急速に上げ，それを維持することが肝要である．

⑤　治療開始後は全身状態や神経徴候に留意し，合併症や後遺症の発生が疑われる場合はすみやかに対処する．

専門医へ紹介するタイミング

　　細菌性髄膜炎では，最低でも10〜14日間の抗菌薬治療が必要である．入院設備がない場合は入院可能な施設に紹介する．DICやショックを合併した生命的危機のある重症例，硬膜下膿瘍に対する外科的ドレナージが必要な際には，PICUあるいはそれに準じた集中治療が可能な施設，脳外科的治療可能な施設への紹介が必要である．

実際の診療にあたって

1. 鑑別診断

　　細菌性髄膜炎では，発熱・頭痛・嘔吐が3大症状で，発熱・項部硬直・意識障害が3徴である[3]．しかし項部硬直，Kernig徴候，大泉門膨隆などの髄膜刺激症候は新生児や乳児ではあらわれにくい．また発熱，不機嫌，易刺激性，嘔吐などの非特異的症状のみで発症することも多い．まずは髄膜炎の可能性を念頭に置くことが重要である．鑑別すべき疾患として，ウイルス性髄膜炎，熱性けいれん，熱せん妄，急性脳炎・脳症などがあげられる[4]．

2. 診断法

　　髄膜炎の診断において，髄液検査は基本的に必須である．髄膜炎のうち細菌性髄膜炎は菌血症を併発していることが多く，採血時には血液培養を必ず行う．著明な脳圧亢進症状が疑われる場合は，事前に頭部CTを行う．髄液検査を施行するにあたっては，その必要性と検査を受けないことのデメリットをしっかり伝える必要がある．

　　髄膜炎は，細菌性か無菌性かによって治療方針，入院期間，予後が著しく異なる．細菌性を強く疑う根拠として，①髄液グラム染色陽性，②髄液蛋白80 mg/dL以上，③末梢血で好中球数10,000/mm^{3}以上，④けいれん，⑤髄液多核球1,000/mm^{3}以上があげられる[5]．細菌性の場合，インフルエンザ菌・肺炎球菌・B群レンサ球菌・大腸菌が4大起因菌であるが，新生児期はB群レンサ球菌，大腸菌が多く，4か月以降6歳未満ではインフルエンザ菌と肺炎球菌が多い．4大起因菌のほか，リステリア菌，髄膜炎菌，黄色ブドウ球菌，緑膿菌，クレブシエラ，結核菌などが原因となる[6]．

　　すでに抗菌薬投与がなされている場合，グラム染色による髄液塗抹検査では菌が同定されない場合がある．抗原検査キットの有用性は評価が定まっていない点があるが，B群レンサ球菌，インフルエンザ菌，肺炎球菌，髄膜炎菌，大腸菌が検出可能である[7]．

表1 細菌性髄膜炎に使用する主な抗菌薬の投与量と投与回数（細菌性髄膜炎の診療ガイドラインより）

抗菌薬	新生児（mg/kg）	小児（mg/kg）	成人（g）	投与方法
ABPC（アンピシリン）	150〜200　分3〜4	200〜300　分3〜4	12　分6	静注または30分以内の点滴静注
CTX（セフォタキシム）	100〜200　分2〜4	200〜300　分3〜4	8〜12　分4〜6	静注または30分以内の点滴静注
CTRX（セフトリアキソン）		120　分2	4　分2	静注または30分以内の点滴静注
PAPM/BP（パニペネム・ベタミプロン合剤）		100　分3〜4	4　分4	30分以上かけて点滴静注
MEPM（メロペネム）		120　分3〜4	6　分3	30分以上かけて点滴静注
VCM（バンコマイシン）	30　分2	45　分3	2〜3　分4	60分以上かけて点滴静注

〔細谷光亮：細菌性髄膜炎. 小児内科 46：1302-1306, 2014（細菌性髄膜炎の診療ガイドラインより作成）を一部改変〕

3. 治療法

　細菌性髄膜炎においては、新生児期から4か月未満の場合、大腸菌やB群レンサ球菌の頻度が高いことから第3世代セフェム（CTXまたはCTRX）を選択し、リステリア菌をカバーする目的で広域ペニシリン（ABPC）を併用する．4か月以降ではインフルエンザ菌、肺炎球菌が想定される．いずれも耐性菌（BLNAR, PRSP）の増加が問題となっており、第3世代セフェムとカルバペネム（PAPM/BPまたはMEPM）の併用を行う．肺炎球菌が疑わしい場合はVCMの使用も考慮する[4]．

　主な抗菌薬の投与量と投与回数を表1に示す．抗菌薬投与後24〜48時間の髄液検査で菌が消失していれば、初期治療は有効と判断する．抗菌薬の投与期間は髄液所見、CRP値、画像所見（頭部CTないしMRI）などをもとに判断するが、10〜14日程度は必要である．

　ステロイド薬の使用は、細菌性髄膜炎における炎症過程の抑制により後遺症軽減に有効とされる．診療ガイドライン[4]では、乳幼児から小児期におけるインフルエンザ菌による髄膜炎ではデキサメタゾン療法が推奨されている．使用法として初回抗菌薬投与10〜20分前に0.15 mg/kgを6時間ごとに、2日あるいは4日間投与する[9]．

　一方、ウイルス性髄膜炎は多くの場合、安静および必要に応じて補液治療を行うことですみやかに回復する．

4. 合併症・後遺症・予後

　細菌性髄膜炎は、死亡率が5％、後遺症率が15〜20％程度である[3]．合併症や後遺症には、硬膜下水腫、硬膜下膿瘍、水頭症、難聴、てんかん、運動機能障害、精神遅滞などがみられる[9]．細菌性髄膜炎の経過中には、頭部画像で硬膜下液貯留（硬膜下水腫または膿瘍）がしばしば認められる．CTでは拡大した硬膜下腔のdensityが通常の髄液より高いか造影剤による増強像を認める場合、MRIでは拡散能低下（拡散強調像で高信号、ADC mappingで低信号）を示せば膿瘍が疑われる[10]．

最近の話題

- Hibワクチン，肺炎球菌ワクチンの導入により，日本国内での細菌性髄膜炎発生は減少している．しかし予防接種でカバーできない血清型による髄膜炎発症の可能性には注意が必要である[11]．
- 髄膜炎菌（*Neisseria meningitidis*）による髄膜炎は，日本国内では頻度は低いが，世界的にはアフリカ諸国など流行地がある．2014年7月，日本国内で4価髄膜炎菌ワクチン（ジフテリアトキソイド結合体）が認可され，2015年5月に発売となった．
- 2007年に発表された「細菌性髄膜炎の診療ガイドライン」が，2014年度に改訂された．

文献

1) 中澤友幸：髄膜炎（無菌性・化膿性）．金子堅一郎（編）：イラストによるお母さんへの病気の説明と小児の診療 解説編 改訂3版，pp217-219，南山堂，2004
2) 鎌田彩子：疾患に対する説明マニュアル―髄膜炎．小児科診療 77：1627-1632，2014
3) 高柳 勝：インフルエンザ菌による髄膜炎．小児内科 45：298-302，2013
4) 細菌性髄膜炎の診療ガイドライン作成委員会（編）：細菌性髄膜炎の診療ガイドライン，医学書院，2007
5) Nigrovic LE, Kuppermann N, Malley R：Development and validation of a multivariable predictive model to distinguish bacterial from aseptic meningitis in children in the post-Haemophilus influenza era. Pediatrics 110：712-719, 2002
6) 細谷光亮：細菌性髄膜炎．小児内科 46：1302-1306，2014
7) 宮田一平，宮入 烈：中枢神経感染症における迅速診断．小児科臨床 65：2489-2495，2012
8) El Bashir H, Laundy M, Booy R：Diagnosis and treatment of bacterial meningitis. Arch Dis Child 88：615-620, 2003
9) 岩崎信明：肺炎球菌による髄膜炎．小児内科 45：303-307，2013
10) 後藤知秀：脳・神経系の画像診断―脳炎・髄膜炎．小児科診療 72：490-496，2009
11) 田中 裕，石井敏夫，西岡貴弘，他：7価結合型肺炎球菌ワクチン3回接種後に発症した肺炎球菌性髄膜炎・膿瘍の1例．日児誌 118：1526-1531，2014

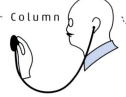

Column

月曜日に入院する髄膜炎は予後不良？

これは医師になって日が浅いころに聞いた言葉であるが，"土日に発症し月曜日に受診して髄膜炎と診断がついた時点では，すでに重症化してしまっている"という意味が込められている．

私が，非常勤医師による交替診療を行っている外来を担当していたときの出来事である．土曜日の昼近く，そろそろ診療が終わる間近に1歳代の男児が受診した．熱が出てからあまり時間は経過していなかったが，ぐったりして具合が悪そうであった．月曜日に再診してもらおうかとも考えたが，診察したところ首が硬い！（項部硬直）．腰椎穿刺をしたところ，米のとぎ汁のような外観の髄液が採取され，細菌性髄膜炎に間違いないと判断し，入院治療可能な二次施設に搬送した．その後の経過が気になっていたが，後日無事退院され，元気な姿で病院にお礼を述べに来られた．月曜日まで先送りにしなくてよかった，とほっとした経験である．

（中澤友幸）

5 急性脳炎

保護者や患者さん本人からよくある質問

Q1 どのような病気ですか
Q2 どのような症状がでるのですか
Q3 診断のための主な検査は何ですか
Q4 治療法はどのようにしますか
Q5 治るのでしょうか

A1 病原体により脳に炎症が引き起こされる病気です．病原体が直接的に脳に浸潤する場合と，病原体が免疫を介して間接的に炎症を引き起こす場合があります．

A2 発熱，けいれん，意識障害が主な症状ですが，年齢や脳炎のタイプによって異なる場合があります．

A3 病原体を同定する目的を含む髄液検査，頭部MRI検査，脳波検査，抗体検査などがあります．

A4 ヘルペス脳炎など抗ウイルス薬のある脳炎の場合は，それを使用します．またステロイド薬を多量に使用したり，免疫グロブリンを投与したりします．

A5 一概には言えません．脳炎のタイプや重症度などによって予後は異なります．

診療上のポイント

① 乳幼児期に発症する急性脳炎の3徴候は発熱，けいれんと遷延する意識障害であるが，これらは同年齢に発症する急性脳症と同様であり，臨床的に区別が困難である．急性脳症との鑑別点は，脳実質内の炎症の存在で，脳画像検査や髄液検査などで脳実質内の炎症の存在を確認することが重要である．

② 病歴を把握し，身体所見・神経学的所見を正確にとり，バイタルサインをはじめ全身状態に十分留意しつつ支持的治療を行いながら検査を進めていく．また，それぞれの類型に特徴的な臨床経過と脳画像検査をはじめとする検査所見に精通することは，正確な診断のためのカギとなる．

③ 急性脳炎は，病原体（主にウイルス）の中枢神経への直接的浸潤による一次性脳炎と，感染を契機とする宿主の免疫反応異常によってもたらされる二次性脳炎（免疫介在性脳炎）がある．

専門医へ紹介するタイミング

軽症なものから重症なものまで存在するが，意識障害が遷延しけいれんも頻回に認め，診断や治療に専門的知識と施設を必要とされる場合が多く，疑い例であっても専門医に迅速に紹介するのがよい．

実際の診療にあたって

1．一次性脳炎

1) 病原体の同定

病原体の中枢神経系への直接浸潤によってもたらされる脳炎であり，それらの多くはウイルスで，同定のための検体採取はできるだけ早期に行い，髄液でのPCR検査，特異IgMの検出，有意な抗体価の上昇などを証明する．血液，咽頭，便，尿などの検体を用いたPCR検査やウイルス分離検査，血清特異IgMや血清抗体価の有意な上昇も参考にする．

2) 画像診断

早期診断と評価にはMRI拡散強調画像が有用である．病原体の種類によってそれぞれ特徴的な画像所見を示す．

- サイトメガロウイルス脳炎

脳室壁に沿った部位の造影効果を認める．

- フラビウイルス脳炎（日本脳炎）

皮質下白質，視床，黒質に炎症所見を示す．

- ヘルペス脳炎

抗ウイルス薬による治療が可能な脳炎である．小児期以降に発症するものはHSV-1によるものが多く，側頭葉島回，前頭葉眼窩面に病変を認める．新生児・早期乳児期に発症するものは，経産道的に感染し血行性に急激に広がりを認めるため全脳炎となる（図1）．

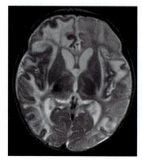

図1　新生児ヘルペス脳炎（症例）

日齢20の女児．発熱（第1病日），右上肢および両下肢の同期しない断続的なれん縮，流涎，哺乳力低下を主訴に前医入院．意識障害（第5病日）が出現したため，当院に紹介入院となった．髄液検査ではHSV-2がPCR法で検出された．第16日病日のMRIでは，大脳全域にわたる炎症が波及していた．

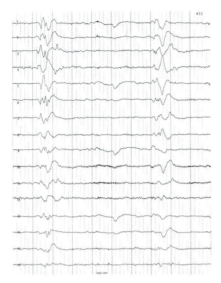

図2 亜急性硬化性全脳炎（SSPE）に認められる周期性同期性放電（PSD）

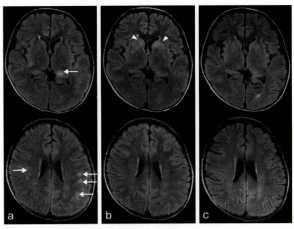

図3 急性散在性脳脊髄炎（ADEM）（症例）

7歳女児．遷延する発熱（37〜38℃台）と意識の変容が認められた．第27病日に左視野障害を認め，MRI画像検査が施行され，視床，両側頭頂後頭葉白質（皮質下白質中心）にT$_2$延長像が認められた（a）．第54病日に新たに右視野障害が出現し，再度 MRI が施行され，新たに両側尾状核・被殻に T$_2$ 延長像を認めた（矢頭，b）．
第65病日に MRI では異常信号は消失していた（c）．

- 水痘脳炎

水痘発症後1週間以内に発症し，神経学的に予後不良である．MRIでは白質や皮質白質境界域に炎症所見を認める．水痘罹患後に基底核や内包に脳梗塞を認める場合があるが，帯状疱疹ウイルス（VZV）による血管炎によると考えられている．水痘後の急性小脳失調症は，VZVに関連する二次性脳炎と考えられ脳画像は正常で予後良好である．

- エンテロウイルス71（EV71）脳炎

手足口病の病原体の1つでもある，EV71による菱脳（延髄，橋，小脳）を主な病変とする脳炎である．3歳以下の幼児期発症の場合は重症になりやすく，神経学的予後は不良である．

- 麻疹脳炎

麻疹発症2週間以内に脳炎症状で発症するが，一次性脳炎ではなく自己免疫学的機序が想定されている．亜急性硬化性全脳炎（subacute sclerosing panencephalitis；SSPE）は，変異麻疹ウイルスの脳内持続感染による遅発性ウイルス感染脳炎である．麻疹罹患後5年前後に知的障害，行動異常，ミオクローヌスで発症し，錐体路・錐体外路症状，意識障害が進行し多くは死亡する．髄液麻疹抗体価，髄液 IgG index 上昇，脳波での周期性同期性放電（periodic synchronized discharge；PSD，図2）により診断する．

2. 二次性脳炎（免疫介在性脳炎）

- 急性散在性脳脊髄炎（ADEM，図3→II-16, p169参照）

中枢神経の炎症と脱髄を主体とする，最も遭遇する機会の多い二次性脳炎（免疫介在性脳炎）である．ウイルス感染症ないしワクチン接種から2日〜4週以内に発症し，継続する発熱，嘔吐，倦怠感，頭痛がみられる．画像では多巣性脳炎症所見を認め，行動異常や意識状態の変容など神経学的症候は多彩である．多発性硬化症

表1 急性散在性脳脊髄炎（ADEM）と多発性硬化症（MS）の臨床的鑑別

	ADEM	MS
症候	多くは単相性	多相性
先行感染	通常	まれ
年齢	5〜10歳	10歳以上
性別	男＞女	女＞男
視神経炎	両側が多い	片側が多い
症状	多様性	巣症状
意識の変容	あり	なし
けいれん	多い	まれ
髄膜刺激症状	多い	まれ
灰白質病変	あり	なし
脳室周囲白質病変	まれ	あり
脳梁病変	まれ	あり
CRP上昇	多い	少ない
Oligoclonal IgG 陽性	少ない	多い

（MS→II-17, p173参照）との鑑別がしばしば問題となる（表1）．病理学的にはADEMでは大脳皮質内においてミクログリアの浸潤と静脈周囲脱髄病変を示すこと，MSでは周囲との境界が明らかな融合傾向を示す脱髄病変を示すこと，などが鑑別点である．

- 抗NMDA受容体抗体脳炎

神経細胞膜に存在するNMDA受容体に対する自己抗体を介して生じる二次性脳炎で，若年女性に多く頭痛や発熱などの前駆症状ではじまり，統合失調症様症状，意識障害，けいれん，中枢性低換気や脈拍異常などの自律神経症状，多彩な不随意運動などを認める．成人女性では卵巣奇形腫の合併を約60％に認めるが，女児例では10％程度にすぎない．MRI画像上特徴的，特異的所見に乏しい．20％に重度神経学的後遺症を認める．また髄液検査で軽度の細胞数上昇とオリゴクローナルIgGバンドを認める．抗NMDA受容体抗体陽性により確定診断する．

- 抗VGKC複合体抗体脳炎

神経細胞膜に存在する電位依存性カリウムチャネル（VGKC）と，その関連する分子の複合体（VGKC複合体）に対する自己抗体を介して発症する脳炎である．成人においては記憶障害，見当識障害，けいれん発作で発症し，抗利尿ホルモン分泌異常症（SIADH）を伴う辺縁系脳炎として発症し，その約半数に悪性腫瘍を合併する．小児例では一般的な急性脳炎や難治性てんかんとして診断されている場合がある．抗VGKC複合体抗体陽性により確定診断する．

- 難治頻回部分発作重積型急性脳炎（AERRPS）

先行感染約1週間後にけいれんまたは意識障害で発症し，複雑部分発作や二次性全般化発作が頻発，重積化し1週〜数か月間持続する疾患で，ほとんどの例では発作抑制にはバルビツール酸の経静脈的持続的投与を要する．精神神経学的後遺症を高率に認め，しばしば難治てんかんに移行する．欧米ではFIRES，NORSE，DESCなどの名称（略称）で報告されている．

最近の話題

- 二次性脳炎については，抗NMDA受容体抗体や抗VGKC複合体抗体などをはじめさまざまな抗神経抗体が見いだされつつある段階で，より詳細な神経免疫学的検討を行うことにより，病因論的な立場からの分類が容易になることが予想される．
- 麻疹脳炎やSSPEについては，わが国においては2008年から麻疹ワクチンの徹底接種が施行され，2015年３月にはWHOより麻疹の「排除状態」であることが認定された．麻疹脳炎やSSPEは，今後きわめてまれな脳炎となることが予想される．

Column

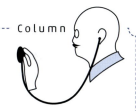

小児の末梢神経疾患

小児の末梢神経疾患は多岐にわたり，その成因も自己免疫性や遺伝性，感染性などがあり，診断には数多くの疾患との鑑別を必要とする．このなかにはGuillain-Barré症候群や慢性炎症性脱髄性神経炎に代表される免疫グロブリンが有効な疾患から，脊髄性筋萎縮症やCharcot-Marie-Tooth病，遺伝性圧脆弱性ニューロパチーのように治療法が存在しないものまで幅広く存在する．

小児の末梢神経疾患の診断においては，次の２つの特徴がある．第一の特徴は，これら末梢神経疾患はgolden timeとも呼ぶべき対処すべき時間があり，迅速に対応しなければ後遺障害を残すことが知られている．たとえば，Guillain-Barré症候群は，免疫グロブリンの投与は発症後４週までが有効であり，この時期を逃せば治療適応はなくなる．また脊髄性筋萎縮症は，人工呼吸器を装着するかどうかの判断を短い時間で両親と話し合って決めなければならない．このように小児の末梢神経疾患の診断のなかには時間との戦いも含まれる．

第二の特徴としては，小児では診断のための電気生理検査を確実に行うことが難しい．この検査はその性格上，電気刺激を皮膚に加えるため小児は痛みと恐怖で泣き叫ぶ．鎮静をしても検査時には覚醒するため，最低限のデータを得るために動かないように押さえて検査することも少なくない．また小児では末梢神経疾患が少ないため必然的に電気生理検査のエキスパートが少なく，不完全なデータ収集になることがある．このことが小児の末梢神経障害の診断の難しさを招いている最大の理由でもある．

それでも末梢神経疾患の診断が重要であることは論を待たない．将来的には効果的な鎮静により十分なデータが得られ，迅速な診断と治療が可能になるような検査法が開発されることを願ってやまない．

（藤井克則）

6 急性脳症

保護者や患者さん本人からよくある質問

Q1 どのような病気ですか
Q2 どのような治療をしますか
Q3 後遺症などはありますか

A1 急激な脳の機能不全により，24時間以上にわたり意識障害を呈する状態をさします．

A2 全身状態を良好，安定に保つための治療をまず行います．脳に対する治療としてはけいれんの治療や頭蓋内圧を下げる治療を行います．亢進している免疫状態を抑制する治療をすることがあります．施設によっては脳低温療法という特殊な治療を行う場合もあります．

A3 日本の急性脳症全体の致死率は約5％，後遺症の率は約40％です．予後は急性脳症のタイプや重症度で大きく異なります．

診療上のポイント

① 早期診断のこつは意識状態の変遷を注意深く観察することで，意識障害が24時間以上遷延するようなら急性脳症を強く疑う．
② 意識障害をきたす他疾患の鑑別を早期から行う．
③ MRI検査は診断に有用であるが，意識障害下では危険を伴うため十分な監視下で施行する．

専門医へ紹介するタイミング

急性脳症ではそのタイプにかかわらず全身状態をできるかぎり改善させ，それを維持するための集中治療を行う．三次救急医療施設ないしそれに準ずる施設と緊密な連携および適切な搬送を行い，基本的にはICUにおいて全身管理が行われるべきで，PICUでの管理が望ましい．ただし可逆性脳梁膨大部病変を有する脳炎・脳症（MERS）の場合は，初期的支持療法で経過を観察するのみでよい．

実際の診療にあたって

1. 定義および一般的事項

1) **定義**

　急性脳症は，急激な脳の機能不全により24時間以上継続する意識障害（JCS 20 以上，GCS 10 以下）をきたす疾患概念であり，ほかの急激な意識障害やけいれんをきたす疾患を除外する（→I-2 意識障害，p12参照）．

2) **臨床像**

　ウイルス感染などによる発熱と遷延するけいれんを伴う場合が多い．発症に随伴する感染症は，インフルエンザウイルス，HHV-6，ロタウイルス，RS ウイルスなどである．

3) **注意すべき検査項目**

　一般血液生化学検査では，白血球数，血小板，血糖，AST，ALT，LDH，クレアチニン，アンモニア，乳酸，血液ガス（代謝性アシドーシス），凝固能である．髄液検査では蛋白濃度，尿検査では尿蛋白，β2MG/Cre である．

4) **重症度や治療予後に関連する特殊検査項目**

　血清では，チトクローム C，Visinin-like protein 1，IL-6，IL-10，sTNFR1 などがある．髄液では，S100β，tau 蛋白，IL-6，sTNFR1，GFAP，Visinin-like protein 1 などがある．

5) **神経放射線学的検査**

　緊急 CT により急性脳症を疑う所見は，①びまん性低吸収域（全脳，大脳皮質全域），②皮髄境界不鮮明，③脳表くも膜下腔・脳室の狭小化，④局所性低吸収域，⑤脳幹浮腫（脳幹周囲の脳槽狭小化）などである．MRI 拡散強調画像が，早期の脳浮腫病変の描出に有用である．

6) **脳波**

　長時間持続脳波を施行することは，診断のみならず継時的な脳機能評価と発作の把握のために有用である．脳波モニターには，aEEG が簡易脳波デバイスとして有用である．脳波活動の徐波化が全般性ないし局在性に認められる．

7) **予後**

　急性壊死性脳症（ANE）や出血性ショック脳症症候群（HSE）は，ほとんどの場合神経学的後遺症を認め，致死率はそれぞれ30，50％程度である．けいれん重積型急性脳症（AEFCSE/AESD）では，死亡はまれであるが神経学的後遺症は軽度のものも含めると70％程度にみられる．可逆性脳梁膨大部病変を有する脳炎・脳症（MERS）では，多くの場合神経学的後遺症を認めずに治癒する．

2. 代表的な小児急性脳症

◆ **けいれん重積型急性脳症（AEFCSE/AESD，図1）**

　わが国における小児急性脳症のなかでは最も多い類型で，発熱を伴うけいれん重積状態で発症し，その後の意識回復中途（第4病日付近）において意識障害の悪化と群発けいれん（遅発けいれん）を認めるといった二相性パターンが典型的だが，けい

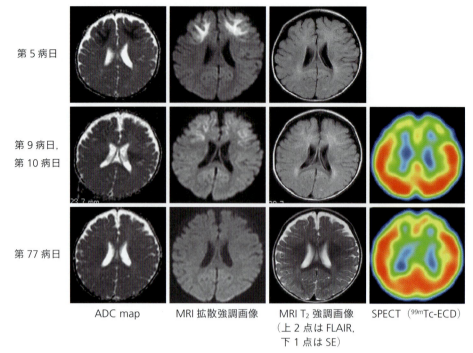

図1 けいれん重積型急性脳症（AIEF 典型例）

9か月男児．発熱に随伴する短時間のけいれんが認められ，第3病日に解熱し意識状態は改善傾向にあったが，第4病日に群発けいれんが認められた．第5病日の拡散強調画像で両側前頭葉白質が高信号を示し（BTA），同部位の ADC の低下がみられる．第9病日には両側前頭葉白質は等信号になり，同葉皮質が高信号を示している．第10病日の ECD-SPECT 脳血流画像では両側前頭葉領域の血流低下を示し，MRI 画像に著変を認めなくなった第77病日においても同部位の血流低下所見を認めている．

れん重積状態が重篤であったり十分な鎮静が継続されたりした場合，一相性パターンを示す場合もある．

　病初期では，熱性けいれん重積状態との鑑別がしばしば困難であるが，24時間以上経過しても意識状態の完全回復のない（なんとなくはっきりしない）ことから疑われる．遅発けいれん時期に，MRI 拡散強調像で一過性の皮質下白質に高信号（bright tree appearance；BTA）を認めたあとに，隣接する皮質（灰白質）が高信号を認めるといった所見を示す．BTA は中心溝付近，後頭葉に認めづらい．

　両側大脳半球に広範囲に BTA を認める例でも，脳血流低下部位は両側前頭葉を主とした領域である場合が多い．これらの神経放射線学的所見と前頭葉障害を示唆する症状を考慮にいれたものが，前頭葉を主として障害する乳幼児急性脳症（acute infantile encephalopathy predominantly affecting the frontal lobes；AIEF）である．MRI 所見に加えて発症10日目以降に施行する脳血流 SPECT によって容易に診断しうる（図1）．前頭葉障害症状としては意識回復後の自発性の欠如，不安定な感情や衝動性，奇異な常同運動，言語能力の退行とその回復・獲得遅延などである．生命予後は良いが，後遺症として知的障害や症候性てんかんを残す．片側大脳半球に障害を呈するもの（片側けいれん-片麻痺-てんかん症候群，HHE）は，神経学的後遺症として片麻痺を認め，難治性てんかんをきたしやすい．

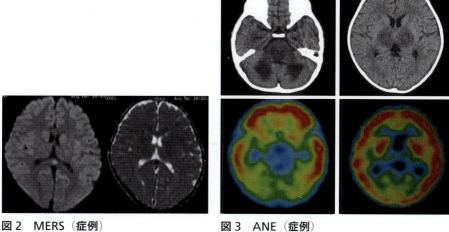

図2 MERS（症例）
脳梁膨大部において MRI 拡散強調画像（左）で高信号，ADC map（右）で低信号を認める．

図3 ANE（症例）
上段 CT：両側小脳半球白質，橋，両側視床に浮腫を認める．下段 ^{99m}Tc-ECD：両側小脳半球・橋・視床領域に血流低下を認める．

◆ 可逆性脳梁膨大部病変を有する脳炎・脳症（clinically mild encephalitis/encephalopathy with a reversible splenial lesion；MERS，図2）

　発熱後1週間以内（多くは発熱後3日以内）に異常言動，意識障害，けいれんで発症し，多くは10日以内で後遺症なく回復する．多くは積極的治療を要さない神経学的予後の良い急性脳炎・脳症の概念で，画像所見では脳梁膨大部を中心とした白質に T_2 強調画像で高信号，拡散強調画像で高信号を示し，ADC の低下が認められる．血液生化学検査所見では，抗利尿ホルモン分泌異常症候群（SIADH）と考えられる低 Na 血症が認められるものが多い．

◆ 急性壊死性脳症（acute necrotizing encephalopathy；ANE，図3）

　わが国に多い発熱，けいれんで発症し重篤な意識障害をきたし，重篤な神経学的後遺症を認める急性脳症である．両側の視床，被殻，大脳・小脳深部白質，脳幹に CT で低吸収像，MRI で T_2 延長像を認める．基底核に類似した病変を呈する鑑別すべき疾患として，Leigh 脳症，グルタル酸血症，メチルマロン酸血症，乳児両側性線条体壊死症（infantile bilateral striatal necrosis），急性散在性脳脊髄炎，一酸化炭素中毒，低酸素性虚血性脳症などがある．

◆ 先天代謝異常に伴う急性脳症

　先天代謝異常症（脂肪酸輸送・β 酸化，有機酸代謝，糖代謝，アミノ酸代謝・尿素サイクル）は，Reye 症候群に類似するため十分な鑑別を要する（表1）．先天代謝異常症を疑う所見としては，ストレスなどで脳症様症状が反復する，特異顔貌・皮膚・体臭・尿臭，精神運動発達遅滞，体重増加不良，低筋緊張，心筋症，肝脾腫などがある．

表 1　急性脳症と鑑別が必要な先天代謝異常症

1) 脂肪酸輸送・β酸化障害
   Systemic carnitine deficiency（全身性カルニチン欠損）
   Carnitine palmitoyltransferase II deficiency（カルニチンパルミトイル転移酵素II［CPT-II］欠損）
   Medium chain acyl-CoA dehydrogenase deficiency（中鎖アシルCoA脱水素酵素欠損）
   Glutaric aciduria type II（グルタル酸血症II型）

2) 有機酸代謝異常症
   Propionic acidemia（プロピオン酸血症）
   Methylmalonic acidemia（メチルマロン酸血症）
   Isovaleric acidemia（イソ吉草酸血症）
   Glutaric aciduria type I（グルタル酸血症I型）

3) 解糖系酵素異常症
   Pyruvate dehydrogenase deficiency（ピルビン酸脱水素酵素複合体欠損）
   Fructose-1,6-bisphosphatase deficiency（フルクトース-1,6-ビスホスファターゼ欠損）

4) 尿素サイクル異常症
   Ornithine transcarbamylase deficiency（オルニチントランスカルバミラーゼ欠損）
   Carbamoylphosphate synthetase deficiency（カルバミルリン酸合成酵素欠損）
   Argininosuccinate synthetase deficiency（アルギニノコハク酸合成酵素欠損）

◆ 出血性ショック脳症症候群（hemorrhagic shock and encephalopathy syndrome; HSES）

　好発年齢は1歳未満で、高熱とショック状態を伴う意識障害やけいれんで発症し、水様下痢や肺・腸管からの出血傾向を伴い、多臓器不全を示しながら急激に進行する脳症症候群である．遷延する高乳酸血症を伴う代謝性アシドーシスとサイトカインストームを伴い、全身性炎症反応症候群（SIRS）を呈する．発症後12〜24時間以内にいったん神経学的改善を認めたあと、再び悪化するといった二相性の臨床経過を示すものが約4割に認められる．神経放射線学的検査では脳全体広範の浮腫性変化と出血が認められる．

◆ Reye症候群

　発熱、けいれん、意識障害に加え頑固な嘔吐で発症する．ウイルス感染症（水痘、インフルエンザ）に伴うミトコンドリア機能不全が要因で、低血糖、高アンモニア血症、凝固能異常、混合性アシドーシス、高乳酸血症を認める．

7 脳出血

保護者や患者さん本人からよくある質問

Q1 どのような症状が出るのですか
Q2 原因はどのような病気があるのですか
Q3 どのような方法で診断しますか
Q4 どのような治療法がありますか
Q5 生命の危険は高いのですか．どのような後遺症が残りますか

A1 脳出血は，1年間に20歳までの10万人あたり1.4人が発症するまれな病気です[1]．たいていは突然の頭痛や嘔吐で発症し，出血により圧迫された脳の症状として手足の麻痺，けいれんなどが出ます．大きな出血では意識障害を起こします．

A2 脳の動静脈奇形が原因の約1/3と最も多く，次いで海綿状血管腫など脳の血管の病気が多く，これに凝固異常など小児科で扱う病気によるものが続きます[1]．

A3 すみやかに頭部単純CTを行って診断し，さらに出血の原因を調べます．

A4 まず，血腫による脳の腫れ（浮腫）を改善するお薬を点滴で投与し，けいれんがあればすぐに治療します．神経症状が進行する場合や，出血が大きく意識障害が強い場合は，緊急で血腫の除去や水頭症に対する脳室ドレナージなど外科治療を行います．再出血しやすい病気かどうかを見極め，治療の安全性や有効性から治療の時期や方法（外科治療，血管内治療，放射線治療など）を考えます．発症直後に血腫の除去が必要となった場合，可能と思われれば出血原因を外科治療で処置することもあります．

A5 出血が小さく症状が軽ければ後遺症を残さない場合もありますが，大きな出血や強い意識障害をきたすと死亡することもあります．水頭症に対するシャントや抗けいれん薬など，急性期を過ぎても継続的な治療が必要な場合があります．リハビリテーションで回復を期待したいのですが，約40％の例に後遺症が残ります[2]．麻痺など身体的な障害が軽くても知的障害を伴うことがあります．障害が残れば障害を本人と家族が受け入れ，前向きに生活が送れるよう気持ちの切り替えが必要となります．

診療上のポイント

① 小児の脳出血はまれな疾患であるが，頭部単純CTによって確実に診断できるため，まれな疾患という理由で除外診断すべきではない．
② 脳の局所症状か頭蓋内圧亢進症状，あるいは両者の症状が突然に出現すれば，脳出血を疑ってすみやかにCTを行う．閉塞性の脳血管障害も突然に発症するが，発症直後に頭痛・嘔吐などの頭蓋内圧亢進症状は伴わない．両者は相反する治療となるので，CTによって鑑別する．
③ 頭蓋内圧亢進を伴わない小さな脳出血は，小児急性片麻痺の症候を呈することがある．乳幼児の症状は家族が気づきにくく，医療機関への受診が遅れやすい．乳児では大泉門部を触診し，頭蓋内圧を評価する．
④ 脳出血が認められれば原因検索（表1）のため，凝固機能検査を含んだ血液検査，MRI，MRAや三次元造影CTを行う．小児（20歳未満）の脳出血の原因は，脳動静脈奇形（arterio-venous malformation;AVM）31％，海綿状血管腫（cavernous angioma）15％，脳動脈瘤13％，小児内科的な疾患14％，脳腫瘍2.5％で，原因不明25％とされる[1]．原因疾患は，単純CTの出血の特徴から推測が可能なことがあるが，出血前には単純CTでは通常診断できず，造影CTが必要である．
⑤ 進行性の神経障害，強い意識障害や脳ヘルニア徴候*を呈する場合は，緊急の外科的な減圧治療をただちに検討する．再出血しやすい原因であれば，治療の時期や方法を検討する．脳動脈瘤は短時間に再出血しやすい．

表1 脳出血の主な原因疾患

1）頭蓋内病変
- 脳血管奇形：
  - 脳動静脈奇形：7歳以上の発症が多く，年間出血率は3％で，その20％が致死的である[5]．出血後1年以内の再出血率は高いため外科的に全摘出して根治をはかる．摘出が難しく，直径3cmまでの場合，定位放射線照射を選択することがあるが，閉塞に数年必要である．
  - 海綿状血管腫：年間出血率は脳動静脈奇形より低い．無症候性の出血が多く，致死的な出血は少ないが，初回出血後の再出血率は上昇するため摘出が必要な場合がある．放射線治療は有効とはいえない．
  - 静脈性血管腫：年間出血率は海綿状血管腫より低い．
- 脳動脈瘤：遺伝性多発性嚢胞腎，線維筋性形成異常（異形成），Ehlers-Danlos症候群，神経線維腫症I型，Marfan症候群などに伴いやすい．再出血しやすく，再出血は致死的となる．
- 脳腫瘍：悪性の腫瘍，良性の神経膠腫や下垂体腺腫も出血をきたす．
- 遺伝性出血性末梢血管拡張症：脳動静脈瘻や脳動静脈奇形合併することがある．小児では少ないが，成人では毎日の鼻出血など粘膜からの出血が特徴である．家族歴を有するので親に鼻出血の有無を確認する．
- 頭蓋内動静脈瘻：硬膜動静脈瘻，など
- 血管閉塞に伴う二次的な脳出血：静脈洞血栓症，出血性脳梗塞，もやもや病（年長児），など
- そのほか

2）小児科的な全身性疾患
- 凝固異常：ビタミンK欠乏症（先天性胆道閉鎖症を含む），血友病，血小板減少症，白血病，敗血症，DIC，など
- 高血圧：腎・腎血管病変，大動脈縮窄症，褐色細胞腫，など
- 薬物性：交感神経様作用をもつ違法薬物やアンフェタミン，コカイン，など
- そのほか

3）原因不明

専門医へ紹介するタイミング

院内に脳神経外科医がいる場合は，病歴や症状から脳出血を疑った時点で，脳神経外科と連携して診療を進める．症状の進行性の悪化，高度の意識障害や脳ヘルニア徴候*を呈すれば，そのことを脳神経外科にただちに伝え，緊急の対処を求める．

院内に脳神経外科医がいない場合は，脳神経外科治療が可能な施設への緊急の転院を考える．発症後48時間以内に32％の例で血腫の増大を認め，そのうち約30％の例で緊急の外科治療が必要となる[3]．搬送は，呼吸・循環の維持，けいれんに対する対応の準備を行い，高浸透圧利尿薬を投与しつつ搬送する．

実際の診療にあたって

1. 診断までの初期対応

麻痺，失語，無熱性けいれん，眼球の共同偏視などの脳の局所症状，あるいは頭蓋内圧亢進症状（頭痛，嘔吐，活動性の低下，意識障害），もしくは両者が突然に出現すれば脳出血を疑う．発症時の状況を本人や家族から正確に聴取する．発症の時刻，あるいは発症時に何をしていたかが言えるほど突然の発症が典型的である．海綿状血管腫では緩徐に発症することがある．意識状態の評価は，脳全体の機能評価となるのできわめて重要である（→I-2 意識障害，p12 参照）．神経学的所見から出血部位（右側か左側，大脳や脳幹，など）を推測する．小さな脳出血，くも膜下出血のような脳実質外の出血では，脳の局所症状を呈さず，頭痛や嘔吐あるいは意識障害のみが突然に発生する場合もある．項部硬直はくも膜下出血を強く示唆する．けいれんは，頭蓋内圧を上昇させるためただちに止痙する．著明な高血圧は脳出血の原因となっている場合があるので降圧するが，頭蓋内圧亢進による二次的な反応（Cushing 現象）の場合は徐脈を伴うこともある．

来院時，Japan Coma Scale（JCS）二桁や三桁の意識障害を認める場合，呼吸・循環系の安定をはかる．脳ヘルニア徴候*を認めれば，ただちに外科的に脳の減圧処置が可能かどうかを脳神経外科と検討する．被曝を避けるため不必要なCTは施行しないが，病歴や神経学的所見から明確に脳出血が否定できない場合は，すみやかに頭部単純CTを行う．一方，MRIでは発症直後の脳出血はとらえにくいことが多い．画像検査に鎮静薬を使用すれば，換気障害により血中炭酸ガス濃度が上昇し，頭蓋内圧を上昇させることがある．

2. 病歴とCTから脳出血の急性期と診断した場合

出血（血腫）による神経症状を認めれば，速効性のあるグリセオール®などの高浸透圧利尿薬を短時間に投与して薬物治療を開始する（ステロイド薬は腫瘍に伴う脳浮腫以外には効果は期待できず速効性に欠ける）．同時に，脳出血の原因を検索する．小児科

---

*意識状態がJCS二桁から三桁への悪化，もしくは三桁の100から200に悪化，一側瞳孔が散瞳する瞳孔不同，散瞳した側と反対側の片麻痺もしくは除脳姿位（上下肢を伸展され，上肢を内転させる）を示す．

的な原因検索の目的と全身麻酔での外科治療を想定して，胸部単純X線検査，心電図，血液型，一般血液検査を施行する．

大脳の表層から深部もしくは側脳室まで穿破している脳出血は，脳動静脈奇形からの出血が疑われる（図1，→コラム，p127参照）．海綿状血管腫ではCTで石灰化を認めることがあるが，造影されることはまれである（図2，→コラム，p127参照）．くも膜下出血では，シルビウス裂，大脳半球間裂，トルコ鞍周囲，中脳周囲，脳幹前面，などくも膜下腔が単純CTで高吸収域となり（図3），第4脳室など脳室内に血腫が流入する場合もある．凝固異常によるものは，大きな脳出血，脳室内穿破しているものが多い（図4）．原因検索には，まずMRI，MRAや三次元造影CTを行い，根治的な治療を行う場合には，脳血管撮影を行うことが多い．

脳出血による進行性の神経症状や意識障害の進行性の悪化，脳ヘルニア徴候を認める例では，原因検索が不十分でも緊急の外科的な減圧処置（水頭症に対する脳室ドレナージや血腫の部分的な除去）を行わざるをえないことがある（図1a）．しかし，外科的な減圧処置によって出血を増悪させる可能性がある凝固異常や脳動脈瘤では，十分検討してから行う．再出血しやすい病気かどうかを見極め，治療の安全性や有効性から治療の時期や方法（外科治療，血管内治療，放射線治療など）を検討する．

3. 急性期での予後評価

大きい血腫，高度の意識障害や脳ヘルニア徴候，水頭症の合併，脳幹・小脳の出血などが予後の悪化因子である[4]．

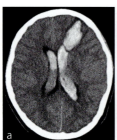 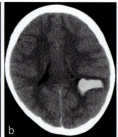 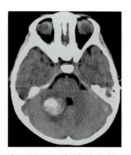 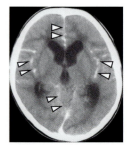

図1　脳動静脈奇形からの脳出血例の単純CT

a：10歳，男児．テレビを見ていて突然頭痛と嘔吐が出現し，眼を開かなくなった．すぐ来院した際，けいれんがあった．血圧138/77，脈拍98/分で，JCS 20の意識障害を認めたが，麻痺など局所症状はなかった．単純CTで，左前頭葉の脳表部分から深部に血腫が発生し，側脳室に穿破し水頭症を伴った．脳動静脈奇形による脳出血と考え，緊急で脳室ドレナージを行い意識は改善した．発症後1週間目に脳動静脈奇形の摘出を行った．

b：9歳，男児．就寝前の入浴中に突然頭痛が出現し嘔吐するようになり，会話が通じなくなった．翌朝来院時，傾眠傾向（JCS 10），感覚性失語を認めたが麻痺はなかった．単純CTで左側頭頂葉に脳表から側脳室近くまでの血腫を認め，グリセオール®の投与で失語症は改善した．画像検査で脳動静脈奇形と診断した（図4参照）．発症後2週間目に脳動静脈奇形を摘出した．

左：図2　海綿状血管腫からの脳幹部出血例の単純CT

5歳，男児．朝起きるとふらつき，嘔吐するので受診した．意識障害はなかったが，眼球運動障害，小脳失調を認めた．単純CTでは，脳幹から小脳にかけて血腫と周囲に低吸収域を認めた．海綿状血管腫と診断し（図5参照），グリセオール®で症状は改善した．出血を繰り返すため外科的に切除し，再出血はなくなった．

右：図3　脳動脈瘤からのくも膜下出血例の単純CT

13歳，男児．腎性高血圧があり，突然の頭痛，繰り返す嘔吐，意識障害で発症した．項部硬直を認めた．単純CTでは脳室が拡大し，くも膜下腔（矢頭）の高吸収域を認めた．緊急で脳底動脈瘤の頸部クリッピングを行った．

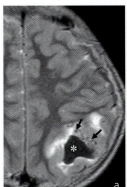
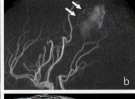
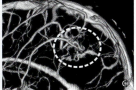
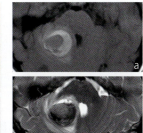
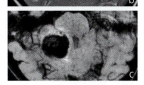

図 4　脳動静脈奇形の画像診断（図 1b と同じ症例）

a：発症時の MRI T$_2$ 強調画像：低信号を示す血腫（＊）の周囲に細かな flow void（矢印）を多数認め，脳動静脈奇形が疑われる．
b：MRA：頭頂葉の皮質動脈の枝が拡張し（矢印），血腫腔に伸びている．本例では血腫が淡く白い高信号域として描出されている．
c：三次元造影 CT 像：頭頂葉の血腫腔の周囲に異常血管網（点線で囲む）を認め，複数の血管がつながっている．

図 5　海綿状血管腫の画像診断（図 2 と同じ症例）

a：MRI T$_1$ 強調画像，b：T$_2$ 強調画像，c：SWI

T$_1$ 強調画像（a）でも T$_2$ 強調画像（b）でも，CT（図 2 参照）で認めた中心部の血腫の周りに，低信号域をもち，内部と外部の画像のコントラストの違いが海綿状血管腫に特徴的である．SWI（c）では出血部位を明確な低信号で示すことができる．

文献

1) Jordan LC, Johnston SC, Wu YW, et al: The importance of cerebral aneurysms in childhood hemorrhagic stroke: a population-based study. Stroke 40:400-405,2009
2) Al-Jarallah A, Al-Rifai MT, Riela AR, et al: Nontraumatic brain hemorrhage in children: etiology and presentation. J Child Neurol 15:284-289,2000
3) Beslow LA, Ichord RN, Gindville MC, et al: Frequency of hematoma expansion after spontaneous intracerebral hemorrhage in children. JAMA Neurol 71:165-171,2014
4) Beslow LA, Ichord RN, Gindville MC,et al: Pediatric intracerebral hemorrhage score: a simple grading scale for intracerebral hemorrhage in children.Stroke 45:66-70,2014
5) 白根礼三：脳動静脈奇形．横田　晃，山崎麻美，坂本博昭（編）：小児脳神経外科学，pp855-860，金芳堂，2009

Column

脳出血の原因検索

脳出血の原因として頻度の高い脳動静脈奇形や海綿状血管腫の診断には，造影CTあるいはMRI，MRAが有用である．脳動静脈奇形のMRIでは，拡張した血管が無信号の flow void として診断されることが多い（図4a）．造影CTやMRAで動静脈シャントの部分にあたるナイダス（nidus，巣部）と，これに連続する流入動脈と流出静脈を認めれば診断できる（図4b，c）．海綿状血管腫では繰り返し出血した所見がとらえられれば診断できる（図5）．脳動静脈奇形や脳動脈瘤，脳動静脈瘻では血管撮影を行い，より詳細な血管構築の情報を得てから外科治療や血管内治療を行う．

（坂本博昭）

8 脳梗塞

保護者や患者さん本人からよくある質問

Q1 子どもにも脳梗塞があるのですか．何が原因ですか
Q2 どのような治療をするのでしょうか
Q3 後遺症は残りますか
Q4 再発はするのでしょうか

A1 小児の脳梗塞は成人に比べると少ない病気です．成人とは異なり脳血管の動脈硬化が関与することは少なく，もやもや病，先天性心疾患，感染症，凝固障害，先天代謝疾患など多彩な原因が考えられます．約3割は原因不明です．

A2 発症直後には全身管理を行い，脳梗塞の部位の拡大防止，再発予防，脳保護を目的とした治療を試みます．また，早期からリハビリテーションを開始することも大切です．

A3 脳梗塞の大きさと部位により異なります．小さな脳梗塞なら成人に比べて運動面の回復はよいとされています．一方，小児の脳は発達途上にもあり，大きな脳梗塞では神経学的な後遺症を残し，社会生活に支障を及ぼす可能性があります．

A4 再発率は約10％ですが，原因により異なります．再発する場合は1年以内が多いです．

診療上のポイント

① 初発症状は新生児期ではけいれんが多く，乳児期以後は片麻痺が最も多い．
② 早期診断にはCTよりMRIが有用である．MRIの拡散強調画像では，発症後1〜3時間で脳梗塞部位は高信号域を呈するようになる．
③ 病態は成人のように動脈硬化の関与は少ない．原因は多彩で，不明の場合もある．
④ 急性期には，全身管理と成人に準じた治療（抗血小板療法，抗凝固療法など）が行われる．

専門医へ紹介するタイミング

小児の脳梗塞はまれな疾患で、専門医でも多くの経験はない。脳梗塞が疑われれば小児神経専門医に相談すべきである。広範囲の脳梗塞は、脳浮腫から頭蓋内圧亢進、脳ヘルニアの危険があり、小児集中治療、脳圧モニター、外減圧手術が可能な施設に紹介する。

実際の診療にあたって

1. 定義と一般的事項

脳卒中（stroke）は、出血性脳卒中（前章の脳出血）と虚血性脳卒中に大別され、さらに後者は動脈性と静脈性（静脈洞血栓症）に分類される。脳梗塞とは一般には動脈性の虚血性脳卒中を意味する。頻度は成人に比べまれで、欧米のデータでは発生率は10万人の小児に対して年間2〜13人である。女児よりも男児に多い。発症年齢は1〜2歳が多いが、どの年齢でも起こりうる。

小児の脳梗塞は成人とは異なり脳動脈の動脈硬化との関連は少ない。病態から大きく心原性塞栓性、血液疾患性、血管疾患性に分けられ、このなかに多彩な原因疾患や危険因子が存在する（表1）。原因不明な場合も約3割存在する。日本で鎌状赤血球症はなく、もやもや病（→Ⅱ-9, p132参照）、先天性心奇形による塞栓症が多い。

2. 診断

臨床症状や所見から脳卒中を疑い、画像検査で確定診断を行う。脳梗塞の診断と同時に原因疾患の究明を進める。

1) 症状

臨床症状は発症年齢により異なる。新生児ではけいれん、易刺激性、無呼吸発作、筋緊張低下などの原因精査中に判明することが多い。乳児期以後の症状は片麻痺が

表1　小児脳梗塞の原因疾患・危険因子

分類	病態	主な疾患、危険因子
心原性塞栓性	先天性心疾患	先天性心奇形（右左シャント）、先天性弁膜症、心臓腫瘍
	後天性心疾患	後天性弁膜症、心内膜炎、心筋症、心臓腫瘍、不整脈
	その他	脂肪塞栓、空気塞栓、敗血症性塞栓
血液疾患性	血液粘稠度異常	鎌状赤血球症、真性多血症、血小板増多症、サラセミア
	凝固・線溶系異常	播種性血管内凝固症候群（DIC）プロテインS低下症、プロテインC低下症、アンチトロンビン（AT）Ⅲ欠損症、ホモシスチン尿症
血管疾患性	炎症性血管炎	髄膜炎（細菌、結核、真菌症など）、水痘感染後脳梗塞、川崎病、放射線性動脈炎、薬物（覚せい剤）
	自己免疫性血管炎	大動脈炎症候群、膠原病（SLE、結節性多発性動脈炎など）、ACNA関連血管炎、Primary angiitis of the CNS、抗リン脂質抗体症候群
	先天代謝疾患	MELAS、Fabry病
	血管異常	もやもや病、線維筋性異形成（FMD）、神経線維腫症1型、Sturge-Weber症候群
	そのほか	特発性動脈解離、外傷、機械的圧迫、血管れん縮

最も多く，それ以外に意識障害，けいれん，頭痛，局所の神経脱落症状（失語症など），などがある．

2) 画像検査

画像検査としては一般に CT が最初に行われる．CT では出血性病変は否定できるが，脳梗塞部位が低吸収域として描出されるのは発症 12 時間以後である．早期診断には MRI が有用である．MRI は拡散強調画像が最も鋭敏で，発症後 1～3 時間で高信号域を呈するようになる．MR 血管造影（MRA）は主幹動脈の狭窄や閉塞を描出する．一方，CT 血管造影は動脈解離，血管炎の評価に有用である．カテーテルによる脳血管撮影は侵襲的であり，適応は MRA, CT 血管造影では病変が特定できない動脈解離や小血管の閉塞が疑われる症例に限定される．

3) 原因疾患の検査

原因疾患の同定には詳細な問診（頭頸部の外傷，1 年以内の水痘の罹患，心疾患，薬の内服，精神遅滞，家族歴など）以外に，心臓超音波，心電図，血液検査（乳酸・ピルビン酸，プロテイン S, プロテイン C, AT Ⅲ, 血漿総ホモシステイン，抗カルジオリピン β2 グリコプロテイン I 複合体抗体など）を行う．

鑑別診断には，けいれん発作後の一過性麻痺（Todd 麻痺），急性脳炎・脳症，PRES（posterior reversible encephalopathy syndrome），脱髄性疾患（急性散在性脳脊髄炎，多発性硬化症），片頭痛，脳腫瘍などがある．

3. 治療

小児脳梗塞の治療は十分なエビデンスに基づくものは確立していない．脳梗塞の診断が確定すれば，以下の急性期治療を行う．

1) 全身管理

安静にして呼吸，循環，血糖，電解質の管理を行う．けいれんに対しては抗けいれん薬治療を行う．脳低温療法の有効性は確立されていない．

2) 抗血小板療法，抗凝固療法

脳梗塞部位の拡大防止と再発（再発率は約 10%）予防の目的で，抗血小板療法（アスピリン，3～5 mg/kg/日）を行う．心原性塞栓，凝固異常，動脈解離が考えられるときは抗凝固療法（低分子ヘパリン，長期間の二次予防にはワルファリン）がすすめられている．もやもや病，先天性心奇形は再発率が高く，原疾患に対する手術も考慮する．

3) その他の急性期治療

脳保護薬であるエダラボン（1 回量 0.5 mg/kg, 1 日 2 回）は，小児では適応外使用となるため，ご家族の同意を得て使用する．また，脳浮腫を呈する場合には，マンニトール，グリセオールを使用する．

4) リハビリテーション

急性期の早期からリハビリテーション（理学療法，言語聴覚療法，作業療法）を開始する．

4. 予後

予後は脳梗塞の部位と範囲により異なる．死亡率は約 5～10% である．神経学的

後遺症は生存例の60〜70％にみられる．認知や行動面の問題は成長とともに明らかになり，社会生活に影響を及ぼす可能性がある．てんかんは約15％の患者に発症する．

> **最近の話題**
>
> 現時点での小児脳梗塞治療ガイドラインでは，超急性期の組織プラスミノゲンアクチベータ（t-PA）の全身投与は推奨していない．現在，小児の脳梗塞患者を対象としてt-PAの全身投与法に関する臨床研究が進行中で，その結果が待たれる．また近年，成人脳梗塞では急性期治療として，カテーテルを用いた脳血管内治療（血栓を掻き出すあるいは吸引する）が行われている．

文献

1) Roach ES, Lo WD, Heyer GL（eds）: Pediatric Stroke and Cerebrovascular Disorders, Demos Medical Publishing, 2012
2) Munot PA, deVeber GA, Ganesan V: Stroke and cerebrovascular diseases. Sejersen T, Wang CH（eds）: Acute Pediatric Neurology, pp287-305, Springer, 2014
3) Simma B, Höliner I, Luetschg J: Therapy in pediatric stroke. Eur J Pediatr 172:867-875, 2013
4) 山本　仁，林　雅晴：Edaravone 小児使用例に関する全国調査．脳と発達 40:333-334, 2008

Column

知っていれば得をする「口角下制筋形成不全」

外来で遭遇する小児神経疾患のなかには，知っていれば紹介状を見ただけで診断できる疾患がある．その1つに口角下制筋形成不全がある．多くは生直後から泣くと顔が非対称になる（図）ということで，顔面神経麻痺（分娩障害，Bell麻痺）として紹介されてくる．分娩時に問題がなければ，その多くは口角下制筋形成不全である．病態は口角を下げる役目のある口角下制筋（depressor anguli oris muscle）の先天的な形成不全である．頻度は新生児1/160人という報告もあり決してまれではない．

特徴は，①安静時の顔つきは正常，②泣くと口は非対称であるが，鼻唇溝は両側対称性に認める，③機能的に哺乳は問題ない，があ

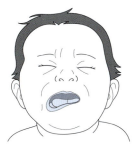

図　泣いて口角が下がらないほうが患側（左側）である

げられる．まれに奇形（先天性心疾患など）や22q11.2欠失症候群の合併が報告されているので，臨床的に合併が疑われれば検査を行う．

（鈴木保宏）

9 もやもや病

保護者や患者さん本人からよくある質問

Q1 どのような病気ですか
Q2 子どもでもかかるのですか
Q3 治療できますか

A1 頭の血管の病気です．次の2つの変化が左右両方の血管で起こり，その結果脳卒中が起こります．①内頸動脈と呼ばれる，心臓から脳内へと血液を運ぶ太い血管が，その終わりの部分で狭くなったり詰まったりする（血管の狭窄，閉塞）．②非常に多数の毛細血管が新しくできてくる（血管の新生）．①により血液が十分流れない脳の部分が生じ，脳虚血が起こります．また血流がずっと回復しない場合には脳梗塞になります．一方，②の血管は出血を起こしやすく，ときに脳出血になります．

A2 発症年齢には，10歳以下と30〜40歳の2つのピークがあり，約半数の患者さんが小児期に発症しています．もやもや病は，成人の脳卒中の原因としては頻度の低い疾患ですが，小児ではそれ以外の原因による脳卒中が非常に珍しいため，もやもや病はこどもの脳卒中の主な原因になっています．男女差があるのもこの病気の特徴で，男性と女性の患者比は約1：1.8で女性に多い病気です．また，西欧諸国に比べ日本や韓国などの東アジア諸国に多い病気です．

A3 手足の脱力，失神，しびれなどの脳虚血症状に対しては，外科的治療が中心になります．血流の多い血管を少なくなった血管に繋ぐバイパス手術，脳の表面に血管が豊富な硬膜と呼ばれる膜を当てて脳の表面から血液を供給する手術などの方法で，血液の流れをよくする血行再建術という手術が行われています．けいれん合併例に対しては，抗てんかん薬が用いられます．

診療上のポイント

① 動脈硬化による脳梗塞や，脳動脈瘤による脳出血がきわめてまれな小児期には，脳卒中は非常にまれな疾患である．もやもや病は，小児脳卒中の主因を成す．ほかに小児期の脳卒中の原因となる疾患には，先天性心奇形，川崎病，水痘などがある．

② 初発症状としては一過性脳虚血発作が最も多い．熱い食べ物の吹き冷まし，リコーダーを吹いたとき，大泣きしたときなどに，過呼吸に伴って起こる手足の脱力，頭痛，悪心・嘔吐，めまい，失神，手足のしびれ，けいれんなどの，通常，数分～数十分間続く一過性脳虚血発作が特徴的である．これらの一過性脳虚血発作が繰り返し起こる場合，もやもや病の検索が必要になる．表1に診断基準を示す．

③ 診断には頭蓋内内頸動脈終末部の狭窄や閉塞と，無数の新生血管の存在を確認する[1]．侵襲的な血管造影に代わり小児ではMRアンギオグラフィ（MRA）が診断に用いられている．MRI・MRAによる診断基準が厚生労働省の研究班から発表されている．まれに片側性の血管病変を認めることがある．RNF213遺伝子解析から，両側性と片側性は同一の遺伝背景をもつ疾患と考えられる．

④ わが国のもやもや病症例の約10％が家族性，残り約90％は孤発性である．もやもや病感受性遺伝子であるRNF213には，東アジアに高頻度に存在する創始者変異 c.14576G＞A が存在し，家族性症例の場合は c.14576G＞A 変異を90％以上に，家族歴のない孤発性症例においても約70％に同変異を認める．RNF213遺伝子のエクソン・シークエンスは診断目的では行われていない．その理由は，

表1 もやもや病の診断基準

診断基準
1) 診断上，脳血管撮影は必須であり，少なくとも次の所見がある．
　① 頭蓋内内頸動脈終末部，前および中大脳動脈近位部に狭窄または閉塞がみられる．
　② その付近に異常血管網が動脈相においてみられる．
　③ ①と②の所見が両側性にある．
2) ただし，磁気共鳴画像（MRI）と磁気共鳴血管撮影（MRA）の所見が下記のすべての項目を満たしうる場合は脳血管撮影は省いてもよい．「MRI・MRAによる画像診断のための指針」を参照のこと．
　① MRAで頭蓋内内頸動脈終末部，前および中大脳動脈近位部に狭窄または閉塞がみられる．
　② MRAで大脳基底核部に異常血管網がみられる．
　　注：MRI上，大脳基底核部に少なくとも一側で2つ以上の明らかな flow void を認める場合，異常血管網と判定してよい．
　③ ①と②の所見が両側性にある．
3) もやもや病は原因不明の疾患であり，下記の基礎疾患に伴う類似の脳血管病変は除外する．
　①動脈硬化，②自己免疫疾患，③髄膜炎，④脳腫瘍，⑤ Down 症候群，⑥ Recklinghausen 病，⑦頭部外傷，⑧頭部放射線照射後の脳血管病変，⑨その他
4) 診断の参考となる病理学的所見
　① 内頸動脈終末部を中心とする動脈の内膜肥厚と，それによる内腔狭窄ないし閉塞が通常両側性に認められる．ときに肥厚内膜内に脂質沈着を伴うこともある．
　② 前大脳動脈，中大脳動脈，後大脳動脈などウイリス動脈輪を構成する動脈に，しばしば内膜の線維性肥厚，内弾性板の屈曲，中膜の菲薄化を伴う種々の程度の狭窄ないし閉塞が認められる．
　③ ウイリス動脈輪を中心として多数の小血管（穿通枝および吻合枝）がみられる．
　④ しばしば軟膜内に小血管の網状集合がみられる．

診断の判定
1)～4)を参考として，下記のごとく分類する．なお脳血管撮影を行わず剖検を行ったものについては，4)を参考として別途に検討する．
　確実例　1)あるいは2)のすべての条件および3)を満たすもの．ただし，小児では一側に1)あるいは2)の①，②を満たし，他側の内頸動脈終末部付近にも狭窄の所見が明らかにあるものを含む．
　疑い例　1)あるいは2)および3)のうち，1)の③あるいは2)の③の条件のみを満たさないもの．

〔厚生労働省ウイリス動脈輪閉塞症における病態・治療に関する研究班 作成〕

c.14576G＞A以外の*RNF213*変異は病的な意義付けが困難なためである．

専門医へ紹介するタイミング

　　　　　脳虚血症状をもつもやもや病患者を診断した場合，手術適応を検討する目的で小児を専門とする脳神経外科医に紹介する必要がある．また，遺伝子検査を含む遺伝相談を希望する保護者には，遺伝カウセリングが実施可能な施設を紹介する．

実際の診療にあたって

1. 一般的事項

　　　　　もやもや病は，両側の頭蓋内内頸動脈終末部の狭窄や閉塞と，異常側副毛細血管の新生による脳虚血や出血を特徴とする．脳血管造影で新生した無数の毛細血管がタバコの煙が立ちのぼる様子に似ることから，故鈴木次郎教授（東北大学医学部脳神経外科）により"もやもや病"と命名された．

　症状は，脳虚血型と出血型が多い．小児例の大部分は脳虚血型であるのに対し，成人例では約半数が出血型である．もやもや病は，厚生労働省の定める特定疾患であり，有病率は6.03人/10万人，年間発症率は0.54人/10万人である[2]．世界的にみると，日本や韓国などの東アジアで患者が多く，欧米の10倍以上の発症頻度がある．

2. 症状と病態

　　　　　小児に多く認められる脳虚血型は，熱い食べ物の吹き冷ましや大泣きなどの過呼吸運動によって誘発された，半身の脱力，言語障害，頭痛（片頭痛を含む），意識障害，視力・視野障害，感覚障害などの症状が，数分～数十分間で消失する一過性脳虚血発作が特徴的である．特に，半身の脱力や言語障害などの運動障害は約7割の症例に認められ，急性小児片麻痺の原因となる．脳虚血型には，症状が持続する脳梗塞発作も含まれる．

　出血型は，出血部位により巣症状が異なるが，一般に脳虚血型に比べ予後が悪い．まれに，てんかん，不随意運動，高次脳機能障害などで発症する症例が存在する．不随意運動は，舞踏病様の大きな不規則な運動が特徴で，大脳基底核の虚血症状と理解されている．高次脳機能障害としては，知能低下や学業不振，学習障害，注意欠如・多動症などがある．

3. 治療

　　　　　脳虚血症例を示す症例には外科的治療が中心となり，直接法と間接法がある[2]．直接法のなかで最も多く実施されているのが，側頭動脈を頭蓋内へと導き，血流の少なくなった中大脳動脈に吻合する頭蓋内外バイパス手術である．脳虚血型症例に対するバイパス手術の有効性は確立し，出血型症例に対する効果は現在検証中である．間接法は，筋肉や硬膜を脳の表面に貼り付けることにより，その部分に新しい血管新生を誘導する方法で，新生血管により脳虚血症状態の改善をはかる．一方，

内科的治療としては，けいれん合併例に対し抗てんかん薬の投与が行われる．

4. 遺伝カウンセリング

家系内の再発を心配して受診する例が多い．c.14576G＞A変異の有無を検索する遺伝子検査が実施可能だが，発症リスク（確率）を推定する検査であり，変異をもつ人がすべて発症するわけではないことを十分説明したうえで実施すること．

長女（7歳），次女（5歳），長男（3歳）の3人のこどもをもつ家族の相談例を示す．長女は5歳時にもやもや病発症しバイパス手術を受けた．ほかの家族にはもやもや病の既往はない．両親は，次女と長男の発症が心配で受診した．遺伝カウンセリング実施後，長女の*RNF213*遺伝子検査を行い，同変異のヘテロ接合体を確認した．次に，両親，同胞の遺伝子検査を実施し，次女と父はこの変異をもたず，特別なフォローは不要と伝えた．長男と母は，長女と同じく同変異のヘテロ接合体であり，発症リスクは一般の人に比べ約100～200倍高いが，必ず発症するわけではないことを説明した．未発症の変異保因者のフォロー方法は確立していない．この長男には，好発年齢である10歳まで年1回のMRAをすすめ，母にも脳ドック受診をすすめた．

最近の話題

- 2010年，東北大学のグループが全ゲノム関連解析により[3]，そのあと京都大学のグループがリンケージ解析によって[4]，*RNF213*遺伝子がもやもや病感受性遺伝子であることを報告した．*RNF213*遺伝子には，前述の日本人高頻度変異 c.14576G＞Aが存在する．この変異をもつ人は，もやもや病患者の70～80％に認められ，もたない人に比べもやもや病の発症リスクが，190倍[3]，112倍[4]，259倍[5]に高まる．
- c.14576G＞A変異のホモ接合体はヘテロ接合体に比べ，早期発症（乳幼児発症）が多く，一過性脳虚血発作での発症よりも脳梗塞での発症が多くなり，予後が悪いことが横浜市立大学のグループから報告された[5]．最近，毛細血管の新生を伴わない頭蓋内動脈狭窄や閉塞症においても*RNF213*遺伝子変異が見いだされ[6]，表現型の広がりが注目されている．

文献

1) ウイリス動脈輪閉塞症における病態・治療に関する研究班：もやもや病（ウイリス動脈輪閉塞症）診断・治療ガイドライン．脳卒中の外科 37: 321-337, 2009
2) 厚生労働省難病情報センター http://www.nanbyou.or.jp/
3) 藤村 幹，冨永悌二：小児もやもや病．脳外誌 20:802-808, 2011
4) Kamada F, Aoki Y, Narisawa A, et al: A genome-wide association study identifies RNF213 as the first Moyamoya disease gene. J Hum Genet 56:34-40, 2011
5) Liu W, Morito D, Takashima S, et al: Identification of RNF213 as a susceptibility gene for moyamoya disease and its possible role in vascular development. PLoS One 6:e22542, 2011
6) Miyatake S, Miyake N, Touho H, et al: Homozygous c.14576G＞A variant of RNF213 predicts early-onset and severe form of moyamoya disease. Neurology 78:803-810, 2012
7) Miyawaki S, Imai H, Shimizu M, et al: Genetic variant RNF213 c.14576G＞A in various phenotypes of intracranial major artery stenosis/occlusion. Stroke 44:2894-2897, 2013

10 脳腫瘍

保護者や患者さん本人からよくある質問

Q1 なぜなってしまったのでしょうか．何が悪かったのでしょうか

Q2 兄弟も脳腫瘍になりますか．検査を受けたほうがよいでしょうか

Q3 もう少し早く気づいてあげればよかった．最初の先生はなぜわからなかったのでしょうか

A1 小児がん一般に共通したことですが，成人のがんとは異なり，生まれてからの生活や習慣が原因になり発症するものはほとんどありません．特別な背景のあるご家系でないかぎり，遺伝により発症することもまれです．原因は不明で，探しても見つかりません．原因を探さずに，これからの治療に注意を向けてください．

A2 特別な遺伝性疾患がご家族にないかぎり，兄弟がともに脳腫瘍になることはきわめてまれです．疑う症状のないかぎり検査する必要はありません．

A3 最初に症状がでたときに，すぐにご家族が気づくのは難しいことです．初期には脳腫瘍を疑うのが非常に難しく，今回の経過をうかがうかぎり，これ以上早く診断をというのは無理だったと思います．ご自身や医療者を責めるようなことはなさらないでください．

診療上のポイント

① 小児脳腫瘍を診断するために最も重要なことは，ありふれた症状の鑑別診断に脳腫瘍をあげ，可能性が否定されるまで時間をかけて経過を追うことである．

② 初発症状は，一般的な疾患でみられる症状が多く，初期には特異な神経学的異常所見も乏しい場合が多い．初期診断は非常に困難である．経過から脳腫瘍を疑い，画像診断を行うことが診断の第一歩となる．

③ 画像診断で異常なしと診断した場合も，放射線科医に読影を依頼し，あとでもう一度指導医とともに画像を検討し，異常所見がないことを確認するのが望ましい．特に単純CT検査では，異常所見の指摘が非常に困難で見逃す場合がある．

④ 発症から診断までの時間は，悪性度の高いものほど短く，低いものほど長い

傾向がある．悪性度の高いものは，受診後も急速に進行し重篤な状態になることがあり，迅速に診断し治療を開始する必要がある．低いものは，診断までの時間は生命予後には影響を与えなくても，視機能などの機能予後を左右するため，機能の温存や回復のためには迅速に診断治療を進めていくのが望ましい．

専門医へ紹介するタイミング

脳腫瘍を疑い，自施設での画像検査に時間がかかる場合，画像検査の段階から専門医に依頼するのが望ましい．画像診断で脳・脊髄腫瘍を疑う病変を認めた場合は，早急に専門医に紹介する．特に水頭症や頭蓋内圧亢進を示唆する所見がある場合，症状が軽く全身状態な良好，神経学的異常所見が乏しい場合でも，腫瘍による脳幹部の圧迫や脳ヘルニアのために，急激に状態が悪化する場合がある．

実際の診療にあたって

小児脳・脊髄腫瘍は，小児がんの約 20〜25 ％を占め，白血病に次いで頻度の高い，小児期最多の固形腫瘍である．脳・脊髄のあらゆる部位に発症する．ほかの腫瘍と同様に集学的治療の導入により治療は進歩しているが，小児がんにおける死亡と合併症や後遺症の原因の首位を占めており，生存率と QOL の向上は世界共通の急務である．これらの目標の達成のため，なお診断と治療は進歩を続けているが，初期診断をつけ迅速に治療を開始することがまず重要である．

1. 脳腫瘍を疑ううえで注意すべき家族歴と既往歴
- 脳腫瘍，白血病，肉腫，若年期発症の乳がん
- 中枢神経系への放射線治療歴
- 神経線維腫症 1 型および 2 型（NF-2）
- 結節性硬化症
- ほかの家族性遺伝性症候群

2. 脳腫瘍を疑う症状

小児では，テント下腫瘍がテント上腫瘍に比べ多い．症状は，腫瘍の局在により決まる．表1 は発症部位別にみた症状と徴候である．ほかの一般的な疾患にも共通にみられるような症状と，その経過から脳腫瘍を疑い鑑別することが重要である．

1) 頭痛

後頭蓋窩腫瘍，松果体腫瘍などの中心性腫瘍で，閉塞性水頭症を起こし発症する場合が多い．早朝の頭痛，覚醒時の頭痛が特徴とされるが，いつでも起こる．4 週間以上続く場合は脳腫瘍を疑う．夜間も覚醒してしまう，歩行時に起こる，4 歳以下の持続性頭痛，見当識障害，錯乱などを認める場合は，画像診断を行う．片頭痛や筋緊張性頭痛などを日常認めるときには見落とされやすく，以前とは頭痛の性質が変わっている場合に，注意が必要である．

表1 発症部位別にみた小児脳腫瘍の診断時にみられる症状と徴候

後頭蓋窩腫瘍 (図1)	嘔気・嘔吐, 頭痛, 歩行および協調運動の異常, 視神経乳頭浮腫
大脳半球の腫瘍 (図2b)	頭蓋内圧亢進症状, けいれん, 視神経乳頭浮腫
中心性腫瘍（松果体,下垂体など） (図2a, c)	頭痛, 眼球運動の異常, 斜視, 嘔気・嘔吐
脳幹部腫瘍 (図3a, b)	歩行および協調運動の異常, 脳神経障害, 錐体路徴候, 頭痛, 斜視
脊髄腫瘍 (図3c)	背部痛, 歩行および協調運動の異常, 脊椎変形, 局在性の脱力, 括約筋障害

〔Wilne S, Collier J, Kennedy C, et al: Presentation of childhood CNS tumours: a systematic review and meta-analysis. Lancet Oncol 8:685-695, 2007〕

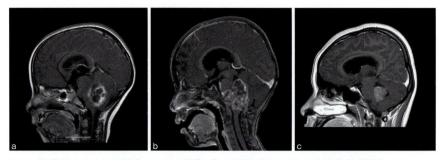

図1 代表的なテント下腫瘍のMRI画像（T₁強調ガドリニウム造影矢状断像）
a：小脳星細胞腫, b：退形成性上衣腫, c：髄芽腫. いずれも水頭症を併発して発症した.

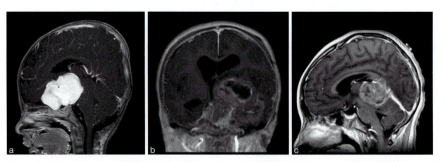

図2 代表的なテント上腫瘍のMRI画像（a, c：T₁強調ガドリニウム造影矢状断像, b：冠状断像）
a：視神経膠腫瘍, b：膠芽腫, c：松果体部悪性混合性胚細胞腫瘍

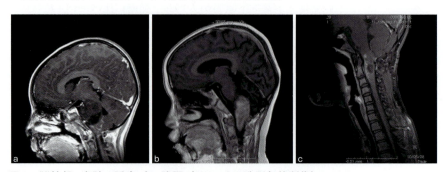

図3 脳幹部・脊髄の腫瘍（T₁強調ガドリニウム造影矢状断像）
a：脳幹部グリオーマ, b：脳幹部毛様性星細胞腫, c：延髄〜胸髄低悪性度神経膠腫

2） 嘔気，嘔吐

　　水頭症，頭蓋内圧亢進に伴い発症する．2週間以上続く嘔気，嘔吐を認めた場合は脳腫瘍を疑うべきであり，早期に専門医に紹介する．特に覚醒時に起きる持続性の症状では，画像診断を行う．

3） 視機能障害（視力低下，視野障害，眼球運動異常，眼底検査でのうっ血乳頭，蒼白乳頭など）

　　2週間以上続く視機能の異常を認める場合には，脳腫瘍を疑うべきである．視力，眼球運動，瞳孔反射，視神経乳頭，5歳以上であれば視野欠損を評価する．年齢から，あるいは協力が得られず評価が難しい場合には，小児眼科医あるいは神経眼科学専門医など専門家に紹介する．

4） 運動障害

　　2週間以上続く症状を認める場合は，脳腫瘍を疑う．乳幼児での起坐，はいずり，歩行，小さなものを扱うとき，学童児の書字の異常の有無に注意する．運動能力の退行，異常歩行，協調運動障害，回復しないBell麻痺，嚥下困難を認める場合には，画像診断を行う必要がある．小脳失調を内耳疾患として治療していないか注意し，繰り返す肺炎で誤飲を見落とさないよう注意が必要である．

5） 成長障害，発達障害

　　成長障害，思春期早発，思春期遅発，多飲・多尿のいずれか2つ以上が認められる場合には，脳腫瘍を疑う．特に思春期早発，思春期遅発・未到来，成長障害のある場合には，早期に精査するべきである．脳腫瘍では，しばしば神経症状に先立ち内分泌障害を認める．乳幼児において毛様性星細胞腫に合併する間脳症候群は，存在を知らない場合に見逃されることが多い．

6） 行動の変化

　　活動性の低下や倦怠感は，脳腫瘍で最も多く認める変化である．基底核部腫瘍や下垂体機能低下症を伴う鞍上部腫瘍では，不登校，性格変化や行動異常として心療内科的疾患として治療をされている場合がある．

7） 尿崩症

　　多飲・多尿を認めながら家族から見逃されている場合が多い．特にほかの症状で受診している場合に，見逃さないことが重要である．

8） けいれん

　　テント上腫瘍の初発症状として認め，精査の過程で腫瘍が指摘されることが多い．腫瘍播種の際に認めることもある．

9） 意識障害

　　いかなる意識障害も画像診断を行う必要がある．

3. 脳腫瘍の治療

　　小児脳腫瘍は，100種類を超える腫瘍から構成される．腫瘍の種類，発症部位，発症年齢を考慮し，外科的治療，放射線治療，化学療法を併用した集学的治療が行われるが，個々の患者に最適な治療方法を選択する必要がある．

> 最近の話題

- 髄芽腫は診断時4割に播種（転移）を認める悪性脳腫瘍であり，1950年代に腫瘍摘出後に全脳脊髄照射が導入されるまでは不治の病であった．1970年代後半に化学療法が導入され，放射線治療・化学療法を併用することが一般的になった．臨床的リスク因子が見いだされ，腫瘍摘出後に残存腫瘍が少なく転移のないものを標準リスク群，それ以外のものを高リスク群として治療されるようになった．標準リスク群では放射線治療による後遺症の軽減のため，化学療法を併用し全脳脊髄照射の線量を減量することが試みられ，2000年代には36 Gyから23.4 Gyに減量し，80％を超える5年無再発生存率が達成された．さらに強化照射の照射野を後頭蓋窩から腫瘍床に縮小し，海馬への影響を軽減することにより，IQ低下が起きないことが示されている．高リスク群では，生存率の向上のため，放射線治療と化学療法を同時に施行する放射線化学療法や，造血幹細胞移植を併用し短期間に大量化学療法を行う治療により，5年無再発生存率は70％を達成した．
- 近年，網羅的ゲノム解析技術を用いた小児脳腫瘍の研究が急速に進み，髄芽腫が分子生物学的に4つのグループに分類されることが示された．これらの分類は治療経過・予後と強く相関しており，新たなリスク分類として臨床試験に導入され始めている．同時に特異的遺伝子異常を標的とした分子標的治療薬の開発が急速に進んでいる．結節性硬化症の上衣下巨細胞性星細胞腫（SEGA）に対するmTOR阻害薬治療は，小児脳腫瘍に対する分子標的薬治療の最初の成功例であるが，髄芽腫のほか，低悪性度神経膠腫，上衣腫，高悪性度神経膠腫，脳幹部グリオーマでも同様の研究によって，分子標的治療の可能性がでてきている．

文献

1) Wilne S, Collier J, Kennedy C, et al: Presentation of childhood CNS tumours: a systematic review and meta-analysis. Lancet Oncol 8:685-695, 2007
2) Head Smart（http://www.headsmart.org.uk/）
　※英国で小児脳腫瘍の発症から診断までの期間を短縮するために企画されたプロジェクト．小児脳腫瘍の診断に関する5,620の論文から専門家により選択された72論文のメタ解析を行い，症状・徴候から脳腫瘍を考える，画像診断を行う基準をエビデンスレベルつけたガイドラインとして作成している．このほか，診断のための教育プログラムや家族など一般向けの啓蒙も公開されている．

Column

小児脳腫瘍の早期診断
―子どもたちの守り手となるために

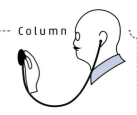

視神経膠腫は，乳幼児期に多い神経膠腫で，多くがWHO悪性度分類でgrade Iに分類される毛様性星細胞腫である．神経線維腫1型に合併するが，その病歴がなくても発症する．両側視神経から視交叉，視索，視放線まで，視路のあらゆる部位に発症する．腫瘍は発症から緩慢に増大していくと考えられ，全身状態は良好で，眼科的症状を初発症状とすることも多い．乳幼児では，家族が視機能異常に気づくのが困難な場合が多い．

症例1の女児は，8か月時に家族が斜視に気づき，眼科を受診したところ様子をみるように言われた．その後乳幼児健診や他疾患で小児科を受診した際に斜視を指摘されたが，家族が眼科を受診したと言うと，それ以上の診察が行われなかった．2歳9か月時に小児科を受診した際，斜視を指摘され，診察により左視機能の著しい低下を指摘され眼科に紹介された．眼底検査で右視神経乳頭が蒼白であることが指摘されMRIは①の状態であった．

症例2の男児は，3歳時，風邪で小児科受診した際に斜視を指摘され，右眼を覆うと左眼の眼振を認め，固視が不安定になることを指摘され眼科に紹介された．症例1と同様の眼底所見があり画像診断より診断にいたった（②）．

いずれの事例も視神経膠腫と診断され化学療法を施行されたが，症例1は治療開始直後に右眼失明，左眼は視力が光覚弁まで低下し治療後も改善しなかった．症例2は視力が0.1から1.2まで回復し，5歳以降の検査で視野の異常を認めない．

症例3の10歳男児は，他症状で小児科受診した際，眼球運動障害を指摘され眼科に紹介された．複視，うっ血乳頭も指摘され，造影MRIで③の松果体病変以外に下垂体茎にも造影病変を認めた（bifocal tumour）．水頭症を併発していたが，本人の頭痛の訴えは軽度で，家族も気づいていなかった．神経内視鏡的に生検術，水頭症に対し第三脳室開窓術が施行され，胚芽腫と診断された．化学療法を開始し，治療終了時には眼科的異常所見や内分泌学的異常所見を認めなかった．

小児脳腫瘍の初期診断は困難であるが，問題を見過ごさずに自ら診察し，所見をとる小児科医が早期に診断することで，視機能や内分泌機能の守り手となることがある．

（柳澤隆昭）

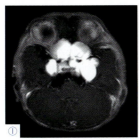
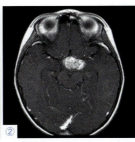
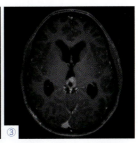

図　MRI T₁ ガドリニウム造影水平断像（症例1，2：視神経膠腫，症例3：胚芽腫）

11 先天代謝異常症

保護者や患者さん本人からよくある質問

Q1 どのような病気ですか
Q2 診断が難しいというのは本当でしょうか
Q3 治らない病気というのは本当でしょうか

A1 摂取された食物は，エネルギーや，ときには筋肉・骨などの体の構成成分に変換されます．食べられないときには自身の筋肉や脂肪が食物と同じ反応を受けて，エネルギーへ変換されます．これらを代謝反応と呼び，反応の1つひとつが正常に次のステップへ進むためには，受容体や酵素などと呼ばれるタンパク質が必要です．これら代謝反応に必要なタンパク質の先天的異常を総称して先天代謝異常症と呼びます．

A2 特に新生児期・乳児早期に症状の出る先天代謝異常症の症状・所見は，特異的なものが少ないのが特徴です．正しい診断のためには，代謝スクリーニング（Metabolic Screening）と呼ばれる各種生化学検査をカスケード式に組み合わせていく方法が非常に有用で，それに従えば診断は決して難しくはありません．

A3 フェニルケトン尿症に対するフェニルアラニン制限などの食事療法に加えて，ムコ多糖症など一部の病気には酵素補充療法による根本的治療が可能な疾患も増えてきました．そのためにも先天代謝異常症は早く正確に診断する必要があります．

診療上のポイント

① 先天代謝異常症の診断は，新生児期から乳児早期に発症する症例と，それ以降に発症する症例とに分けて考える必要がある．
② 新生児期から乳児早期に発症する症例は症状に特異的なものが少なく，常に先天代謝異常症の存在を念頭に置くべきである．
③ 代謝疾患を疑った場合に最初に行うべき検査は，血糖，血液ガス，血中アンモニアの測定である．
④ 乳児後期以降には先天代謝異常症に特異的な症状・所見も出現してくるので，それらを見逃さないことが重要になる．

専門医へ紹介するタイミング

ガスクロマトグラフィ質量分析計（GC/MS）による尿中有機酸分析，タンデムマス分析計（MS/MS）による血中アシルカルニチンプロフィール分析は Metabolic Screening で重要な位置を占める．

けいれん，意識障害などの重篤な症状で発症し，GC/MS，MS/MS などの検査が必要と判断した場合には一刻も早くそれらの施設に紹介する．

実際の診療にあたって

1. 新生児期から乳児早期に発症する先天代謝異常症

1）定義および一般的事項

- 概念

  代謝反応に必要なタンパク質の先天的異常を総称して先天代謝異常症と呼び，基本的には単一遺伝子病である．遺伝形式は，多くは常染色体劣性か X 連鎖性である．

- 症状

  症状に特異的なものが少ない（表1）．

- 検査所見

  図1の Metabolic Screening のカスケードに基づき診断をすすめる．新生児期に発

表1　先天代謝異常症の症状と検査所見

新生児から乳児早期：非特異的	**症状** 哺乳困難, 体重増加不良, 意識障害, 嘔吐, 下痢, 黄疸の遷延, 筋緊張異常, けいれん, 肝腫大, 脱水, 顔貌異常, 尿の特異臭, 毛髪異常, 呼吸困難, 巨舌, 歯齦肥厚 **検査所見** 低血糖, 代謝性アシドーシス, 高アンモニア血症, 尿中還元物質, 好中球減少, 血小板減少, リンパ球内空胞, 高乳酸・ピルビン酸血症, 高グリシン血症, 尿塩化第二鉄反応陽性
乳児後期以降：特異的	退行現象, 特異顔貌, 嘔吐, 意識障害, 発育障害, など

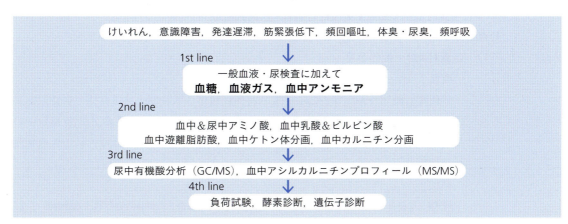

図1　代謝スクリーニング（Metabolic Screening）

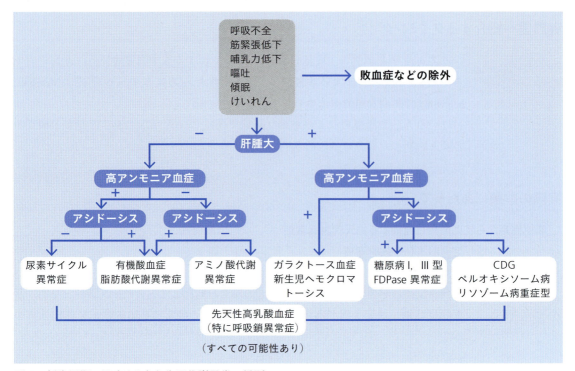

図2 新生児期に発症する主な先天代謝異常の鑑別
CDG：先天性糖鎖形成異常症，FDPase：フルクトース-1,6-ジホスファターゼ

症する主な先天代謝異常の鑑別を図2に示す．低血糖，高アンモニア血症，高乳酸血症の鑑別を図3〜6に示す．

2) 診断

図1に示すように，負荷試験，酵素診断，遺伝子診断で診断を確定する（図1）．

3) 治療と予後

まずは的確な治療で急性期を脱することが重要である[1]．予後は病型によりさまざまであるが，脂肪酸代謝異常症など急性期を乗り切れば予後良好な疾患も多い．そのためにも迅速・正確な診断が重要である．

2. 乳児後期以降に特異的症状で発症する代表的な先天代謝異常症

◆ Wilson病[2]

1) 定義および一般的事項

- 概念

肝硬変，錐体外路症状，Kayser-Fleisher角膜輪を3大症状とする常染色体劣性遺伝形式をとる病気で，銅の過剰蓄積が原因である．13q14.3に存在する *ATP7B* 遺伝子の規定する銅輸送タンパク質（P-type ATPase）の異常で起こり，40,000人に1人の頻度で発症する．

- 症状

肝型（易疲労性，黄疸），神経型（構音障害，歩行障害などの錐体外路症状，知能障害），肝神経型，発症前型に分かれる．神経型の発症は肝型より遅く，10歳以降が多い．

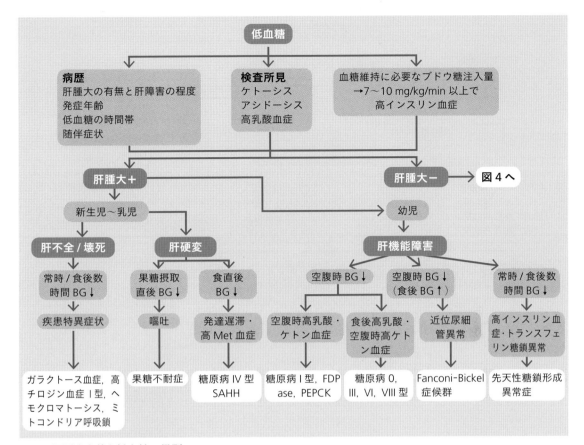

図3 肝腫大を伴う低血糖の鑑別

SAHH：S-アデノシルホモシステインヒドロラーゼ，FDPase：フルクトース-1,6-ジホスファターゼ，PEPCK：ホスホエノールピルビン酸カルボキシキナーゼ

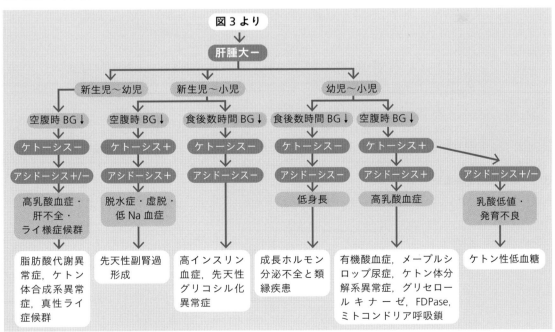

図4 肝腫大を伴わない低血糖の鑑別

FDPase：フルクトース-1,6-ジホスファターゼ

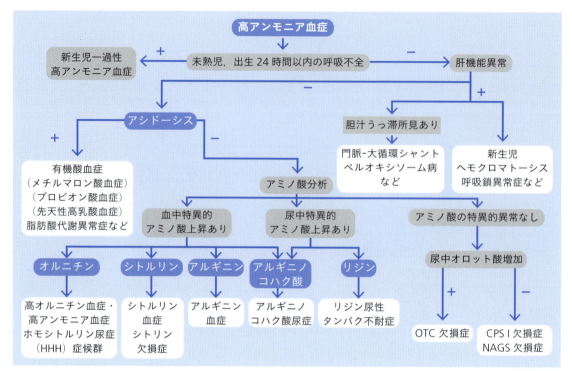

図5 新生児高アンモニア血症の鑑別

OTC：オルニチントランスカルバミラーゼ，CPS I：カルバミルリン酸合成酵素 I，NAGS：N-アセチルグルタミン酸合成酵素

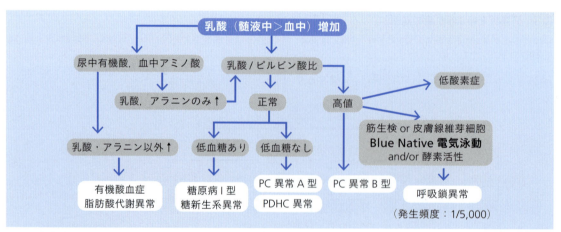

図6 高乳酸血症の鑑別

PC：ピルビン酸カルボキシラーゼ，PDHC：ピルビン酸脱水素酵素複合体

- 検査所見

　肝酵素の上昇，血清尿酸値の低下に加え，特殊検査所見として，①血清セルロプラスミン値の低下，②尿中銅排泄量増加（≧100 μg/day，≧1.5 μg/kg/day，≧0.2 μg/mg creatinine），③肝銅含量増加（≧200 μg/g wet tissue）があげられる．①は全体として約5％の患者で正常，②は4歳以下の年少例では正常なことに注意が必要である．

2) 診断

上記①のみ，あるいは②＋③の2項目が揃えば診断できる．遺伝子検査も特に発症前診断などには有効である．

3) 治療と予後

銅キレート薬（D-ペニシラミン，塩酸トリエンチン），銅吸収阻害薬（酢酸亜鉛）に低銅食の併用で対応する[2]．早く発見し，しっかりと治療が持続できれば予後は悪くない．良好な服薬コンプライアンスを保つことがなによりも重要である．

◆ Menkes 病[3]

1) 定義および一般的事項

- 概念

銅輸送タンパク質 *ATP7A* の異常で起こる X 連鎖遺伝性疾患で，銅が全身から欠乏し銅を補酵素とする酵素活性の低下が起こる．

- 症状

古典型，軽症型と最軽症型に属する occipital horn 症候群に分かれる．その名の由来は後頭骨の角様変形である．

- 検査所見

血清銅，セルロプラスミン低値が特徴で，血中乳酸，ピルビン酸高値もみられる．頭部 MRI による血管蛇行の確認も重要な所見になる．

2) 診断

培養皮膚線維芽細胞の銅濃度高値，あるいは *ATP7A* 遺伝子変異検査で確定診断できる．

3) 治療と予後

ヒスチジン銅の皮下注射を発症前に開始すれば神経症状はかなり予防できるが，結局は結合組織症状で予後不良である．

◆ ムコ多糖症[4]

1) 定義および一般的事項

- 概念

皮膚や骨などに多量に存在するムコ多糖（グリコサミノグリカン，GAG）の分解反応に必要な 10 種類以上のリソゾーム酵素のはたらきが生まれつき低い病気を称してムコ多糖症と呼ぶ．MPS I, II, III, IV, VI, VII, IX に分かれ，MPS II のみ X 連鎖性遺伝，ほかは常染色体劣性遺伝形式である．

- 症状

その多くに特徴的な顔つき，骨・関節の拘縮が存在する．中枢神経症状（発達遅滞）は，病型によりさまざまである．

- 検査所見

骨 X 線や顔貌から疑い，尿中ウロン酸分析で蓄積している GAG の種類を調べ，病型の当たりをつける．

2) 診断

酵素活性と遺伝子検査で確定する．

3) 治療と予後

対症療法と根治的療法に分けられる．根治的療法には，酵素補充療法（MPS I, II, VI で保険収載済み）と造血幹細胞移植がある．中枢神経症状，骨病変，心臓弁の病変には酵素補充の効果がないため，早期診断（できれば発症前），早期治療が重要になる．

最近の話題

現在最も注目されている先天代謝異常症の治療法が"酵素補充療法"である．生まれつき欠けている酵素を治療薬として血管に入れることにより治療する方法で，この治療ができる疾患は，現在はGaucher病，Fabry病，Pompe病，ムコ多糖症I型，II型，VI型の6疾患であるが，数多くの治験が進行中である．

文献

1) 大竹　明：新生児期に緊急処置を要する先天代謝異常．衛藤義勝，斉藤加代子，斉藤博久，他（編集主幹）：小児の治療指針（小児科診療 69 増刊），pp868–872, 診断と治療社，2006
2) 清水教一：Wilson 病．遠藤文夫（専門編集）/山口清次，大浦敏博，奥山虎之（総編集）：先天代謝異常ハンドブック，pp260–261, 中山書店，2013
3) 児玉浩子：Menkes 病．遠藤文夫（専門編集）/山口清次，大浦敏博，奥山虎之（総編集）：先天代謝異常ハンドブック，pp262–263, 中山書店，2013
4) 奥山虎之：ムコ多糖症I型．遠藤文夫（専門編集）/山口清次，大浦敏博，奥山虎之（総編集）：先天代謝異常ハンドブック，pp190–191, 中山書店，2013

12 ミトコンドリア病

保護者や患者さん本人からよくある質問

Q1 どのような病気ですか
Q2 主な症状を教えてくれますか
Q3 ミトコンドリア脳筋症とはどのような病気ですか
Q4 母系遺伝をすると聞きましたが本当でしょうか

A1 ミトコンドリアはほとんどすべての細胞に存在する細胞内小器官で，その最大の役割はエネルギー（ATP）をつくることです．ミトコンドリアのはたらきが低下することが原因で起こる病気を総称してミトコンドリア病と呼び，主となる病気の症状が何であるかによりミトコンドリア脳筋症，肝症，心筋症などに分けられます．いかなる症状，いかなる臓器・組織，いかなる遺伝形式でも発病することのある先天代謝異常症で，5,000人に1人の割合で発症するといわれています．

A2 症状の多くはエネルギー産生不足によって起きるので，エネルギーを大量に必要とする臓器・組織に症状が出やすく，特に幼小児期では，①脳筋症状，②消化器・肝症状，③心筋症状が3大症状とされます．ミトコンドリア病の中心的存在といわれている"ミトコンドリア脳筋症"は，比較的軽症のミトコンドリア病に属し，年長・成人発症例に多くみられます．

A3 脳や筋肉を中心に症状が現れる型をミトコンドリア脳筋症と呼び，そのうち4大病型といわれるものは，慢性進行性外眼筋麻痺症候群（CPEO），卒中様症状を伴うミトコンドリア病（MELAS），ミオクローヌスを伴うミトコンドリア病（MERRF），Leigh脳症と呼ばれる亜急性壊死性脳症です．

A4 原因となるタンパク質のうち，ミトコンドリア遺伝子のはたらきでつくられるものは13種類のみで，大部分は核遺伝子のはたらきでつくられます．したがって，その遺伝形式は昔からいわれているミトコンドリア遺伝（母系遺伝）以外の常染色体性，X染色体性の遺伝形式によるもののほうが多いのです．

診療上のポイント

① ミトコンドリア病の発症年齢，臨床所見は多種多様であり，遺伝形式もミトコンドリア遺伝（すなわち母系遺伝）だけとはかぎらない[1,2]．また神経・筋症状を中心とするミトコンドリア脳筋症は，ミトコンドリア病全体の1/3にすぎず，全身の病気である．

② 発生頻度は約5,000人に1人であり従来考えられていたよりはるかに高い[3,4]．新生児期・乳児早期発症例はミトコンドリア病全体の半数近くを占め，その大多数は核遺伝子異常である．

③ 組織特異性には注意が必要であり，正確な診断のためにはできるだけ多くの細胞・臓器の収集・解析が必要となる．

④ 核遺伝子異常の探索とその機能解明が現在の病態解明の中心であり，その結果新しい治療法も生まれつつある[5]．

⑤ ミトコンドリア病の正確な診断と理解のためには，呼吸鎖を基本に考えることが重要である．

専門医へ紹介するタイミング

現在多数の新薬治験（L-アルギニン，タウリン，EPI-743，5-アミノレブリン酸/クエン酸第1鉄，ピルビン酸ナトリウム）が実施ないし考案中であり，診断をつける段階から専門医への相談をすすめる．

実際の診療にあたって

1. 定義および一般的事項

1) 概念

「保護者や患者さん本人からよくある質問」のA1を参照[6,7]．

2) 症状

ミトコンドリアはほぼ全身の細胞に存在しているので，ミトコンドリア病の症状は全身にあらわれる．そのため1人の患者さんが単一臓器由来では説明のつかない症状・所見をもっているときには，ミトコンドリア病を疑う必要がある．脳や筋肉に症状の主座がある病気をミトコンドリア脳筋症[8]と呼び，症状のあらわれ方によりさらに表1に示すような複数の症候群に細分化される．

ミトコンドリア脳筋症の4大病型といわれるものを表2に示す．慢性進行性外眼筋麻痺症候群（CPEO）は，眼瞼下垂で発症し外眼筋麻痺が次第に進行する．これに網膜色素変性と心伝導障害を伴うものをKearns-Sayre症候群（KSS）と呼ぶ．ミトコンドリア遺伝子の単一大欠失（m.8470_13446del4977）が最も多く認められるが，ほかに多数の多重欠失，重複，点変異も認められる．卒中様症状を伴うミトコンドリア病（MELAS）は，①頭痛/嘔吐，②けいれん，③片麻痺，④同名半盲，皮質盲，⑤画像上脳の急性局所異常所見，の5項目中2項目以上をもち卒中様発作を繰り返す

表1 各ミトコンドリア脳筋症の神経症状と筋症状

臨床病名	鍵となる症状	神経症状	筋症状
MELAS	卒中様発作, 片頭痛, 嘔吐	軸索性＞脱髄性 感覚障害＞運動障害	頻度大
KSS	網膜色素変性, PEO, 心伝導障害, 運動失調	軸索性中心 感覚障害＞運動障害	頻度大
MERRF	ミオクローヌス, てんかん, 運動失調, 脂肪腫, 難聴, 低身長	軸索性中心 感覚障害＞運動障害	頻度大
Leigh 脳症	脳幹障害, 退行, 高乳酸血症	脱髄性中心 感覚障害＝運動障害	頻度大
NARP	末梢神経障害, 運動失調, 網膜色素変性	軸索性中心 感覚障害＞運動障害	まれ
MNGIE	消化管機能不全, 悪液質, PEO, 白質脳症, 末梢神経障害	脱髄性＞軸索性 感覚障害＞運動障害	頻度大
SANDO	感覚性運動失調, 構音障害, PEO	軸索性中心 感覚神経節障害	しばしば潜在性
MSL	脂肪腫, 運動失調, 末梢神経障害, 難聴	軸索性＞脱髄性 感覚障害＞運動障害	頻度大

MELAS: mitochondrial encephalomyopathy, lactic acidosis, and stroke-like episodes（ミトコンドリア脳筋症, 高乳酸血症と卒中様発作）, KSS: Kearns-Sayre syndrome, MERRF: myoclonus epilepsy with ragged-red fibers（赤色ぼろ線維を伴う進行性ミオクローヌスてんかん）, PEO: progressive external ophthalmoplegia（進行性外眼筋麻痺）, NARP: neuropathy, ataxia, and retinitis pigmentosa（末梢神経障害, 運動失調と網膜色素変性）, MNGIE: mitochondrial neurogastrointestinal encephalopathy（ミトコンドリア神経胃腸脳筋症）, SANDO: sensory ataxic neuropathy, dysarthria, and ophthalmoparesis（感覚性運動失調, 構音障害と進行性外眼筋麻痺）, MSL: multiple symmetric lipomas（多発性対称性脂肪腫）.

ことが診断条件である．ミオクローヌスを伴うミトコンドリア病（MERRF）は，ミオクローヌス，小脳性運動失調，てんかんを伴う症候群である．Leigh 脳症はもともと亜急性壊死性脳症という病理学的疾患単位として報告された．臨床的には以下の4つの条件を満たす疾患と定義される．

① 精神運動発達の退行を伴った進行性疾患
② 不随意運動，哺乳嚥下障害，呼吸障害，眼球運動障害，運動失調などの脳幹・大脳基底核症状を伴う
③ 血中・髄液中乳酸値上昇
④ 次のうちの1つ以上：画像上の対称性基底核・脳幹病変，典型的神経病理学的変性（海綿状壊死），同様症状の同胞の存在

3）検査所見

高乳酸血症あるいは髄液中乳酸高値はミトコンドリア病を強く疑わせる所見であるが，乳酸値の上昇しないミトコンドリア病もあることと，乳酸値は啼泣やけいれんで容易に上昇することにも注意が必要である．高乳酸尿症や高アラニン血症の存在は慢性的な高乳酸血症を意味し，MRS（MRスペクトロスコピー）による乳酸ピークの検出も診断に役立つ．CT/MRIを中心とする各種画像診断，症状のある臓器（ミトコンドリア脳筋症では筋肉）の生検による酵素診断・組織診断，そしてミトコンドリアと核の病因遺伝子診断が大切となる．

表2 主なミトコンドリア脳筋症の臨床像と病理像

	CPEO/KSS	MELAS	MERRF	Leigh
【臨床像】				
脳筋症中の頻度	22%	31%	4%	18%
ミトコンドリア遺伝子異常	欠失 または重複	点変異（m.3243A＜G, m.3271T＞C, m.13513G＞A, m.3252A＞G など）	点変異（m.8344A＞G, m.8356T＞C, m.8363G＞A, m.8361G＞A など）	点変異（m.8993T＞G or C など）
核遺伝子異常	POLG, POLG2, PEO1, ANT1 など	POLG など	POLG など	SURF1, POLG, LRPPRC など.
家族歴	＋/－	＋	＋	＋
脳卒中様発作		＋		
ミオクローヌス		＋/－	＋	
てんかん		＋	＋	＋
退行	（＋：KSS）	＋	＋/－	＋/－
発達遅滞				＋
外眼筋麻痺	＋			
四肢筋力低下	＋	＋	＋	＋
筋緊張異常		＋		
眼瞼下垂	＋			
網膜色素変性	（＋：KSS）			＋/－
視神経萎縮				＋/－
低身長	＋	＋	＋	
糖尿病	＋/－	＋/－		
心伝導障害	（＋：KSS）	＋/－		
難聴		＋	＋	
高乳酸血症	＋	＋	＋	＋/－
髄液蛋白増加	＋			
【病理像】				
筋線維大小不同	＋	＋	＋	＋/－
RRF	＋	＋	＋	
CCO 部分欠損	＋		＋	
CCO 欠損部位の境界	明瞭	不明瞭	不明瞭	
SSV		＋	＋	

RRF: ragged-red fiber（赤色ぼろ線維）, CCO: cytochrome c oxidase, SSV: strongly SDH-reactive blood vessels

2. 診断

指定難病としてのミトコンドリア病診断基準は，ウェブを参照されたい（http://www.mhlw.go.jp/file/06-Seisakujouhou-10900000-Kenkoukyoku/0000089975.pdf）

3. 治療と予後

対症療法が中心である．発作時はエネルギー消費を抑えるため安静・睡眠が奨励される．糖質制限と脂質優先摂取，バルプロ酸などのミトコンドリア毒を避けること，発作時にはL-カルニチン，コエンザイムQ，ビタミンB_1・Cを中心とするビタミンカクテル療法を行う．

予後は病型によりさまざまであるが，基本的に症状の変動を繰り返しつつ進行する．感染症合併時に急速に進行する危険については注意を払うべきである．

最近の話題

現在ミトコンドリア病に根本的に有効とされている治療法はなく，いくつかの原因療法の治験が計画ないし進行中である．なかでもMELASに対するL-アルギニン療法はまもなく保険認可される見通しである．ほかに治験が進行ないし計画中の薬剤として，ピルビン酸ナトリウム，PBI-743，5-アミノレブリン酸/クエン酸第一鉄，などがあげられる．

文献

1) 大竹 明：ミトコンドリア病：概論. 先天代謝異常症候群（第2版）下－病因・病態研究，診断・治療の進歩，pp623-630, 日本臨牀社，2012
2) 大竹 明：ミトコンドリア病. 松原洋一，呉 繁夫，佐合治彦（編）：こどもの病気－遺伝について聞かれたら．pp134-136, 診断と治療社，2015
3) Yamazaki T, Murayama K, Compton AG, et al: Molecular diagnosis of mitochondrial respiratory chain disorders in Japan: Focusing on mitochondrial DNA depletion syndrome. Pediatr Int 56: 180-187, 2014
4) Skladal D, Halliday J, Thorburn DR: Minimum birth prevalence of mitochondrial respiratory chain disorders in children. Brain 126: 1905-1912, 2003
5) Ohtake A, Murayama K, Mor M, et al : Diagnosis and molecular basis of mitochondrial respiratory chain disorders: exome sequencing for disease gene identification. Biochim Biophys Acta 1840: 1355-1359, 2014
6) Scaglia F, Towbin JA, Craigen WJ, et al: Clinical spectrum, morbidity, and mortality in 113 pediatric patients with mitochondrial disease. Pediatrics 114: 925-931, 2004
7) Gibson K, Halliday JL, Kirby DM, et al: Mitochondrial oxidative phosphorylation disorders presenting in neonates: clinical manifestations and enzymatic and molecular diagnoses. Pediatrics 122: 1003-1008, 2008
8) 大竹 明：ミトコンドリア脳筋症. 北川泰久，寺本 明，三村 将（監），飯森眞喜雄，内山真一郎，片山容一，他（編）：神経・精神疾患診療マニュアル，pp240-241, 南山堂, 2013

13 学習障害（限局性学習症）

保護者や患者さん本人からよくある質問

Q1 どのような病気ですか
Q2 読み書き障害とはどのような病気ですか
Q3 この障害は治りますか

A1 教育の機会，家庭環境や本人の意欲に問題がなく，また視聴覚などの障害を認めず，全般的知能が正常であるにもかかわらず，読み書きや計算など特定の領域で学習の遅れがみられる状態です．

A2 障害の代表的なタイプとして，発達性読み書き障害（ディスレクシア）が知られています．これは小児期からみられる読字や書字に関する特異的な発達障害です．文字や綴りを音に変換する（デコーディング）問題を伴い，読みの正確性と流暢性の低下を特徴とします．読字の障害があると結果的に書字障害も生じるため，"読み書き障害"と表現されます．

A3 学習障害は，神経生物学的原因に起因する特異的な発達障害です．したがって，お子さんの認知機能の特徴を踏まえたうえで，読み書きなどの指導が有効です．パソコンやスマートフォンなどの代替手段を活用する方法についても考慮します．注意欠如・多動症（ADHD）や自閉スペクトラム症（ASD）など，ほかの発達障害を併存することがあります．その場合，併存する発達障害の診断と治療を優先します．

診療上のポイント

① 発達性読み書き障害は，読字書字の困難さを主症状とするため，就学前には気づかれにくい．
② 幼児期の言語発達（特に音韻認識）の様子や自発的な文字への興味関心の有無は，学習障害を診断するための手がかりとなる．
③ 知能が正常で会話も普通にできるにもかかわらず，文字を正確にあるいは流暢に読めないのが特徴である．診断には知能検査が必須で，音読検査や神経心理学検査が重要である．
④ 学習障害による困難さについて気づかれず経過すると，さまざまな問題（二

次障害）を生じることがある．たとえば不登校児の背景要因として注意が必要である．

専門医へ紹介するタイミング

通常，こどもは幼児期から言葉遊び歌を歌い（たとえば「こぶたぬきつねこ」や「ドレミの歌」など），しりとり遊びに加わることにより遊び仲間からヒントを与えられ，音韻認識を自然に身につけていく．音韻認識力は，言葉の音韻分解と音韻抽出からなり，文字学習の前提となる．音韻認識が体得できないケースや小学校1年生でひらがなの習得に手間取るこども，小学校2年生以降に漢字習得のつまずきがある場合は，専門医へ紹介することが推奨される．タイミングを逸すると学力低下など学業上の問題が発生することがあるため，早めの判断が重要である．

実際の診療にあたって

1. 定義および一般的事項

わが国でよく用いられている学習障害の定義には，大きく分けて2つ存在する．1つは，文部科学省が定義した教育用語としてのLD（learning disabilities）であり，もう1つは米国精神医学会の「精神疾患の診断・統計マニュアル（DSM）」に基づく医学用語としてのLD（learning disorders）である．

前者によると学習障害は"基本的には全般的な知的発達に遅れはないが，聞く，話す，読む，書く，計算するまたは推論する能力のうち特定のものの習得と使用に著しい困難を示すさまざまな状態を指すもの"であり，やや広義である．一方，最新のDSM-5では限局性学習症／限局性学習障害（specific learning disorder）という診断に，状況に応じて読字の障害（with impairment in reading），書字表出の障害（with impairment in written expression），算数の障害（with impairment in mathematics）を明記することになっている[1]．

学習障害のなかで，発達性読み書き障害（developmental dyslexia；DD，ディスレクシア）の認知度が高く，知見が蓄積されている．国際ディスレクシア協会（IDA）によると，DDは神経生物学的原因に起因する特異的発達障害とされる．"文字や単語の音読と書字に関する正確性や流暢性の困難さは配慮された教育環境下においても認められ，ほかの認知能力からは予測されず，典型例は音韻情報処理過程の障害による"と定義されている．

DDは読む機会が二次的に減少しがちで，就学以降の語彙の発達や知識の増大を妨げることがある．"言葉を知らない"あるいは"使えない"，"知識が乏しい"という症状は，青年期以降に知的障害／知的能力障害と誤解されることがありうる点に注意が要る．わが国における有病率の報告は，0.7〜2.2％の間に分布し，1％程度と推測される[2]．

2. 診断

　　幼児期からこどもたちは日常生活で，語の音韻分解と音韻抽出からなる音韻認識の発達にかかわる遊びを行っている．言葉遊び歌や，しりとり遊びに加わって遊ぶことを通じて，言葉をやりとりして音韻認識を自然に身につける．また2歳を過ぎると，簡単な記号や図形を視覚的に見分けることができるようになり，日常生活で絵本などを通じて簡単な標識や記号に触れることで，標識や文字に気がつくようになる．家庭内外で道路標識や天気予報の記号など，見慣れて知っていくことも読み書きへの関心につながっていく．

　　DD児の場合，日常生活における文字への関心が乏しい様子やしりとりなど音韻認識の発達にかかわる遊びにうまく参加できないことが観察される．自分の名前の読み書きを繰り返し教えても，できるようになるまで時間を要することがある．また線画や数字の呼称スピードが遅い子どもたちのなかには，就学後の仮名文字音読が遅い場合があると指摘されている[3]．しかしながら就学前にDDの主症状に気づかれることはまれであり，確定診断することは困難である．

　　学習障害の診断のためには，学習のそれぞれの分野における標準化検査バッテリーが必須であるが，日本語話者用のものは十分に確立されていない．ここでは，学習障害のなかでDDの診断手順について述べる（図1）[4]．

1) 問診および診察

　　発達歴，養育歴，教育歴，家族歴，病歴などを詳細に聴取し，通常の診察を行ったうえ，神経学的所見を確認する．臨床症状チェック表[5]を利用すると，ひらがな・漢字の読み書きポイントを見落とさずにすむので，外来診療で便利である．

2) 全般的知能が正常であることの確認

　　標準化された知能検査を用いる．たとえばウェクスラー系の知能検査を用いて全般的な知的水準を確認し，そのほかの神経心理検査も実施し認知特性を抽出する．

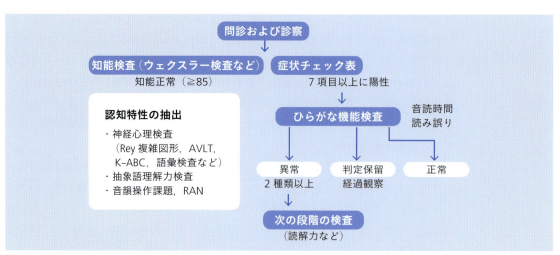

図1　読み書き障害児の診断の流れ
〔稲垣真澄，小林朋佳，小池敏英，他：特異的発達障害の臨床診断と治療指針作成に関する研究チーム（編）：特異的発達障害　診断・治療のための実践ガイドライン－わかりやすい診断手順と支援の実際－，p3，診断と治療社，2010〕

3） 判定

　　読みの検査課題において，音読時間が対象学年相当の平均＋2.0 SD を超える所見が 2 種類以上の課題でみられる場合には異常ととらえる．読み誤りの個数が平均より明らかに多い場合も誤りパターンを詳細に検討し，総合的な判断をするべきである．上記に該当しない場合や＋1.5 SD を超える所見が 2 種類以上の検査でみられる場合は，経過観察し定期的に読字・書字の症状を確認し，追加検査を行っていくことが望ましい．

3. 治療

　　DD 児の特徴として，話し言葉や言語理解の発達は正常であるため，本の読み聞かせなどを積極的に継続することにより，知識や語彙の増大を促すことは重要である．幼児期からこれらを生活に取り入れ，本に親しめる環境が望ましいといえる．音韻認識が発達すると，言葉遊び歌やしりとりをしっかりと理解できるようになるが，そのためには日常生活で実際用いている語をモーラに分解する能力を育てることが不可欠である（たとえば"あひる"は 3 モーラ，"ちょっぴり"は 4 モーラの単語）．

　　音韻認識の発達を促す課題の一例として，単語に含まれるモーラ数を数えたり，同じ音（モーラ）の言葉を集めたりすることがある．普段の遊びに取り入れ，繰り返し練習することにより，音韻分解と音韻抽出を意識することが可能になり，その後の文字の読み書きの学習が進展する 1 つの足がかりになる．

　　小学校低学年の音読指導においては，デコーディングがスムーズにできるようになることが優先される．小学校中学年以降は，漢字の習得困難をきっかけに発見されることが多く，漢字の読み書きを支援することが重要なポイントになる．イラストを用いる漢字学習は，漢字単語の意味理解を促すことができ，漢字単語の効果的な学習をめざす支援介入法と考えられている．

　　学業上の問題を抱えると，学習以外の場面においても意欲の減退や心身症，不登校など学校生活におけるさまざまな問題に発展することがあるため，子どものモチベーション維持に配慮する指導が重要である．多くの場合は個々人の能力に合わせた個別指導が推奨される．そして，この時期以降は認知機能の特徴を踏まえた通常の読み書き指導に加えて，代替手段を活用する方法も重要である．

最近の話題

- DD には家族集積性もしくは遺伝性疾患としての側面がある．両親のいずれかが DD の家系では，生まれたこどもの 65% が読み困難を生じたとされる[6]．DD 関連遺伝子には *DYX1〜DYX9*, *DYX1C1*, *ROBO1*, *DCDC2*, *KIAA0319* などが知られている．いずれの候補遺伝子も大脳皮質の神経細胞移動に関与すると考えられるが，機能の解明にはいたっていない．異なる言語の DD が共通の遺伝子異常で説明できるのかなど，今後の検討が待たれる．
- DD の性差について，有意な男女差が認められないという報告がある一方，男児が 1.5〜3 倍女児より多いと述べるものもいる[7]．

- DDの約30%にADHDが併存する[8]．一方，DDとASDに関する大規模調査はない．海外ではASD児における学習障害（LD）の併存は22〜50%とされている．一部のASD児では，特別な学習や指導を行わなくても，発達早期から高い読字能力が認められることや，文字に対する強迫的な興味を示すことが知られている．読み書きが得意なわりに，文章理解が乏しいことが観察される．

文献

1) American Psychiatric Association: Diagnostic and statistical manual of mental disorders fifth edition DSM-5, pp66-74, American Psychiatric Publishing, 2013
2) 細川 徹：特異的発達障害の臨床診断と治療指針作成に関する研究チーム（編）：特異的発達障害－診断・治療のための実践ガイドライン－分かりやすい診断手順と支援の実際．pp36-37，診断と治療社，2010
3) 金子真人，宇野 彰，春原則子，他：就学前6歳児における小学校1年ひらがな音読困難児の予測可能性について－Rapid Automatized Naming（RAN）検査を用いて．音声言語医学 48：210-214，2007
4) 稲垣真澄，小林朋佳，小池敏英，他：特異的発達障害の臨床診断と治療指針作成に関する研究チーム（編）：特異的発達障害－診断・治療のための実践ガイドライン－わかりやすい診断手順と支援の実際．pp5-23，診断と治療社，2010
5) 北 洋輔，小林朋佳，小池敏英，他：読み書きにつまずきを示す小児の臨床症状とひらがな音読能力の関連－発達性読み書き障害診断における症状チェックリストの有用性．脳と発達 42：437-442，2010
6) Scarborough HS: Very early language deficits in dyslexic children. Child Development 61: 1728-1743, 1990
7) Rutter M, Caspi A, Fergusson D, et al: Sex differences in developmental reading disability: new findings from 4 epidemiological studies. JAMA 291: 2007-2012, 2004
8) The International Dyslexia Association（IDA）: Attention Deficit / Hyperactivity Disorder（AD/HD）and dyslexia（http://www.interdys.org/FAQ.htm）

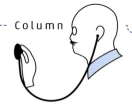

Column

発達障害再考

多動・衝動性などの症状は父親に，不注意の症状は母親にみられることが多い．治療が行われていなくても社会適応がよく，障害となりえないレベルである場合には，小学校5年生ぐらいに，自己モニター（メタ認知：自己を他者的立場から評価すること）が行われ，他者から学ぶ，自ら気づく，他者に助けを求めるなどの行動が行われている．しかし現在の社会情勢から考えていくと，この年代まで学校生活の場で待つことが果たして可能であろうか．以前のように待つことのできる社会ができれば，無駄に服薬する子どもたちがもっと減っていくのではないだろうか．

母親の子どもに対する1番の不満点は，朝の支度であり，すなわち時間概念と段取りである．母親の気持ちに添う治療を行おうとした場合には，日常生活，特に朝の支度がスムースに行えるように生活指導をする必要がある．無意識に行うように習慣化する，行動を理論化するなどが有効である．薬物では，メチルフェニデート徐放剤アトモキセチンが注意や衝動性や多動の抑制や段取りなどに有効であるといわれている．

（宮尾益知）

14 注意欠如・多動症

保護者や患者さん本人からよくある質問

Q1 遺伝しますか
Q2 個性ではないのですか
Q3 どのような治療法がありますか
Q4 薬は一生飲まなければいけないのですか
Q5 治療すると将来治るのですか

A1 症状について考えると，健常に近い状態から，二次障害が加わると社会的に大きな障害となる場合があります．障害となる場合に診断するわけです．家族の行動や考え方などは似ていて当然ですから，同様な資質はもっていることになります．注意欠如・多動症（ADHD）を含む発達障害は，多因子性疾患といわれており，遺伝だけが原因ではなく，育てられた環境などの相互作用により発症します．

A2 個性と考えた場合には，特別な対応である療育，支援教育，医療とは無関係になります．障害といっても脳に明らかな病巣があるわけではありません．いわゆる不具合の状態です．その人にとって支援，治療を行ったほうがよいのであれば，こだわらないで受け入れてはいかがでしょうか．

A3 心理療法と薬物療法が基本になります．心理療法は，両親に対応法を指導するペアレントトレーニングと，本人への好ましい行動を褒め，好ましくない行動を無視する行動療法があります．わが国において薬物療法は，中枢神経刺激薬と非中枢神経刺激薬があります．どちらも長所と短所があります．適切な使い方をすれば良い結果が得られます．

A4 小学校低学年においては多動や衝動性，高学年以降では不注意があるため，学習効果が目標になります．思春期以降は学習効果と社会適応が目標になります．年齢層によって治療目標は異なります．どのレベルをめざすのかで服薬を決められてはいかがでしょうか．

A5 脳内の神経伝達物質のアンバランスにより起こるといわれています．ただ自分への気

> づき，環境や対応方法を整えることにより，一般社会に問題なくとけ込むことができる方もたくさんいらっしゃいます．この状態が治ったということになると思います．うっかりや衝動性が変わるわけではありません．また思春期前からのさまざまな問題が起こってこないことが前提です．

診療上のポイント

① こどもの示す症状が，家庭と学校において明らかに障害となっていることを見極め，家庭環境，虐待，うつなどによるものではないことを見極める．
② こどもの心を尊重し，良き理解者になること．
③ こども，保護者，教育者などに対し人格を尊重し，真摯な態度で接し信頼を得るようにする．
④ 治療目標を明らかにし，過剰な目標設定をしない．特に思春期などの状況を健常な状況と比べて判断することも必要．

専門医へ紹介するタイミング

薬物療法にて改善しない場合には，診断が間違っている場合，併存障害が隠れている場合，家庭環境など社会的資源を用いないと改善しない場合などが考えられる．他害や器物破損，放火，盗みなどの行為障害がある場合には，ただちに専門医に紹介しなければならない．

実際の診療にあたって

1. 診断（DSM-5診断基準参照）

WHOのICD-10あるいはDSM-5を用いて行っている．しかし，診断基準からは注意欠如・多動症（attention-deficit/hyperactivity disorder；ADHD）と診断されても，親や教師の期待度が過剰であったり，こどもが落ち着けないほど家庭環境が劣悪であったり，虐待を受け続けたことで精神的な安定が得られない状態，周囲の状況がわからず自分の思いで行動してしまう自閉症児，うつ状態，躁状態，不安障害，人格障害なども鑑別が必要である．これらの疾患は，不注意，多動，衝動性の原因にもなりえるが，併存することもある．

2. 治療方針

WHOのICD-10「第5章 精神および行動の障害」では，多動性障害は"小児期および青年期に通常発症する行動および情緒の障害"の大項目に含まれている．このなかで不注意，過活動，衝動性を3つの主要症状とし，発症の早期性（7歳以前），持続性（6か月以上），広汎性（複数の場面でたびたび観察されること）を強調している．

米国の「精神疾患の分類と診断の手引き 第4版」(DSM-IV) では，注意欠陥/多動性障害と称し，主要症状を"不注意"と"過活動/衝動性"に分けている．ここでも7歳以前の発症，6か月以上の持続，複数の場面であらわれる，社会面あるいは学業面の著しい障害などを付帯条件として，広汎性発達障害，精神統合失調症，うつ病など除くと定められている．

さらにDSM-5においては下記の点が主に変更となった．
- 発症年齢が7歳→"12歳まで"に
- 3つの下位分類，現症に：軽度，中等度，重度
- 過去6か月の状況で症状型が4つに：混合，不注意優勢（多動症状3/9以上），不注意限定（多動症状2/9以下），多動性/衝動性優勢
- ASDの除外基準の撤廃
- 思春期以降にも言及

3. 臨床症状

1) 不注意（注意持続困難）

特定の物事に注意を留め置くことが困難で，課題に取り組んでもすぐに飽きてしまう．しかし自分が楽しめる事柄には，特に努力しなくても自発的に注意が向く．ストレスを受けるなど自分でどうにもならないような状況では，パニックになったり，簡単に落ち込んでしまったりしている．気持ちがころころ変わったり，自己の連綿と続く内面的な考えや空想に心を奪われ，周囲で起こっていることにも気づかなかったりすることもある．

2) 衝動性

外界からのさまざまな刺激に対し無条件に，一見反射的に反応する．短絡的な反応を抑えたり行動に移す前に考えたりすることが難しく，不注意なことをしゃべったり，急に怒りを爆発させたり，過剰な収集癖といった衝動性が認められる．

3) 多動性

1か所にじっとしていることができず，さまざまな刺激に反応して一見反射的にまるでエンジンがついたかのごとく走り回る．小学校高学年になると，抑制しうる場合が多くなる．

4. 治療の原則

行動療法により日常生活レベルを改善する，褒めることを強化子とする．SST（生活技能訓練）や切れないために待つこと，気持ちを落ち着かせるためにリラクゼーションを覚えること，自己有能感の形成が必要になる．不器用なこどもも多いので，感覚統合訓練，運動訓練も重要である．環境要因も考慮し，家庭環境をよく聞き，必要であれば調整などを行う必要があることもある．

1) 注意欠如・多動症の薬物療法

小児に使用できる薬剤としては，メチルフェニデート(MPH)徐放剤，アトモキセチンがある．従来は，ドーパミン再取り込み阻害薬であり中枢神経刺激薬であるMPHがADHDの75%に有効であるといわれ使われてきたが，濫用および依存性

の問題から短時間作動性の MPH はナルコレプシーのみが適応とされた．MPH 徐放剤は，約 12 時間効果が持続する．治療は 0.5～1 mg/kg を目安に，食欲不振，不眠，頭痛などの副作用をチェックしながら，2 週間ごとに 54 mg まで増量する．成人では 72 mg が最大量とされている．処方医と薬局は限定される．非中枢神経刺激薬であり，選択的ノルアドレナリン取り込み阻害薬であるアトモキセチンは，身体的合併症のある場合，チック障害，てんかん，不安障害，自閉スペクトラム症で用いる．投与量は，1 日量 0.5～1.8 mg/kg を朝，夕 2 回で投与する．効果の出現はゆるやかであり 1 か月程度かかる．副作用としては，腹痛，食欲不振，嘔吐，傾眠，倦怠感，心拍数増加，拡張期血圧上昇などが報告されている．

- キーワード

  不注意，衝動，多動，中枢神経刺激薬，非中枢神経刺激薬

最近の話題

生化学的には，ドーパミンおよびノルアドレナリン系の機能低下，解剖学的には，前頭前野（前頭連合野）・線条体・小脳の機能低下が想定されている．認知神経心理学的には，遂行機能（物事を計画しやり遂げる）の障害，ワーキングメモリー（WM：眼前で見たこと聞いたことと関係のある過去の記憶を同時に考えるスペース）の障害，眼前の利益に飛びついてしまう報酬系の障害，感情を内に秘める能力の障害，時間感覚（瞬間・瞬間と時間の予測）の障害，デフォルトモード・ネットワークの機能不全などが想定されている．これらの病因・病態の理解から治療が組み立てられている．

文献

1) WHO : The ICD-10 classification of mental and behavioural disorders, diagnostic criteria for research, World Health Organization, Geneva, 1993（中根允文，岡崎裕士，藤原妙子：ICD-10 精神および行動の障害：DCR 研究用診断基準．医学書院，2008）
2) American Psychiatric Association: DSM-5 精神疾患の分類と診断の手引．医学書院，2014
3) Barkley RA: Attention-deficit hyperactivity disorder.Sci Am 279: 66-71, 1998
4) 宮尾益知：自分をコントロールできない子供たち．講談社，2000
5) 宮尾益知：幼児期・学童期の ADHD の診断と行動特徴．若葉陽子，是枝喜代治，上田征三（編）：特別支援教育の展開と ADHD 児の支援．久美書店，2011
6) 宮尾益知：落ち着きがない．小児内科 43：1697-1699，2011
7) 宮尾益知：ADHD（注意欠陥多動性障害）の薬物療法．綜合臨牀 60:2518-2519, 2011

Column

自閉スペクトラム症児にとっての感覚の問題

DSM-5では自閉スペクトラム症（autism spectrum disorder：ASD）児の感覚の問題が診断基準に取り入れられることになった．ASD児の多くには，五感のほかに前庭感覚や固有感覚，内臓感覚といった感覚の問題がみられるとされている．ASD児にとって感覚の問題は困難の本質に近く，自閉症特性が強いほど感覚の問題は強いと考えられている．またASD児の多くに不安を合併するが，不安の問題に先行して感覚の問題が起きると考えられている．

感覚の問題は，赤ちゃんの泣き声を聞くとパニックになる，ほかの人から触られるとかんしゃくを起こすなどの感覚過敏や，呼ばれても気づかないようにみえる，痛みに鈍感にみえるなどの低反応の問題，背中があることがわからないなどの身体図式の問題が報告されている．なかでも今回の診断基準のもととなったBen-Sasson（2009）のメタアナリシスによると，感覚刺激に対する低反応の問題こそASD児に最も特徴的な感覚の問題であるようだ．感覚刺激に対する低反応は，大きな声で呼ばれても反応しない，骨折のような大きなけがをしても泣かないといったものだが，刺激が脳に伝わっていないのか，刺激は伝わっているが反応しないだけなのかの判断は難しい．

ASD児への感覚の問題のアプローチでは，まずは問題の把握が第一である．私はSensory Profile（SP感覚プロファイル）をおすすめする．Sensory Profileは，たとえば3～10歳では125の質問項目からなる．質問の数は多いが質問紙に回答していくうちに児の感覚特性について今まで気がつかなかった点に気づくことができる．また主治医の立場から感覚の問題点を一目で把握することができ，有用性は高い．

治療としては，感覚過敏のあるASD児の多くには環境調整や周囲の人による配慮で対応していることが多い．しかし，低反応への対応となると手段は限られている．現状，ASD児の感覚の問題への薬物治療は確立されておらず，その治療エビデンスも出されていない．今後は，ASD児の感覚の問題への薬物治療の効果について明らかにする必要がある．また近年はロボットなど科学技術の進歩が急激に進んできており，アンドロイドといった見た目および動きが人間そっくりのロボットも登場している．コミュニケーションの相手としてのロボットは感覚情報を調節できるメリットがある．筆者らがアンドロイドを用いて行っている予備的実験でも，ASD児のコミュニケーション時における社交不安症状の改善を認めており，今後研究を発展させていきたいと考えている．

（熊﨑博一）

15 自閉スペクトラム症

保護者や患者さん本人からよくある質問

Q1 どのような病気ですか
Q2 なぜなるのですか
Q3 どのような症状があるのですか
Q4 治りますか
Q5 こどもが成長するとどうなりますか

A1 自閉スペクトラム症（ASD）とは，こどもが脳の機能異常で"相手の気持ちや考えがわからない（「こころの理論」の障害）"，"電車や化学物質などの無機物に異常な関心をもつ（こだわり）"などの症状を示す神経発達障害です．これらの症状が発達早期に出現し，以後，生涯を通して症状が持続します．

A2 一卵性双生児の研究から遺伝要因の関与は明らかですが，単独で病態を説明しうる遺伝子は見つけられていません．つまりASDは多因子性の疾患で，その発病リスクと重症度には遺伝要因とともに環境要因の重要性も指摘されています（表1）。

A3 お子さんの示す，ことばの発達の遅れ，大きい音に敏感で耳をふさぐ，周りの人とコミュニケーションが思うようにとれないなどの症状はASDによる可能性があります．

A4 根治的治療法はなく，対症療法や療育で治療します．ASD診療の理想は，早期発見，早期療育（教育的介入）といわれており，ASDの治療には療育（教育的介入）が必須です．療育の開始は早いほど予後がよく，いかに早く診断をつけ，療育に導くかが予後のカギを握ります。海外では小児ASDによる興奮性（他者への攻撃性，かんしゃく，自傷行為）に対して薬物療法が認められていますが，日本ではまだ認められていません．しかし国内では，海外で有効とされている薬物，アリピプラゾール（Aripiprazole）やリスペリドン（Risperidone）のASDの興奮性に対する有効性と安全性に対して臨床試験が行われています．

A5 お子さんが成長し思春期や青年期を迎えると，環境に順応できずに二次的に抑うつや不安状態，ときには精神病様症状を呈することもあります．

診療上のポイント

① ASDは，自閉症という神経発達障害を連続体としてとらえる概念である．特徴として，自分の感情を表現したり人の感情を理解することが苦手である．
② ASDのコミュニケーション能力の障害は，年齢によってさまざまな形であらわれる．乳児のころは高度なコミュニケーションを必要としないため，症状が目立たないが，成長するにつれて対人関係のさまざまな点で問題が生じる．症状はきわめて多彩であり，診断には経験と技術を要すが，その専門家が希少である．まずは，保健センターや発達障害者支援センター，児童相談所の相談窓口に相談すべきである．
③ 患児は，非言語的な表現を理解したり感情をコントロールすることが苦手である．そのため，自分の感情を爆発させてしまったり相手の感情を無視した言動をとったりして，トラブルを起こしてしまう．そういった行動をみて"キレやすい子""かんしゃくもち"などと決めつけるのではなく，本人も困っているのだと理解することが大切である．
④ 患児が成長し思春期や青年期を迎えると，環境に順応できずに，二次的に抑うつや不安状態，ときには精神病様症状を呈することもある．そのため医療機関，教育機関，地域の専門機関（児童相談所，保健センター，発達障害者支援センターの発達相談窓口）と連携を取りながら，こどもの成長を見守る必要がある．
⑤ ASDの診断がひとたびなされたら，児童精神科医，臨床心理士，カウンセラー，教師，児童相談所，自閉症の専門機関など多職種との連携が必要になってくる．

専門医へ紹介するタイミング

ASDの特性として，痛みや発作がなく，急を要することはほとんど起きない．そのため医療機関を訪れるきっかけが少なく，家族がこどもの行動を心配しながらも，専門的な対応をとっていないことがよくある．療育はいつから始めてもよいが，開始が早いほど予後がよいといわれている．ASDの症状で専門家に相談をしたいときには，医療機関や教育機関をはじめとする，さまざまな窓口（児童相談所，保健センター，発達障害者支援センターの発達相談窓口）を利用できることを忘れてはならない．

実際の診療にあたって

ASD（autism spectrum disorder）の診断には，米国精神医学会（APA）が精神障害のガイドラインとして発行している『精神疾患の診断・統計マニュアル（DSM-5）』を用いる．これによれば，①対人的相互反応における質的な障害，コミュニケーションの質的な障害，②限定され反復的で常同的な行動や興味および活動，感覚過敏や鈍麻，感覚刺激への強い関心などの症状があれば診断できる．ASDの可能性がある症状を図1に示す．

1. ASDの要因

一卵性双生児の研究から遺伝要因の関与は明らかであるが，単独で病態を説明しうる遺伝子は見いだされていない．つまりASDは多因子性の疾患で，その発病リスクと重症度には遺伝要因とともに環境要因の重要性も指摘されている．特に，近年の診断率の急上昇[1]の要因の1つとして，胎生期からの環境要因（母体は胎児の環境である）の重要性が指摘されている．胎児の環境としての母体は，さまざまな化学的・物理的環境，感染や社会的環境に起因するストレスにさらされている．

また養育者との相互作用なども複雑に関与していると考えられているが，親のしつけや子育てそのものの問題でASDを発症することはない．現在までのところ，ASDに対する有効な予防法や治療法はなく，生物学的指標を用いた診断技法も確立されていない．これまで，議論されているリスク要因を表1に示す．

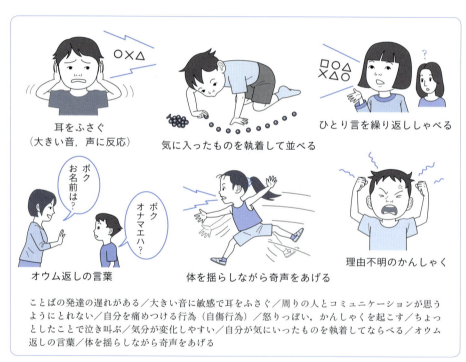

ことばの発達の遅れがある／大きい音に敏感で耳をふさぐ／周りの人とコミュニケーションが思うようにとれない／自分を痛めつける行為（自傷行為）／怒りっぽい，かんしゃくを起こす／ちょっとしたことで泣き叫ぶ／気分が変化しやすい／自分が気にいったものを執着してならべる／オウム返しの言葉／体を揺らしながら奇声をあげる

図1　自閉スペクトラム症の可能性がある症状

表1　議論されている自閉スペクトラム症のリスク要因

両親（特に父）の年齢	子宮内発育不全	低出生体重
妊娠・出産の問題	妊娠糖尿病	母の肥満
早産	長子（first born）	母の仕事がIT
低アプガー	移民	人工乳
妊娠高血圧症候群	母親のunhappy	母の精神疾患
胎内環境	emotional state	

2. ASDの頻度

　　ASDの発症割合は，人口の1.0〜2.5%と見積もられている．また2010年の米国疾病管理予防センターの疫学調査では，ASDの有病率が68人に1人とされるなど，海外でも有病率はどんどん高くなっている．約半数に精神遅滞（IQ≦70）を併発する．またASDは，男児の発症が圧倒的に多いが，女児が少ない理由として，症状に性差があり見過ごされるために女児の頻度が低く見積もられている可能性が指摘されている．

3. 薬物治療

　　現在，中核症状に対する特異的な薬物治療は存在しないが，併発している攻撃行動，自傷行為などの行動障害や，不眠，抑うつなどの症状に対して薬物治療の介入が行われている．

　　ASDに併発する行動障害の1つである興奮性に対し，世界中で抗ドパミン作用を主体とした抗精神病薬が経験的に頻用されているが，承認されている薬剤はほとんどなく，少数の抗精神病薬のみが承認されているのが現状である．ASDの興奮性に対して，米国では2006年に非定型抗精神病薬であるリスペリドンが，2009年にアリピプラゾールが承認されている．しかし日本では1982年に定型抗精神病薬であるピモジドが自閉性障害の異常行動などに承認されたのみで，そのあと承認された薬剤はない．ピモジドは，錐体外路症状，QTc間隔延長など多くの副作用を起こすことから，児童・青年期の患者に対して使用するうえで安全性の問題を抱えており，非定型抗精神病薬が保険適用外で使用されているのが現状で，早期にこの疾患に対する適応取得が望まれている．

　　このほか不安障害やADHDを含む多動性障害など，二次的な行動や症状で本人や家族が苦しむときに薬物療法の適応となる．最近では，下垂体後葉ホルモンであるオキシトシン経鼻剤による治療を行うことの有効性と安全性を検討する医師主導型臨床試験（多施設・並行群間比較・プラセボ対照・二重盲検・検証的試験）が国内で行われている．

最近の話題

・発達障害診断の超早期化

　　近年，"発達障害診断の超早期化"が提唱されている．脳の可塑性の観点から，グレーゾーンのこどもにも超早期療育を行うために，観察に基づいた研究と親からの報告により，生後3か月という早期にみられる特定行動がASDの可能性を示す"赤信号 Red Flags"と考えられ，2歳までになんらかの介入をすることが有用ではないだろうか，という考えもある．たとえば非接触型視線計測によるこどもの視線パターンは，発達障害，特にASDの早期発見において有用であると示唆されている[2]．

・ASDの脳内サイトカインネットワーク異常

　　最近の脳発達研究から，脳内サイトカインネットワークが，細胞移動，分化，

プログラム細胞死,シナプスの形成と刈込などに重要な役割を果たしていることが明らかにされている.一方,脳画像研究からASDでは脳局所回路の過形成と局所間神経結合の低形成が示唆され,発達環境の重要さが示されている.剖検脳を用いた研究からは,炎症性サイトカインとASD病態の相関が示され,PETでもASD患者脳でのミクログリアの過活性化が示された.ミクログリアを中核とする脳内サイトカインネットワークの異常が,ASDの原因であるかは不明だが,その発症・進行に深くかかわっていることは明らかである.

文献

1) Weintraub K: The prevalence puzzle: Autism counts. Nature 479: 22-24, 2011
2) Fujisawa TX, Tanaka S, Saito DN, et al: Visual attention for social information and salivary oxytocin levels in preschool children with autism spectrum disorders: an eye-tracking study. Front Neurosci 8: 295, 2014

16 急性散在性脳脊髄炎

保護者や患者さん本人からよくある質問

Q1 どのような病気ですか
Q2 原因は風邪や予防接種ですか
Q3 どのような治療法がありますか
Q4 この病気になると将来どうなるのですか

A1 急性散在性脳脊髄炎（ADEM）はなんらかの原因によって脳の中に炎症が起こり，このために意識レベルの低下，行動の異常，運動や感覚の異常，けいれん，視覚の異常などを生じる病気です．脳の電気信号は軸索という線維を通って伝達され，軸索は髄鞘という鞘（さや）で絶縁されていますが，ADEMでは主にこの髄鞘が傷害を受けます．

A2 なんらかの原因で自分の脳の成分に対して免疫系が誤って攻撃してしまうことが原因と考えられていて，感染症や予防接種がそのきっかけになる可能性があります．以前用いられていたマウスの脳を使用して生産した日本脳炎ワクチンでは，接種後にADEMを発症した患者さんが報告されましたが，現在ではマウス脳を用いないワクチンが開発されています．

A3 第一選択薬はステロイド薬で，パルス療法といって短期間に点滴静注で強力に治療する方法が効果的です．ステロイド薬にはさまざまな副作用がありますが，通常は安全に使用することができます．ほかに免疫グロブリン製剤を併用する場合もあります．

A4 一般には治療により多くの場合治癒させることができますが，重症の場合は神経の後遺症を残すことがあります．また再発する場合は多発性硬化症という慢性疾患に移行する可能性があります．現在，再発するかどうか，多発性硬化症に移行するかどうかを予測する方法は知られていません．

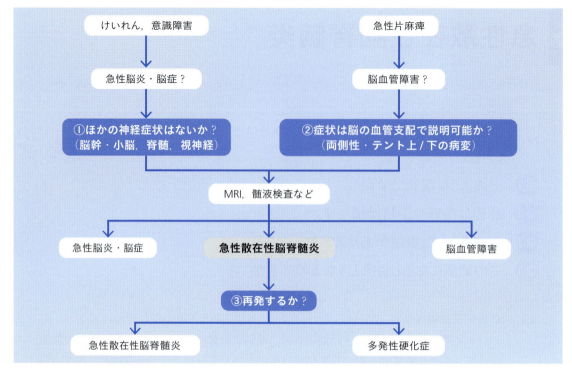

図1 ADEM 診断の流れ

診療上のポイント（図1）

① 急性脳炎・脳症との鑑別：ほかの神経症状はないか？

意識があれば失調，視覚障害，膀胱直腸障害に，意識障害がある場合も脳神経症状や四肢の運動・腱反射の左右差などに注意を払う．反対に ADEM では深昏睡にいたるような重篤な意識障害はむしろまれである．

② 脳血管障害との鑑別：症状は脳の血管支配で説明可能か？

正中を越える病変や複数の主幹動脈支配領域における病変の共存などは，脳血管障害よりも ADEM を疑う所見である．急性発症でテント上/下に同時に散在性の病変を認める場合，ADEM またはミトコンドリア病のいずれかをまず考える．

③ 多発性硬化症との鑑別：再発するか？

再発の可能性を説明して患者さん側の注意を促すことが重要となる．多発性硬化症に特徴的な白質病変（脳梁病変，ovoid lesion など）が認められれば，再発を意識しておく必要がある．治癒したと考えられる場合も，3〜6 か月後に MRI を再検し，以後も間隔をあけながら MRI によるフォローを続けることが望ましい．

専門医へ紹介するタイミング

ADEM の診療には MRI が不可欠であることから，MRI が実施できる施設でなければならない．通常は一般小児科病棟での対応が可能だが，呼吸循環動態が不安定な重症例では，適切な医療設備が整った施設へ紹介する必要がある．

実際の診療にあたって[1]

1. 定義

現在では以下の項目を満たす状態と定義される[2].
① 炎症性または脱髄性と考えられる初回の神経学的事象
② 多巣性の中枢神経系病変と，それを反映する多症候性の臨床像
③ 脳症*の存在
④ 非進行性の経過（臨床症状・画像所見の回復がみられる）
⑤ 脱髄性疾患の既往がない
⑥ ほかの神経疾患の除外

*ここでいう「脳症」とは意識障害または行動異常を呈する状態と定義される．
*わが国で用いられている"急性脳症"とは異なり，疾患名ではなく状態をさす用語である点に注意する．
*初発から3か月以内に新たな神経症状が出現した場合は，再発とは呼ばず急性期症状の一部とみなす．初発時から3か月以降に出現した場合は再発と定義し，初発時と同じ症状・病巣が出現した場合は再発性ADEM，新たな症状・病巣が出現した場合は多相性ADEMと呼ぶ．
*上記の項目①，②，④，⑤，⑥を満たすが脳症が認められない状態は，clinically isolated syndrome（CIS）と定義する．つまりADEMとCISは脳症の有無によって区別される．

2. 疫学

ADEMは，成人より小児で多くみられ（発症のピークは5～8歳），男女差は認められない．発症率は0.07～0.4 / 10万人と報告されている．

3. 臨床症状

感染症や予防接種などが発症の契機となりうる．感染症としては，ウイルスや細菌などさまざまなものが原因となり，特定の病原体との因果関係は知られていない．頻度が高い臨床症状としては，錐体路症状，失調，脳神経障害，視覚障害，けいれん，脊髄障害などがある．意識障害または行動異常は，定義上必須である．

4. 検査所見

髄液所見に特徴的なものは知られていないが，オリゴクローナルバンド（oligoclonal band）の出現率は多発性硬化症と比べて低い．後述の抗myelin oligodendrocyte glycoprotein（MOG）抗体は，ADEMの発症時にしばしば陽性となる．視神経脊髄炎の鑑別が必要な場合は，抗aquaporin-4抗体も測定する必要がある．

5. 神経画像

診断にMRIは不可欠であり，MRIのT$_2$強調画像またはFLAIR画像で認められる白質を中心とする散在性の高信号域が特徴的であり，視床や基底核などの灰白質病

変もしばしば併存する．一般に病変の分布は不均一で非対称性であるが，基底核などでは左右対称の病変を認めることがある．増強効果は症例によりさまざまである．脳だけでなく脊髄，視神経の撮像を忘れてはならない．

6. 鑑別診断

鑑別診断は多岐にわたるが，脱髄性疾患のほかに，中枢神経系感染症（ウイルス性脳炎など），脳血管障害（原発性中枢神経系血管炎など），代謝性疾患（ミトコンドリア病など），可逆性後白質脳症症候群などがあげられる．

7. 治療

ステロイド薬が中心となり，一般に急性期にはメチルプレドニゾロンによるパルス療法（30 mg/kg/日，3～5日間）が行われることが多い．その後は，経口プレドニゾロンによる後療法を4～6週間かけて漸減中止する．ガンマグロブリン静注療法も行われることがある．

8. 経過と予後

通常は急性単相性の経過だが，再発性や多相性の経過を示す例，多発性硬化症へ移行する例がある．これまでADEMの再発や多発性硬化症への移行を予測しうる指標は知られていない．多くは後遺症なく回復し，生命予後は一般に良好である．ADEMの重症型として急性出血性白質脳症が知られ，急速に進行し予後不良である．

最近の話題

最近，細胞表面に発現させたMOGに反応する自己抗体（抗MOG抗体）が，視神経炎を伴うADEMの症例で検出されることが明らかとなり注目を浴びている．抗MOG抗体は視神経炎のないADEM，視神経脊髄炎さらに多発性硬化症の一部でも検出されることがあるが，抗体の力価はADEMの発症早期に最も高いとされている．また抗MOG抗体陽性例はステロイド薬に対する反応が良いことから，治療方針を選択するうえでも同抗体の測定は重要な意味がある．

文献

1) Tenembaum SN, Chitnis T: Acute disseminated encephalomyelitis. Dale RC, Vincent A (eds): Inflammatory and autoimmune disorders of the nervous system in children, pp20-47, Mac Keith Press, 2010
2) Krupp LB, Banwell B, Tenembaum S, et al: Consensus definitions proposed for pediatric multiple sclerosis and related disorders. Neurology 68: S7-12, 2007
3) Pröbstel AK, Dornmair K, Bittner R, et al: Antibodies to MOG are transient in childhood acute disseminated encephalomyelitis. Neurology 77: 580-588, 2011

17 多発性硬化症

保護者や患者さん本人からよくある質問

Q1 どのような病気ですか
Q2 視神経脊髄炎との違いは何ですか
Q3 どのような治療法があるのですか
Q4 多発性硬化症や視神経脊髄炎は治りますか

A1 脳，脊髄，視神経といった神経系のさまざまな部位に複数の病変ができて，脱力，しびれ，視力障害など，さまざまな症状を呈する病気です．これらのさまざまな症状が繰り返し再発して認められます．

A2 視神経脊髄炎は，重篤な視力障害を呈する視神経炎と，歩行障害などをきたす急性脊髄炎を合併する疾患です．多発性硬化症とは病態の異なる病気です．

A3 多発性硬化症も視神経脊髄炎も，急性期にはステロイドパルス療法を行います．しかし視神経脊髄炎では，ステロイドパルス療法が効き難い患者さんもおり，この場合には早期に血漿交換療法に切り替えます．急性期を脱したあとは再発防止のための治療を行いますが，両疾患では治療方法が異なります．

A4 両疾患とも，再発を繰り返しながら病状が徐々に進行していく病気です．個人差はありますが，多くの患者さんで生涯にわたる治療が必要となります．治るとは言えない病気ですが，最近では再発防止のための有望な薬剤が次々と開発されつつある状況です．あきらめずに根気強く治療を続けましょう．

診療上のポイント

① 多発性硬化症は，脳，脊髄，視神経といった中枢神経系に複数の病変を形成することにより，脱力，しびれ，視力障害などさまざまな症状を呈する．
② 診断には，時間的かつ空間的に多発する中枢神経系脱髄のエピソードが必須である．
③ 視神経脊髄炎は，視神経炎と急性脊髄炎を合併する疾患であり，多くの症例で血清抗アクアポリン 4（aquaporin-4；AQP4）抗体が陽性である．

④　両疾患の治療目標は，急性増悪期を短縮して後遺症を軽減させ，再発や進行を防止し，後遺症に対する対症療法により障害を軽減させることである．

⑤　両疾患とも急性増悪期には，ステロイドパルス療法を早期に開始することが回復に向けて重要である．しかし，視神経脊髄炎は多発性硬化症に比してステロイドパルス療法に対する低反応例も多く，この場合には早期に血漿交換あるいは免疫吸着療法に切り替える．寛解や慢性期における再発抑制には，病態修飾療法（DMT）（disease modifying therapy；DMT）が用いられる．

専門医へ紹介するタイミング

多発性硬化症や視神経脊髄炎の初発時には，すみやかにステロイドパルス療法を行い，必要となれば早急な血漿交換や免疫吸着療法への切り替えも重要となる．また両疾患では，慢性期の再発予防療法が異なる．両疾患が疑われた場合には，その診断を進めつつもタイミングを逃さずに専門医へ紹介することが望ましい．

実際の診療にあたって

1. 定義および一般的事項

多発性硬化症（multiple sclerosis；MS）は，中枢神経系に多発性の炎症性脱髄をきたし，再発と寛解を繰り返す疾患である．わが国における2003年の全国疫学調査では，15歳以下のMS患者数は全体の約6%で，5歳未満はまれであった[1]．

一方，近年になって提唱された視神経脊髄炎（neuromyelitis optica；NMO）は，特異な自己抗体が関与し，主に視神経と脊髄に病変をきたすのが特徴である．基本的にMSとNMOの病態は異なり（表1），MSで主に障害される脳や脊髄の細胞はミエリン（髄鞘）であり，NMOではアストロサイト（星状膠細胞）である[2]．

小児のMSやNMOは，成人と比べると非典型的な例が多く診断が困難で，また小児に多い急性散在性脳脊髄炎（acute disseminated encephalomyelitis；ADEM）などほかの疾患との鑑別が難しい場合もあり，その診断には慎重にならざるをえない．しかし両疾患を迅速に診断し，すみやかな急性期治療と再発予防目的の慢性期治療へ導入

表1　多発性硬化症と視神経脊髄炎の臨床的病態に基づく相違点

	多発性硬化症	視神経脊髄炎
症候	視神経炎，脊髄炎を含めてさまざま	視神経炎（重症，両側性） 脊髄炎（重症，横断性）
脳病変	あり	以前では脳病変は「なし」と考えられていたが，最近では半数以上に脳病変を伴うと報告されている
脊髄MRI病変	1椎体以下	3椎体以上
髄液 oligoclonal IgG band	陽性（約60〜90%）	陰性
抗アクアポリン4抗体	陰性	陽性（80〜90%）
病変の主座	髄鞘	アストロサイト

〔野村恭一，中尾雄三，藤原一男：多発性硬化症と視神経脊髄炎の病態と治療．MS Frontier 2：5-11, 2013を改変〕

することは予後改善のためにも重要であり，また両疾患では再発予防法も異なることより，確実な診断が重要となる．

2. 診断

1) 多発性硬化症（MS）

診断の大原則は，中枢神経における炎症性脱髄病変の時間的かつ空間的多発性の証明と，ほかの疾患の除外である．国際小児MS研究グループ（IPMSSG）は，2007年に小児MSと類縁疾患の定義案を提示し，小児MSは「成人と同様に時間的空間的に多発する中枢神経の脱髄が必須で，空間的多発性の条件を証明するためには，MRIを用いることができる．その場合には，McDonaldの基準に示されているMRIの条件を満たさなければならない」とした[3]．さらには2012年にIPMSSGは，2007年案の改訂案を提示した（表2）[4]．

MSの発症は急性であることが多いが，緩徐に発症することもある．中枢神経のさまざまな部位が障害されるので臨床症状は多彩で，視力障害，複視，運動障害，感覚障害，膀胱直腸障害，などが主である．急性期の病勢を推測する検査は，MRIが最も適当である．MRIでの病変の広がりが大きいほど病勢が強く，また炎症が強いほど造影効果が明確になる．頭部MRIでは，側脳室周囲の卵円形脱髄病変が特徴的で，皮質直下白質，脳梁や脳幹などの病変もみられる．またMSの脊髄病変は，白質（側索や後索）に起こりやすい．髄液検査では，oligoclonal IgG bandが陽性になることが多い．

2) 視神経脊髄炎（NMO）

重度の視神経炎と横断性脊髄炎を特徴とし，典型例では臨床症状や画像所見がMSとは異なる．臨床経過は，視力を失うような視神経炎や両下肢麻痺をきたす横断性脊髄炎がみられるなど重篤で，一度の再発で高度の神経障害による後遺症を残すことがまれではない．脊髄MRI所見では3椎体以上に及ぶ長大な脊髄病変が特徴で，中心灰白質に起こりやすい．

多くのNMO患者で抗AQP4抗体が検出されるものの，抗AQP4抗体はNMOの診断に必須ではないことにも注意が必要である．また反対にNMOの診断基準は満たさないが，視神経炎で抗AQP4抗体が陽性になる症例（抗AQP4抗体陽性視神経炎）もある[5]．抗AQP4抗体陽性例で脳病変が初発の症例や，視神経炎もしくは脊髄炎のどちらか一方のみを繰り返すなどの非典型的症例もあり，その多様な臨床像を包括してNMO spectrum disordersという概念が提唱されている[6]．

3) Clinically isolated syndrome（CIS）

CISはMSと診断できる時間的多発性が臨床的にもMRI上でも明らかでなく，MS以外の疾患が除外できる場合で，MSの初回発作を意図した疾患概念である．IPMSSGの定義では，CISとADEMは脳症症状の有無で分けるよう定義されている[3]．

3. 治療

急性増悪期を短縮して後遺症を軽減させ，再発や進行を防止し，後遺症に対する

表2 International Pediatric MS Study Group（IPMSSG）による小児脱髄性疾患の疾患定義（2012）

1）小児多発性硬化症（MS）
次のどれかを満たす．
- 2つ以上の中枢神経系領域を含み，30日以上の間隔をあけて出現する2つ以上の非脳症性（ADEMが否定的）臨床的イベントがある
- 「空間的」多発性を示すMRI所見を伴うMSとして典型的な1回の非脳症性臨床的イベントで，フォローアップMRIにて「時間的」多発性の所見が確認される
- ADEM発症から3か月以上経過して，下記MSの「空間的」多発性の基準を満たす非脳症性臨床的イベントが確認される
- ADEMの基準に該当しない初発の急性イベントで，下記MSの「空間的」および「時間的」多発性の基準を満たす（12歳以上で適応）
  - 「空間的」多発性の証明
    下記のいずれかを満たせば証明される．
    ① 異なる病巣による2つの臨床徴候
    ② MRIにおいて，特徴的な領域（脳室周囲，皮質直下，テント下，脊髄）の2領域以上に，1つ以上の無症候性のT_2病変
  - 「時間的」多発性の証明
    下記のいずれかを満たせば証明される．
    ① 1か月以上の間隔をおいた2つの臨床徴候
    ② ある時点のMRIと比較して，再検したMRIで新たなT_2病変の確認
    ③ ある時点のMRIで2つ以上のT_2病変があり，1つ以上の造影病変と1つ以上の非造影病変

2）視神経脊髄炎（NMO）
次の3項目すべてを満たす．
- 視神経炎
- 急性脊髄炎
- 次の3項目より少なくとも2項目
  ① 3椎体以上の長い脊髄病変
  ② 脳MRIがMSの診断基準を満たさない
  ③ 抗AQP4抗体が陽性

3）Clinically isolated syndrome（CIS）
次の全項目を満たす．
- 単焦点もしくは多焦点性の中枢神経系脱髄性病変を伴うイベント
- 中枢神経系脱髄性疾患の既往がない
- 発熱時を除いての脳症症状（意識障害や行動異常）の欠如
- MSの診断に合致するMRIの所見がない

〔Krupp LB, Tardieu M, Amato MP, et al: International Pediatric Multiple Sclerosis Study Group criteria for pediatric multiple sclerosis and immune-mediated central nervous system demyelinating disorders: revisions to the 2007 definitions. Mult Scler 19:1261-1267, 2013 / Polman CH, Reingold SC, Banwell B, et al: Diagnostic criteria for multiple sclerosis: 2010 revisions to the McDonald criteria. Ann Neurol 69: 292-302, 2011 を改変〕

対症療法により障害を軽減させることが治療の大目標となる[7]．

1）急性期治療

急性増悪期（初発時および再発時）からの早期離脱のために，早期にステロイドパルス療法を行う．特にNMOでは，ステロイドパルス療法の効果が乏しいことも多く，この場合には早期に血漿交換療法や免疫吸着療法を試みる．そのあとはプレドニゾロンの内服に切り替えるが，漸減のしかたはMSとNMOでは異なり，特にNMOの場合には早期の減量中止は再発をきたすため慎重に漸減を行う．

2）慢性期治療

わが国で承認されているMSのDMTは，インターフェロンβ（IFNβ）-1aおよび-1bとフィンゴリモドである．しかしフィンゴリモドは小児MSに対しての安全

性は確立していない．一方，MSに対して使用されるIFN βはNMOに対しては無効であるばかりか，症状を悪化させることがある．

NMOの再発予防にはプレドニゾロンの長期漸減内服が有効で，慎重に漸減を行い少量での長期継続内服を行う．これらの薬剤でうまくいかないときには，アザチオプリンなどを用いたDMTの併用を行う．

3） 後遺症への対応

痙性，疼痛，有痛性硬直性けいれん，膀胱直腸障害などに対しては，おのおのの後遺症に有効な薬剤の内服とともに，理学療法を中心としたリハビリテーションが必要となる．周囲から気づかれにくい隠れた障害になりやすく注意が必要である．

最近の話題

トシリズマブは，サイトカインの1つであるIL-6の受容体に対する抗体である．NMO患者で検出される抗AQA4抗体の産生細胞はプラズマブラスト（形質芽細胞）であり，IL-6はプラズマブラストの増殖や生存維持，抗AQA4抗体産生に関与することもわかってきている．トシリズマブは，治療抵抗性のNMO患者の再発を有意に抑制するのみならず，神経因性疼痛や疲労感にも有効であったと報告され，NMOの新たな治療薬として期待されている[8]．

文献

1) 吉良潤一：多発性硬化症－日本における最近の動向．医事新報 4301:53-59, 2006
2) 野村恭一，中尾雄三，藤原一男：多発性硬化症と視神経脊髄炎の病態と治療．MS Frontier 2:5-11, 2013
3) Krupp LB, Banwell B, Tenembaum S, et al: Consensus definitions proposed for pediatric multiple sclerosis and related disorders. Neurology 68: S7-S12, 2007
4) Krupp LB, Tardieu M, Amato MP, et al: International Pediatric Multiple Sclerosis Study Group criteria for pediatric multiple sclerosis and immune-mediated central nervous system demyelinating disorders: revisions to the 2007 definitions. Mult Scler 19: 1261-1267, 2013
5) 「抗アクアポリン4抗体陽性視神経炎診療ガイドライン」作成委員会：抗アクアポリン4抗体陽性視神経炎診療ガイドライン．日眼会誌 118:446-460, 2014
6) Wingerchuk DM, Lennon VA, Lucchinetti CF, et al: The spectrum of neuromyelitis optica. Lancet Neurol 6:805-815, 2007
7) 「多発性硬化症治療ガイドライン」作成委員会（編）：多発性硬化症治療ガイドライン 2010，医学書院，2010
8) Araki M, Matsuoka T, Miyamoto K, et al: Efficacy of the anti-IL-6 receptor antibody tocilizumab in neuromyelitis optica: a pilot study. Neurology 82:1302-1306, 2014
9) Polman CH, Reingold SC, Banwell B, et al: Diagnostic criteria for multiple sclerosis: 2010 revisions to the McDonald criteria. Ann Neurol 69: 292-302, 2011

18 急性小脳失調症

保護者や患者さん本人からよくある質問

Q1 どのような病気ですか
Q2 なぜ，この病気になるのですか
Q3 どのような症状が出るのですか
Q4 どのような経過をとりますか

A1 風邪の罹患や予防接種などの数日後に，急性に発症する小脳の機能障害を呈する病気です．

A2 詳細な原因は不明です．風邪の原因となるウイルスや細菌，予防接種に対する自分の免疫が，なんらかのしくみで小脳の神経細胞に障害を起こしてしまう可能性が考えられています．

A3 歩行時のふらつき（失調性歩行），発音がうまくできない（構音障害），ものを取ろうとしたときに手が震える（企図振戦），眼球の揺れ（眼振）などの小脳の機能障害に伴う症状が出ます．

A4 多くの場合，治療をしなくても数週間～数か月間で症状がなくなります．しかし一部で症状がなかなか消えず，後遺症を残すことがあるため注意深く経過をみる必要があります．ただ同様の症状を他疾患でも呈することがあり，それらと鑑別することが重要です．

診療上のポイント

① 急性に小脳失調を呈する同様な疾患があることを認識し，それらの疾患をしっかりと鑑別することが重要である．
② 疾患によっては治療法や予後が大きく異なるため，経過が思わしくない場合は繰り返し鑑別診断を行う必要がある．
③ 一部で後遺症を残す例もあるが，多くは無治療で自然に症状が消失する．治療としては，ステロイド療法，免疫グロブリン療法などの報告があるが，十分な症例数での比較検討試験は行われていない．

専門医へ紹介するタイミング

鑑別の結果，腫瘍性疾患や代謝性疾患，神経芽細胞腫を伴う opsoclonus myoclonus 症候群など専門治療が必要な疾患であった場合は，それぞれの専門医へ紹介する．本疾患であった場合も，改善傾向が乏しい，再発したなど経過が典型的でない例では，他疾患の可能性を再度考慮しつつ専門医への紹介を検討する．

実際の診療にあたって

1. 定義および一般的事項

急性に発症する小脳の機能障害を主訴とする疾患である．失調性の歩行，体幹失調が主体である．そのほかに測定障害，構音障害，企図振戦や眼振などの異常眼球運動などを呈することがある．明らかな性差はなく，どの年齢でも発症するが幼児に最も多く認められる．

MRI などの頭部画像検査で異常所見を認めることは少なく，MRI で異常信号領域や腫脹，造影効果などの異常がある例は，急性小脳炎として報告されていることもある．画像所見の有無は，症状が軽度か重度かの違いだけなのか病態が異なるのかは，いまだ明らかでない．

誘因としては先行感染の原因として，ウイルス感染では水痘/帯状疱疹ウイルス，ムンプスウイルス，Epstein-Barr ウイルス，コクサッキーウイルス，エンテロウイルスなど，ウイルス以外ではマイコプラズマ，溶血性レンサ球菌など，予防接種では水痘ワクチン，B 型肝炎ワクチン，麻疹ワクチンなどの報告が認められる．

生命予後は良好であるため病理所見は乏しく，髄液検査，頭部画像検査，自己免疫学的検査などでの検討がさまざま行われているが，いまだ病態は不明である．そのなかで自己免疫学的機序の関与を示唆する報告が多く認められる．各種感染症の罹患やワクチン接種などの数日～1か月後に発症することが多く[1,2]，この期間にウイルスや細菌の抗原に対する抗体が小脳の神経細胞と交差反応を起こし，自己免疫学的機序で神経細胞の障害や脱髄を引き起こすのではと考えられている[3,4]．

また，水痘罹患後の anti-centrosome 抗体[5]，マイコプラズマ感染後の anti-centriole 抗体[6]，Epstein-Barr ウイルス感染後の anti-neuronal 抗体[7]などウイルス感染後の症例で，自己抗体を認めたとの報告が複数認められることも自己免疫学的機序の関与を示唆する．その一方で，少数例ではあるが髄液よりウイルス遺伝子や細菌が検出されたとの報告もあり，病原体の直接侵襲による発症の可能性も考えられている．

2. 診断

問診，診察所見，検査所見などを総合的に判断し，ほかに小脳機能障害を起こしうる疾患の除外を行いながら診断をしていくこととなる．除外すべき主な疾患を表1に示す．

問診では，原因の可能性となりうる先行する感染歴や予防接種歴を確認し，他疾患の鑑別を目的として頭部外傷歴，中毒の可能性（薬物摂取歴）の有無なども確認

表1　急性小脳失調症から除外すべき主な疾患

後頭蓋窩病変（腫瘍，出血，膿瘍）	opsoclonus myoclonus 症候群
急性散在性脳脊髄炎	急性迷路炎
脳幹脳炎	薬物中毒
多発性硬化症	代謝性疾患（Hartnup 病，メープルシロップ尿症など）
Guillain-Barré 症候群	など

する．

　診察所見では，小脳以外の神経機能障害を示唆する所見に注意が必要である．具体的には，意識障害，髄膜刺激症状，神経所見の左右差，筋力低下，末梢神経障害などが認められる場合は，他疾患の可能性を積極的に考慮する．

　検査では，本疾患に特異的な所見はないとされている．しかし他疾患の鑑別を目的として検査が行われることになる．血液検査，尿検査では多くが異常を認めない．薬物摂取歴より中毒の可能性が疑われた場合は薬物の濃度の検査を行う．髄液検査では，軽度の細胞増多，蛋白上昇が一部で認められる．そのほかにもミエリン塩基性蛋白やオリゴクローナルバンド陽性も認められることがあるが，どれも特異的な所見ではない．

　頭部画像検査は，意識障害や小脳以外の神経症状が疑われる場合や，頭部外傷の既往がある場合には特に重要な検査である．本疾患の場合，頭部 CT や MRI は正常であることが多い．Connolly らの報告では CT では 37 例中 0 例，MRI では 19 例中 1 例で異常を認めたと報告している[1]．Single photon emission computed tomography（SPECT）では，血流が増多の報告，減少の報告ともある．この結果の違いは，検査を行った時期や，使用したトレーサーの違いなども考えられる．このような画像検査で異常を認める症例を，小脳炎として分けて考えるべきかどうかはいまだ統一した見解がない．

3. 治療

　一般的には自然軽快することが多いため，無治療で経過をみることが多い．重症例や症状が遷延する例に対して，ステロイド療法や免疫グロブリン療法など薬剤治療を行ったとの報告も認められるが，十分な症例による検討は行われておらず，どのような症例で治療をすべきか，どの治療が有効か，などまだ不明である．

4. 予後

　多くの症例が数週間〜数か月の経過を経て自然治癒傾向を示すが，一部で症状が遷延化し後遺症を残す例も存在する．

　これまでの報告では，Connolly らによると 4 か月以上経過観察ができた 60 症例のうち約 91％ の症例で失調が完全に消失したとしている[1]．Nussinovitch らは 39 小児例を先行感染の種類により，水痘，ムンプス，Epstein-Barr ウイルス，マイコプラズマ，そのほかのウイルス，特発性と分類した．歩行ができるまでに回復する期間は

どの群でも平均2週間未満であり，最も長く神経学的異常が残った症例はムンプスで24日だったとしている[2]．

頭部画像検査は年々進歩しており，今後MRIなどの施行例の増加や撮像方法の進歩により異常が見つかる例が増えてくる可能性も考えられる．その場合，急性小脳失調症と急性小脳炎を分けて報告するか否かで，予後などの結果が異なってくる可能性がある．

文献

1) Connolly AM, Dodson WE, Prensky AL, et al: Course and outcome of acute cerebellar ataxia. Ann Neurol 35: 673-679, 1994
2) Nussinovitch M, Paris D, Volovitz B, et al: Post-infectious acute cerebellar ataxia in children. Clin Pediatr (Phila) 42: 581-584, 2003
3) Ryan MM, Engle EC: Acute ataxia in childhood. J Child Neurol 18: 309-316, 2003
4) Adams C: Autoantibodies in childhood post-varicella acute cerebellar ataxia. Can J Neurol Sci 27: 316-320, 2000
5) Fritzler MJ, Zhang M, Stinton LM: Spectrum of centrosome autoantibodies in childhood varicella and post-varicella acute cerebellar ataxia. BMC Pediatr 3: 11, 2003
6) Cimolai N, Mah D, Roland E: Anticentriolar autoantibodies in children with central nervous system manifestations of Mycoplasma pneumoniae infection. J Neurol Neurosurg Psychiatry 57: 638-639, 1994
7) Ito H, Sayama S, Irie S, et al: Antineuronal antibodies in acute cerebellar ataxia following Epstein-Barr virus infection. Neurology 44: 1506-1507, 1994

19 脳性麻痺

保護者や患者さん本人からよくある質問

Q1 どのような病気ですか
Q2 原因にはどのようなものがありますか
Q3 症状はどのようなものですか
Q4 この病気は治りますか

A1 脳性麻痺は，厚生労働省により「受胎から新生児期（生後4週間）までに生じた脳の非進行性病変に基づく永続的だが変化しうる運動および姿勢の異常」と定義されています．「新生児期までに生じた非進行性脳病変によって生じる，運動および姿勢の障害」と考えると理解しやすいと思います．単一の疾患ではなく，同様の状態にあるこどもを表す総称です．

A2 原因は，その発生時期より出生前，出生前後（周生期），生後の3つの要因に分けられます．頻度としては，出生前および出生前後に要因がある症例が約80％と圧倒的に高いのが現状です．

A3 基本的な症状は，運動と姿勢の異常を中心とするさまざまな障害です．初期症状は，運動発達の遅れ，姿勢・反射・筋緊張の異常を多く認めます．そのほかには，てんかん，情動・行動の異常，知能障害，認知・行為の障害などを高率に合併します．非進行性の脳障害が原因ですが，症状は加齢により変化し，しばしば重症化していくことが知られています．さらに思春期以降になると，姿勢・筋緊張の異常が持続することにより，整形外科的異常，呼吸障害，循環障害，さらには栄養障害などが二次障害として多くみられ，この二次障害の重症化が生命予後を左右することもしばしばあります．

A4 脳性麻痺の原因である脳病変は治療できません．しかし，症状の悪化や二次障害の出現を予防・軽減するためにさまざまな対応が取られています．対応としては，運動訓練と内服治療が中心となります．二次障害に対して，現在では外科治療手技の進歩によりQOLの向上が望めるケースも多く，主治医から勧められた場合には早期に外科系診療科を受診することが望ましいと思います．

診療上のポイント

① 発生時期は，出生前，周生期，新生児期の3つに分けられる．出生前の病因としては，皮質形成異常が最も多い．この分野では近年，遺伝子異常と皮質形成異常の関連が明らかにされてきている．周生期の病因としては，早産児における脳室周囲白質軟化症（PVL）および側脳室周囲白質の出血性梗塞（PHI），正期産児における低酸素性虚血性脳症（HIE）が中心である．新生児期の要因としては，髄膜炎などの中枢神経感染症，高ビリルビン血症，頭蓋内出血などがある．

② 原因によって症候に違いがあるので，診察にあたっては注意を要する．共通した症状としては，運動および姿勢の異常，筋緊張の異常である．しかしこれらの症候も，新生児期から乳幼児期を経て小児期に至るまでの症状には差異があるうえ，年齢によって意義も異なる．さらに乳児期での筋緊張や深部腱反射の診断意義には，限界があることは知っておく必要がある．

③ 3か月未満の児においては，大脳皮質が未熟なため痙性や強直性が明らかでなく，むしろ筋緊張低下を示すことがある．よって新生児期にはフロッピーインファントの鑑別が重要である．胎生期や周生期に問題があり，脳性麻痺のハイリスク症例においても，種々の神経筋疾患や先天代謝異常の結果としての筋緊張低下の可能性があるので，慎重に鑑別を行う．

④ 乳児期に運動発達の遅れおよび筋緊張低下を示すものには，さまざまな病態があり[1,2]慎重に鑑別する必要がある．経時的変化の観察が鑑別にきわめて有用な症例も多く，判断に迷った場合は運動訓練を行いながら経過観察を行うとよい．また診断をつけた症例においても，時間をあけて定期的に再評価を行うべきである．

⑤ 診断には，頭部MRIが最も有効な検査法である．PVL，PHI，HIEなどについては，病巣の描出に高い感度を示す．

専門医へ紹介するタイミング

運動発達の遅れ，姿勢・反射・筋緊張の異常が初発症状として高頻度である．これらの臨床症状が観察された場合は，専門医への紹介を考慮する．しかし乳児期早期の異常症候は，脳障害があれば必ずみられるものではなく，さらに正常か異常かの鑑別が困難な動作も多い．一過性で消失するものも多いため，注意深く経時的な変化を観察する必要がある．疑わしい場合には，経過観察目的での紹介を考慮してもよい．一方で，筋緊張異常や異常姿勢の遷延は運動発達の妨げになるため，明らかなハイリスク児に対しては症状出現前からでも療育活動を行うべきであり，より早期に専門医へ紹介するのが望ましい．

実際の診療にあたって

1. 発生率および変遷

脳性麻痺の発症率には，医学的背景だけでなく社会的背景が大きく関与する．わが国において，1950〜60年代は脳性麻痺の発生率は出生数1,000に対して3前後であったと推定されている．その後NICUの普及をはじめとする医療水準の向上により，比較的軽症の病的新生児は治療を受けることにより障害なく生存するようになった．そのため，1970年代には出生数1,000対1前後まで発生率は低下した．

一方で，1980年代以降に再度脳性麻痺の発生率は上昇に転じた[2]．これは，以前では死亡したであろう重症病的新生児が，救命可能になったことに起因していると考えられる．周産期医療の功罪にはここでは触れないが，近年の脳性麻痺患児は，運動・姿勢の障害だけでなく，重度の精神遅滞，呼吸障害，栄養障害などを合併した重度重複障害児が増加しており，患児数の変化だけでなく質の変化が起きていることは，診療を行うために必要な知識である．

2. 病型分類

麻痺の分布による分類を表1に，筋緊張異常の程度による分類を表2に示す．

表1 麻痺の分布による分類

四肢麻痺	四肢にほぼ同程度の麻痺がある状態をさす．通常，麻痺は重度であり顔面や体幹にも麻痺を伴う．
両麻痺	下肢に強い麻痺，上肢に軽い麻痺がある状態をさす．人間の脳は構造的に，麻痺は上肢より下肢に生じやすい．左右差や，顔面や体幹に麻痺を生じることも多い．
対麻痺	下肢に麻痺があり上肢には麻痺がない状態をさす．早産児に多い脳室周囲白質軟化症（PVL）に由来することが多い．
片麻痺	右・左半身のみの麻痺をさす．脳血管障害に由来することが多い．
そのほか	四肢のうち1か所だけに麻痺を認める単麻痺，3か所に麻痺を認める三肢麻痺などがある．

頻度は両麻痺が最も高く，次いで四肢麻痺，片麻痺と続く．

表2 筋緊張異常の程度による分類

痙直型	痙性筋緊張亢進を呈し，運動量は少なく，関節可動域は低下する．診察のポイントでも述べたように，乳児期は筋緊張低下を示し，加齢とともに痙直型となることも多い．最も頻度が高く，脳性麻痺の80〜90%を占める．
アテトーゼ型	筋緊張は亢進しているが変動があり，不随意運動を伴う．不随意運動は顔面に目立つ．動作開始時や精神的緊張が強まったときに筋緊張が亢進する．乳幼児期は低緊張を呈することも多い．大脳基底核の障害により生じ，脳性麻痺の約10%を占める．
低緊張型	筋緊張低下を示し，運動量は少ない．脳形成異常に伴うものが多いとされるが，生涯にわたって低緊張が持続する症例はまれである．
失調型	体幹のバランス機能の障害や上肢の振戦を呈し，低緊張を伴うことが多い．小脳の障害により生じる．
混合型	上記の4型に分類が困難であり，いくつかの症状を併せもつ症例を混合型と分類する．しかし，痙直型，アテトーゼ型の特徴を併せもつ場合には，症状の中心となる型に分類してもかまわない．

3. 発生機序・基本的病態

頻度の高い周生期障害について説明する．早産児と正期産児では発症病態が異なる．

1) 早産児

在胎32週以下で出生した早産児は，側脳室周囲深部白質に解剖学的・生理的脆弱性を有する．解剖学的には，同部位は脳室側から皮質側に向かう脈絡膜動脈と，大脳皮質表面から垂直に深部白質へ向かう動脈の血流の境界領域にあたる．さらに生理的に，早産児では脳血管の自動調節能が未熟であるため，容易に虚血に陥る．このようにして虚血に陥った深部白質が凝固壊死を起こし，貪食を受けた結果空洞形成しPVLに至る．一方，胎児期にのみ存在する上衣下胚層からの出血は，分界静脈の血流の阻害により側脳室周囲白質のPHIをきたす．

このように，早産児では脳室周囲の深部白質病変が中心である．同部位は皮質脊髄路および視放線にあたり，痙性両麻痺および視覚認知障害の原因となる．PHIは通常一側性病変のため，下肢優位の片麻痺を呈する．

2) 正期産児

正期産児におけるHIEでは，低酸素や虚血の程度および持続時間により，主に皮質・皮質下障害，傍矢状部障害，中心灰白質障害の3種類に分けられる．低酸素・虚血が比較的軽度で60分以上持続した場合は，皮質・皮質下障害となり，虚血が重症で長引いた場合には，前・中・後大脳動脈領域の分水界領域に傍矢状部障害が起こる．一方，完全仮死が10〜20分持続すると，視床・基底核・脳幹を主体とした中心灰白質障害を引き起こす．特に被殻後部，視床外側腹側核が障害を受けやすい．

4. 合併症と治療方針

脳性麻痺の児には，さまざまな合併症が起こる．重症の児が増加していることもあり，合併症の重症化も併せて起きている．頻度として高いものには，てんかん，知的障害，視覚認知障害，睡眠障害，摂食・嚥下障害，栄養障害，呼吸障害，変形・拘縮などがある．

これらの症状は単独で起きるだけでなく，互いに影響を与えながら増悪していくことが多い．たとえば，①嚥下障害により誤嚥を反復し呼吸障害が増悪する，②慢性呼吸不全により常に緊張が強くなるため，変形・拘縮が増悪していく，③変形・拘縮の結果として，さらに摂食・嚥下障害が増悪し，消化管通過障害なども引き起こし栄養障害が進行していく，などの経過である．

主症状である姿勢と運動の治療としては，運動訓練と内服治療が中心となり，ボツリヌス毒素の筋肉内注射やバクロフェンの持続髄注療法なども実施されている．しかし実際には，主症状以外の合併症や二次障害がQOLや生命予後に直結する場合が多く，これらの治療が非常に重要である．近年では，気管切開や喉頭気管分離術，胃瘻造設術，逆流防止術など外科治療により，QOLおよび生命予後の改善を期待できる症例も多く，外科医との連携が重要になってきている．

> 最近の話題

- 脳性麻痺とは非常に広い概念であって，患児それぞれの状況により異なった対応が必要である．共通した目標としては，運動・姿勢の異常を改善させることだけでなく，児のもつ生活能力を改善し，QOLを高め，児および家族が社会で生きていく力を伸ばすことだと考える．
- 医療面でなく社会的な変化として，現在多くの障害児（脳性麻痺の児が多数含まれる）が登校し学校生活を送っている．そのなかには，日常生活のなかで多くの医療的ケアを必要とする児童・生徒が含まれている．この医療的ケアについては従来さまざまな議論が行われ，個別の対応がなされてきた．
- 2012年4月より「社会福祉士および介護福祉士法」の一部改正により，介護福祉士および一定の研修を受けた介護職員などにおいては，医療や看護との連携による安全確保がはかられていることなど，一定の条件下で喀痰吸引などの医療行為を業務として実施できることとなった．対象となる医療行為は，①痰の吸引（口腔内，鼻腔内，気管カニューレ内部），②経管栄養（胃ろう，腸ろう，経鼻経管栄養）である．特別支援学校においても，上記の法改正に合わせて教員による医療的ケアの実施が推進されている．児自身や家族の状況，また学校の状況や地域性の違いもあり，「すべての児が登校により幸せになる．教員による医療的ケア実施はどんどん推進されるべき」とは考えていないが，恩恵を受ける障害児および家族が多いことも事実であろう．医療者にとっても，障害児を医療の対象としてだけでなく，社会的存在のひとりとしてみる視点が必要であると考えている．

文献

1) 横地健治：脳性麻痺．遠藤文夫（編）：小児科診断・治療指針，pp731-736，中山書店，2012
2) 鈴木文晴：脳性麻痺の疫学と病型．有馬正高（監修），加我牧子，稲垣真澄（編）：小児神経学，pp186-189，診断と治療社，2008
3) 宮本晶恵：脳性麻痺．小児内科 41 増刊：711-715, 2009
4) 小黒範子：脳性麻痺．小児内科 44 増刊：758-759, 2012
5) 斎藤義朗：脳性麻痺，重症心身障害．小児科診療 77 増刊：844-846, 2014

20 筋疾患

保護者や患者さん本人からよくある質問

Q1 筋ジストロフィーとはどのような病気ですか
Q2 先天性ミオパチーとはどのような病気ですか
Q3 筋ジストロフィーは遺伝しますか

A1 筋線維が壊死と再生を繰り返し，進行性に筋力低下する遺伝性の疾患です．多くの筋ジストロフィーでは，嚥下機能低下，呼吸筋筋力低下，心筋症などを合併することがあります．

A2 筋線維の構造異常が原因で，筋力低下や筋緊張低下が生じる疾患です．

A3 遺伝性の疾患ですが，ときに突然変異により生じることもあります．どのように遺伝するかは疾患ごとに異なりますが，必ずしもご両親から遺伝し，次世代に引き継ぐものではありません．詳しい遺伝の相談は遺伝専門医の受診をおすすめします．

診療上のポイント

① 筋疾患の診断は，臨床経過，診察による臨床症状の評価と血液検査，神経筋電気検査，骨格筋画像検査などで鑑別診断を絞り，遺伝学的検査や筋生検で確定診断を行う．

② 筋疾患は，治癒が期待できずに遺伝性や進行性を示す疾患が多い．診断にあたっては，患児や家族に対する慎重な配慮が必要である．軽微な症状のみの患児で，本人が気づいていない場合もある．

専門医へ紹介するタイミング

筋疾患のなかには，筋炎やPompe病など治療が可能な疾患もある．そのため，筋疾患が疑わしく診断や治療に不慣れな場合には，タイミングを逃さず早期に専門医へ紹介することが重要である．確定診断に，筋生検が必要となる疾患も多く存在する．筋生検は生検部位の決定や固定方法が重要であるため，筋生検が必要な場合にはすみやかに専門医に相談する必要がある．

実際の診療にあたって

1. 筋疾患の定義と分類

筋疾患は，筋線維の機能や構造異常により骨格筋症状を呈する疾患の総称である．筋ジストロフィー，先天性ミオパチー，代謝性筋疾患，ミトコンドリア病（→II-12, p149 参照），筋強直性症候群，炎症性筋疾患，神経筋接合部異常，内科疾患に伴うミオパチーなどに分類される．

2. 診察所見

1）筋力の評価

筋力低下の有無と分布，発症時期，症状の進行の有無，程度などを把握する．小児の場合，診察に非協力的であるため，筋力低下の評価は困難である．徒手筋力テストの評価のみでなく，具体的な動作における評価を記載しておくことが有用である．乳児では自発的な四肢の動きに注目し，抗重力運動が少なく平面的な動きが多い場合には筋力低下を疑う．幼児期では，座位，起立，歩行，ジャンプの様子に注目する．起立時に殿部を高くあげて手を膝に添えて立ち上がる Gowers 徴候，ジャンプや高いところからの飛び降りが困難，足を交互に出して階段昇降ができない，腰部を左右に揺らすように歩く動揺性歩行などの所見は，多くの筋疾患で最初に障害を受けやすい体幹の筋力低下の存在を示唆している（→I-9 筋力低下, p53 参照）．

顔面筋罹患がある場合には，泣いたり笑ったりしても表情が乏しく，開口位で強く閉眼させても睫毛が外に出ている睫毛徴候を認める．また高口蓋や構音障害，流涎などを伴うことも多い．さらに咽頭筋の筋力低下があれば嚥下障害を認めることもあるので，食事中のむせ込みや肺炎の罹患歴などを確認する．

そのほか呼吸筋の筋力低下により呼吸障害を呈する．慢性呼吸障害では，夜間の頻回な覚醒や朝の頭痛，学力不振など不定愁訴に近い症状を呈する．

2）筋緊張の評価

骨格筋は絶えず不随意に緊張した状態にあり，このことを筋緊張という．筋緊張は，安静時筋緊張と姿勢筋緊張に分けられ，筋疾患では特に安静時筋緊張の評価を行う．安静時筋緊張は，筋のかたさ（consistency），伸展性（extensibility），被動性（passivity）に分けて評価する．

かたさは，筋を指で圧迫して判定する．伸展性は，関節を受動的に屈曲伸展させたときの筋の最大の伸びの度合いである．筋緊張低下があると過剰に認められる．被動性は，筋を他動的に速さをもって動かし，筋の抵抗性，振れの様子を観察する．筋緊張低下があればそれらが増大している．

著明な筋緊張低下を主徴とする乳児を，フロッピーインファント（floppy infant）と総称する（→I-8 筋緊張異常・低下, p46 参照）．フロッピーインファントの原因は筋原性だけにかぎらず神経原性，中枢神経障害，染色体異常，結合織疾患など多岐にわたる．

3）筋量の評価

乳児では頸部や胸郭が比較的皮下脂肪も少なく，外見上の筋量評価に有用である．

3. 検査所見

1) 血液検査

CK，アルドラーゼ，AST，ALT，LDHなどの筋逸脱酵素の上昇を認めるものが多い．高CK血症の際には，ASTやALT，LDHも同時に高値になる．筋疾患ではAST優位の場合とALT優位の場合があり，CKを測定していない場合，肝障害と診断されていることも多い．筋炎を疑う場合には，CRPや赤血球沈降速度，血管炎のマーカーや自己抗体などの膠原病関連項目を検索する．

乳酸値，ピルビン酸値はミトコンドリア病の診断に有用である．乳幼児では，採血時に暴れてしまうため見かけ上の高乳酸血症を示すことがあり，解釈は慎重に行う必要がある．髄液の乳酸値は運動の影響を受けないため，臨床的にミトコンドリア病が疑わしい場合には有用である．

2) 電気生理学的検査

末梢神経伝導検査や針筋電図，体性感覚誘発電位，M波反復刺激試験などを必要に応じて施行する．末梢神経疾患や神経・筋接合部疾患との鑑別に有用であるが，小児では協力が得られにくく鎮静して行うこともある．

3) 画像検査

骨格筋CTやMRIは筋病変の有無，分布の評価に有用である．疾患ごとに特徴がある．骨格筋CTは全身の骨格筋の評価が可能であるが，炎症性変化に対する感度は低い．検査時間も短く簡便であるが被曝がある．MRIでは全身の骨格筋を一度に評価することは困難であるが，炎症・浮腫性変化，脂肪置換を評価しやすい．炎症・浮腫性変化は，T_2強調脂肪抑制軸位像がより高感度に評価できる．

4) 遺伝学的検査

筋疾患の一部の遺伝学的検査は保険収載されているが，遺伝学的検査を行う前後には遺伝カウンセリングは必須である．

5) 筋病理学的診断

小児では筋生検を行う場合，全身麻酔が必要となる．筋組織の採取や固定には経験を要することから，習熟した施設に依頼すべきである．

4. 小児期に発症する主な筋疾患

1) Duchenne型筋ジストロフィー（Duchenne muscular dystrophy；DMD）

X連鎖性遺伝により患児は基本的には男児のみであるが，染色体異常（Turner症候群，X染色体と常染色体の相互転座）がある場合，女児にも発症する．頻度は人口10万人に3〜5人といわれている．

原因遺伝子はジストロフィン遺伝子で，遺伝子座はX染色体短腕（Xp21）にある．ジストロフィン遺伝子検査および筋生検を施行し，免疫組織化学染色にて筋線維膜のジストロフィンの欠失を確認することで確定診断となる．

乳児期の発育および発達は正常である．3〜5歳ごろに走れない，転びやすい，などの歩行に関する異常により気づかれることが多い．また近位筋や腰帯筋の筋力低下によりGowers徴候や動揺性歩行を認め，多くは10歳前後で歩行不能となる．10歳以後に側彎，呼吸筋力低下，心筋症が出現する．また，運動機能が低下したこと

を本人が自覚する時期（5〜6歳ごろ）よりステロイド療法を行うことで，歩行機能の延長だけでなく，呼吸や循環機能の維持，側彎予防に効果を認めている．ステロイド療法や呼吸管理，心筋症の治療の進歩により，現在の平均寿命は30歳を超えている．

2) Becker型筋ジストロフィー（Becker muscular dystrophy；BMD）

DMDと臨床症状は類似するが，15歳以上でも歩行可能例につけられた臨床診断名である．DMDと同様にジストロフィン遺伝子の異常により発症するが，筋線維膜にジストロフィン蛋白の発現が不完全ではあるが認められる．呼吸障害はDMDに比べ軽微であるが，心機能障害は歩行可能な時期に発症する場合がある．

3) 肢帯型筋ジストロフィー（Limb-girdle muscular dystrophy；LGMD）

主として肩甲帯，腰帯筋と四肢近位筋を侵す進行性筋ジストロフィーの総称であり，原因遺伝子は多数報告されている．臨床症状はさまざまで，病型によって呼吸筋罹患や心筋症などの程度は異なる．筋病理所見と骨格筋の免疫組織化学染色，遺伝子検査により確定診断する．

4) 筋強直性ジストロフィー（Myotonic dystrophy；DM）

筋強直（ミオトニア）と多臓器障害を特徴とし，進行性筋萎縮と筋力低下を示す遺伝性筋疾患である．責任遺伝子の違いによりDM1（第19番染色体長腕）とDM2（第3番染色体長腕）に分類される．

DM2での先天型の報告はない．DM1は，ミオトニンプロテインキナーゼ（*DMPK*）遺伝子の3′非翻訳領域にあるCTGの3塩基繰り返し配列の異常伸長が原因である．一般に繰り返し回数が多いほど重症で早期発症となる．繰り返し配列は世代を重ねるごとに伸長し症状が強くなる"表現促進現象"を認める．

DM1は発症年齢により成人型，小児型，先天型に分けられる．先天型は周産期に，胎動減少や羊水過多を認めることが多く，また出生直後より全身の筋緊張低下を認め，さらに呼吸障害，哺乳障害を呈し，人工呼吸管理や経管栄養管理を要することが多い．新生児期は，呼吸障害や哺乳障害のため重症化しやすいが，仮死による影響が少なければ人工呼吸器から離脱できることが多く，3歳までに歩行可能となることが多い．患者は顔面筋罹患が著明で上口唇がテント状に開口している．テント状口唇は年齢が上がると顕著になる．

血清CKは正常から軽度上昇程度である．先天型は95％以上の例で母親が成人型筋強直性ジストロフィーであり，母親の診察所見が診断の手がかりとなる．10歳以下で発症するものを小児型と定義するが，小児型では先天型にみられるような新生児期の呼吸障害や哺乳障害はなく，知的障害や注意欠陥・多動症などが主訴となることが多い．成人型で認められるミオトニア所見は，4〜5歳ごろより認められ乳児期では認めない．

合併症は成人型DMと同様に，消化器症状（便秘，下痢，腹痛など），心筋障害（不整脈や心伝導障害），眼科的疾患（白内障など），耳鼻科的疾患（反復する中耳炎），内分泌異常（甲状腺機能異常，月経異常や停留睾丸の合併），睡眠障害などさまざまな症状を呈する．

5) 福山型先天性筋ジストロフィー（Fukuyama congenital muscular dystrophy；FCMD）

常染色体劣性遺伝を呈し，第9染色体長腕（9q31）に遺伝子座があるフクチン（fukutin）遺伝子を原因遺伝子とする．臨床症状は，先天性筋ジストロフィーのほか，大脳形成異常，眼・網膜異常を呈する．新生児や乳児期に呼吸不全や哺乳力低下を呈することは少なく，多くの患者は頸定の遅れで気づかれる．

典型例では頸定が7か月前後，座位保持が1歳前後，いざり這いが3歳ごろで可能となる．独歩の獲得にいたる例は少ないが存在する．重症例では頸定も認められない．運動発達は8歳くらいまでにピークを迎え，以後運動機能は退行する．10歳を超えると嚥下機能障害や呼吸筋力低下，心筋症などの合併症の出現が顕著となる．約半数で熱性けいれんやてんかんを合併する．

誤嚥や窒息，呼吸不全，心不全が予後に大きく関係する．平均寿命は10歳代後半～20歳代前半とされるが，重症型で幼児期の死亡例もある一方で，30歳を超えても生存する例も多く存在し個人差が大きい．呼吸管理や心筋症の治療の進歩により予後は改善している．

6) 先天性ミオパチー

骨格筋の構造異常により，筋力低下，筋緊張低下を主症状とする遺伝子変異に基づく筋疾患の総称である．多くが非進行性または緩徐進行性の経過を示すが，ネマリンミオパチーやミオチュブラーミオパチーでは，乳児期から重篤な症状をとる乳児重症型が知られている．成人になってから症状が明らかになる場合もあるが，多くはフロッピーインファントとして発症する．確定診断は筋生検や遺伝子検査により行う．

7) Pompe（ポンペ）病

リソゾーム酵素である酸性αグルコシダーゼ（glucosidase acid alpha；GAA）の欠損による，常染色体劣性遺伝を呈する疾患である．原因遺伝子は，第17染色体長腕（17q25.2-q-25.3）に遺伝子座があるGAA遺伝子である．病型は，乳児型と遅発型（小児型と成人型）に分けられる．

乳児型は，完全酵素欠損症で心筋と骨格筋が主に罹患する．著明なフロッピーインファントと心肥大，肥大型心筋症，肝腫大を認め，自然経過では呼吸不全，心不全により多くは1歳未満で死亡する．遅発型は，残存酵素活性があるため緩徐進行性の近位筋優位のミオパチーを呈し，通常心筋は侵されないが歩行機能が保たれている時期に呼吸不全を認める．

血清CK値は，中等度から高度まで症状するが遅発型では正常範囲内のこともある．筋病理では，筋線維内に酸フォスファターゼ染色陽性の空胞が認められ，PAS染色陽性物質（グリコーゲン）が蓄積している．GAA酵素活性の低下やGAA遺伝子変異の同定により確定診断される．酵素補充療法により乳児型の生命予後が著しく改善し，遅発型でも筋症状の進行が抑制されている．

最近の話題

- FCMDでは，発症機序がスプライシング異常であることが解明され，分子標的治療であるアンチセンス療法の臨床応用が待たれている．
- FCMDでは，乳幼児期のウイルス感染（特にヘルパンギーナや手足口病などのエンテロウイルス感染症）の回復期に，急激な一過性の筋力低下を呈することがある．呼吸筋に筋力低下が及ぶと呼吸不全に陥ることもあり注意が必要である．
- DMDでは，遺伝子変異の種類によるテーラーメイド治療の臨床応用が進められている．そのため治療適応を検討するうえにおいても遺伝子診断は不可欠である．

文献

1) 埜中征哉（監修），小牧宏文（編）：小児筋疾患診療ハンドブック，診断と治療社，2009
2) 内野誠（監修），青木正志（編）：筋疾患診療ハンドブック，中外医学社，2013
3) 埜中征哉：臨床のための筋病理 第4版，日本医事新報社，2011
4) 杉江秀夫（総編）：代謝性ミオパチー，診断と治療社，2014
5) 日本神経学会，日本小児神経学会，国立精神・神経医療研究センター（監修）：デュシェンヌ型筋ジストロフィー診療ガイドライン2014，南江堂，2014
6) 鴨下重彦（監修），桃井真理子，宮尾益知，水口　雅（編）：ベッドサイドの小児神経・発達の診かた，南山堂，2009

21 重症筋無力症

保護者や患者さん本人からよくある質問

Q1 どのような病気ですか
Q2 どのような症状が出ますか
Q3 治りますか
Q4 ステロイド薬は飲まなければなりませんか
Q5 胸腺摘除術はいつしたらよいのですか

A1 本来，自分を守るはずの免疫機能が，誤って自分の体を攻撃（抗体ができる）してしまう病気の1つです．神経から筋肉へ情報を伝えるのにかかわる蛋白，特に情報の受け皿であるアセチルコリン受容体に対して抗体ができてしまい，情報伝達がうまくいかなくなる病気です．

A2 運動を続けて行うと筋肉の力が低下し，休むと改善します．朝に軽く夕方に増悪する日内変動も特徴的です．眼に最初に症状が出ることが多く，瞼が下がったり，眼がうまく動かず，物が二重に見えたりします．重症な場合は，全身の筋肉の力が入らなくなり呼吸や飲み込みが悪くなるなど，命にかかわることもあります．

A3 完全に病気が治るのは難しいですが，治療により症状がない状態は可能です．こどもの場合は，成人になってから発症する場合と違って，早くに診断され適切に治療が始められれば，治りやすいのが特徴です．

A4 抗コリンエステラーゼ（ChE）薬は，症状を抑えるだけで根本的な治療法ではありません．誤った免疫機能を改善させるには，ステロイド薬が必要になります．ステロイド薬には，身長が伸びないなどの副作用があるため，効果が不十分な場合は，カルシニューリン阻害薬などの免疫抑制薬を使用する必要があります．

A5 胸腺腫がある場合は，摘除は絶対必要です．一方で，胸腺腫がない場合は，胸腺をとっても治るという保証は今のところありません．こどもの場合は特に胸腺が大事な役割を果たしていること，もともと治りやすいことなどから，あまり勧められていません．一方で，思春期を過ぎた例には効果があると言われています．

診療上のポイント

① わが国では臨床および電気生理学的解析より，純粋眼筋型，潜在性全身型，全身型に分類し，臨床分類ごとに治療方針を決定する．
② 長期大量のステロイド薬投与により成長障害をきたすため，ステロイド薬で治療不十分な場合は，積極的に免疫抑制薬導入を検討する．
③ カルシニューリン阻害薬のみが成人発症の重症筋無力症（MG）に対して保険適用があり，いずれの免疫抑制薬も小児期発症MGへの保険適用はない．
④ 催眠・鎮静薬，抗てんかん薬，抗不整脈薬，抗菌薬など多くの禁忌薬があることに気をつける．

専門医へ紹介するタイミング

「重症筋無力症診療ガイドライン2014」（日本神経学会監修）が存在し，適切な投薬を行うことにより多くが寛解にいたる．小児の電気生理学的評価ができない場合，適切な投薬を行っても寛解にいたらない難治例，ステロイド依存性で減量困難な例においては，タイミングを逃さず専門医への紹介が推奨される．特に免疫抑制薬導入が必要な例では，副作用の観点から使用に慣れ，対処可能な施設での投与が望ましい．

実際の診療にあたって

1. 疫学と病態

1) 疫学

わが国の小児重症筋無力症（myasthenia gravis;MG）発症年齢は，5歳未満にピークがある．小児期発症MGは欧米には少なく，日本など東アジアに頻度が高い．

2) 病態

MGは，自己抗体によって神経筋の刺激伝達が障害される自己免疫疾患である．90％以上は，シナプス後膜上のニコチン性アセチルコリン（ACh）受容体（AChR）を標的抗原とし，①AChと受容体の結合阻害，②受容体破壊，③補体を介在した膜破壊が機序として考えられている．ほかに，筋特異的チロシンキナーゼ（MuSK），LDL受容体関連蛋白質4（Lrp4）などを標的とする自己抗体が明らかにされているが，小児では少ない．MGと胸腺異常（過形成，胸腺腫）との関連に関しては数多くの報告があるが，まだ十分には解明されていない．

3) 臨床分類

小児期発症MGでは，MGFA（MG Foundation of America）分類I，すなわち眼筋型が60～80％を占め圧倒的に多い．11歳以後には全身型の比率が増し，成人例では60～70％が全身型となる．

わが国では，小児期発症MGを臨床および電気生理学的解析により，純粋眼筋型，潜在性全身型，全身型に分類する．潜在性全身型は臨床的には眼筋型だが，電

気生理学的に四肢筋罹患（減衰所見）を認め，治療反応性が全身型に近く，抗コリンエステラーゼ（ChE）薬に抵抗性を示す特徴をもつ．特に 5 歳以下発症例では，潜在性全身型が多いことが特徴であり 50％を占める．

2. 診断

1) 症状

易疲労性が病態の主体であり，連続運動により増悪し休息により改善するという特徴をもつ．朝に軽く夕方に増悪する日内変動と，日によって症状が異なる日差変動も特徴的である．

多くは片側の眼瞼下垂で発症し，反対側や両側に移行する．眼位の異常または眼球運動障害が同時期，または少し遅れて認められるようになる．全身症状は乳幼児の場合は判定しにくく，「抱っこを頻回にせがむ」「ごろごろしていることが多い」などからわかることがある．球麻痺症状としての嚥下・構音障害，呼吸障害に関しては，哺乳力低下や哺乳時のむせ，流涎の増加，声のかすれ，弱い泣き声などで気づかれる．

2) 検査

エドロホニウム試験による症状の改善の確認，誘発筋電図による減衰現象，AChR 抗体証明，などで診断を行う．

小児では，AChR 抗体陽性率が低いことも特徴の 1 つであり，10 歳未満では陽性率は半数程度である．誘発筋電図（反復刺激試験）では，低頻度刺激（2〜5 Hz）で 10 回の電気刺激を行い，1 回目の複合活動電位の振幅に対して，4〜5 発目の振幅が 10％以上減衰した場合は異常と判定する．

3) 鑑別

鑑別が困難な疾患として先天性筋無力症候群があげられる．神経筋接合部構造物の先天的分子欠損による非常にまれな疾患群であり，典型例は 2 歳未満の乳幼児期に発症し，家族内に同症状を認める．そのほか，動眼・滑車・外転神経を障害する疾患（腫瘍，動脈瘤，海綿静脈洞炎など）やミトコンドリア脳筋症，先天性眼瞼下垂，眼筋麻痺性片頭痛などがあげられる．

4) 治療

対症療法として抗 ChE 薬による神経筋伝達の改善，根本的治療としてステロイド薬，免疫抑制薬による自己免疫異常に対する治療がある．臨床分類により治療方針が異なる．

◆ 純粋眼筋型

抗 ChE 薬が第一選択だが，対症療法にすぎず必要最低量とする．症状が改善しないときは，すみやかにステロイド薬を追加する．

◆ 潜在性全身型

抗 ChE 薬抵抗性が多く，全身型に準じて治療する．

◆ 全身型

　　ステロイド薬が第一選択であるが，初期増悪を考慮して入院での治療開始が望ましい．投与方法には，内服とメチルプレドニゾロン（mPSL）パルス療法がある．初期増悪は治療開始後3～5日に出現し，ときにクリーゼにいたる．このため内服は少量から開始し，漸増する方法をとる．カルシニューリン阻害薬などの免疫抑制薬導入を行う場合もあるが，小児には保険適用外で安全性は確立していないことに留意する．

◆ 難治例および急性増悪例（クリーゼ）

　　血液浄化療法，大量免疫グロブリン（IVIg）ともに難治例や増悪したMG症状には有効な手段である．IVIgは侵襲性が低く，ブラッドアクセス確保が難しい乳幼児に有用である．小児期発症MGは非胸腺腫，眼筋型が主体であることから，成人に比し胸腺摘除術の適応は少ない．思春期以後，抗体価高値の全身型の難治例に有効性が期待はできる．

最近の話題

- 大規模メタアナリシスの結果，「非胸腺腫MG患者における胸腺摘除術の有効性を示す根拠は明確でない」という結論が出された．
- 副作用としてQOLやメンタルヘルスの悪化をきたすという理由から，成人でもプレドニゾロン内服は1日量は1 mg/kgを超えない治療が求められるようになった．代わって積極的なカルシニューリン阻害薬，血液浄化療法，免疫グロブリン大量療法，ステロイドパルス療法の併用が推奨されている．

文献
1) 日本神経学会（監修），「重症筋無力症診療ガイドライン」作成委員会（編）：重症筋無力症診療ガイドライン2014, pp114-140, 南江堂, 2014
2) Andrew PI: A treatment algorithm for autoimmune myasthenia gravis in childhood. Ann N Y Acad Sci 841: 789-802, 1998
3) Chiang LM, Darras BT, Kang PB: Juvenile myasthenia gravis. Muscle Nerve 39: 423-431, 2009
4) 瀬川昌也：小児重症筋無力症―潜在性全身型．内科 31: 1222-1226, 1973
5) 大澤真木子，重症筋無力症．小児神経学の進歩第22集, pp127-140, 診断と治療社, 1993
6) 野村芳子：小児重症筋無力症．Clin Neurosci 26: 986-989, 2008

22 末梢神経障害

保護者や患者さん本人からよくある質問

Q1 どのような病気ですか
Q2 なぜ障害が起きるのですか
Q3 どのような症状が出るのですか
Q4 この障害は治りますか
Q5 治療薬はありますか

A1 脳幹や脊髄から出る末梢神経の病気の総称です．末梢神経には，脳を司る脳神経系や脊髄から出る末梢神経系が含まれます．末梢神経それぞれの障害部位によって，異なる症状が出現することが知られています．

A2 原因はさまざまですが，大きく分けると遺伝性，免疫性，腫瘍性，圧迫性，薬剤性，栄養性があります．これらを診断するために，血液検査，遺伝子検査，電気生理検査，画像検査，髄液検査などが用いられます．

A3 主に運動症状と感覚症状があります．運動症状には手足を動かしにくくなることや，歩行障害が含まれ，感覚症状には手足が鈍く感じることや，痛みや違和感を覚える症状が含まれます．運動症状や感覚症状のどちらかだけ出現することもあれば，両方が合併することもあります．

A4 原因によって治癒の過程は異なります．遺伝性では徐々に進行することが多く，一方，免疫性であれば適切な治療によって回復が期待できます．腫瘍性であれば原疾患の治療が優先され，圧迫性であればその除去によって症状の改善が望めます．薬剤性では原因となる薬剤を中止し，栄養性であれば欠乏している栄養素を補給します．このように疾患の原因を正しく判断し，それに応じた対処をすることが重要です．

A5 原因によって治療薬は異なります．一般的には，神経障害の修復にビタミン剤（ビタミンB_{12}）が用いられます．また免疫性であれば，免疫グロブリンの点滴注射や，ステロイド薬が有効です．遺伝性の障害には近年さまざまな治療薬が試されています．今後その有効性が明らかになってくることが予想され，医学の進歩が期待されます．

診療上のポイント

① 四肢の運動障害ないし感覚障害は，末梢神経障害を考える症状である．
② 急性発症では，手や足の力が入らない，歩行がうまくできない，しびれる，痛みや温かさを感じない，などの症状がある．
③ 緩徐進行性であれば，かけっこがいつも遅い，転びやすい，足が細くなってきた，などの症状を訴えることが多い．
④ 筋力低下に加えて深部腱反射の低下や消失があれば，末梢神経障害を考えて鑑別を行うことが望ましい．

専門医へ紹介するタイミング

　小児の末梢神経障害は，頻度が低くまれな疾患である．疾患によっては適切な治療法が存在するため，末梢神経障害を疑った時点で専門医にコンサルトすることが望ましい．特にGuillain-Barré症候群は免疫グロブリンが有効であり，治療のgolden time（発症4週間以内）を逃さないことが重要である[1]．

　またCharcot-Marie-Tooth病や遺伝性圧脆弱性ニューロパチーは，次子危険率があるため，適切に診断したあと，遺伝カウンセリングを依頼する必要がある．脊髄性筋萎縮症では，人工呼吸器の装着の判断を両親と話し合う必要があるため迅速な診断が欠かせない．このように，末梢神経障害には時間的余裕がないものもあり，早めの専門医コンサルトや紹介が重要である．

実際の診療にあたって

1. 定義および一般的事項

　末梢神経障害は，脳幹や脊髄から出る末梢神経の病気の総称であり，末梢神経には脳を司る脳神経系や脊髄から出る末梢神経系が含まれる．末梢神経には，運動神経と感覚神経があり，障害される神経によりそれぞれ運動症状と感覚症状が出現する．

2. 診断

　末梢神経障害の診断は，病歴聴取，神経学的所見，電気生理検査，遺伝学的検査，脳脊髄液検査をもとに行われる．

1）末梢神経障害の分類

　小児の末梢神経障害は多岐にわたる（表1）．これらを鑑別するためには，詳細な病歴聴取と神経学的所見による罹患神経の同定が重要になる．

2）神経学的所見

　最初に四肢の筋緊張と筋量を評価する．患児を臥床状態にして，四肢を用手的に屈曲伸展させることで筋緊張をみて，同時に筋量から筋萎縮がないか観察する．脊髄性筋萎縮症では，筋緊張は著明に低下して四肢のやわらかさを感じることが多い．

表 1　小児の末梢神経障害の原因

遺伝性	脊髄性筋萎縮症，遺伝性運動感覚ニューロパチー（Charcot-Marie-Tooth 病，遺伝性圧脆弱性ニューロパチーほか）
免疫性	Guillain-Barré 症候群，慢性炎症性脱髄性神経炎，傍腫瘍性症候群
絞扼性	手根管症候群，肘部管症候群，橈骨神経麻痺，腓骨神経麻痺
感染性	HIV 感染症，サイトメガロウイルス感染症，ライム病，帯状疱疹
薬剤性	抗癌剤，抗結核剤，抗原虫剤，免疫抑制剤
栄養性	ビタミン（B_1, B_6, B_{12}, E）欠乏症，葉酸欠乏症，低栄養
中毒性	鉛中毒，アルコール，有機リン
そのほか	複合性局所疼痛症候群，肢端紅痛症，Fabry 病

次に，徒手筋力テスト（MMT，→ I-9 筋力低下，p53 参照）で筋力を評価する．四肢の深部腱反射では患児をできるだけリラックスした状態にし，減弱ないし消失しているかどうかを評価する．感覚神経は，温痛覚および触覚・位置覚を可能なかぎり検査して，異常の有無を判断する．

3）電気生理検査

運動神経と感覚神経を電気刺激で検査する．末梢神経は軸索と髄鞘から構成されており，軸索は振幅（amplitude），髄鞘は潜時（latency），時間的分散（temporal dispersion），神経伝導速度（conduction velocity）で評価する．刺激を加える神経は，上肢では正中神経，尺骨神経，下肢では脛骨神経，総腓骨神経，腓腹神経で，解剖学的位置を確認して検査を行う．末梢神経（尺骨神経）の刺激で得られる電気生理の波形と障害種類を示す（図 1）．

4）遺伝学的検査

遺伝性運動感覚ニューロパチーでは，必須の検査である．末梢神経をコードするさまざまな遺伝子変異により疾患が発症し，現在まで 40 を超える責任遺伝子（PMP22, MPZ, KF1B, MFN2, RAB7, TRPV4, GARS, NEFL, HSPB1, HSPB8, AARS, GDAP1, MTMR, SBF2, MTMR13, SH3TC2, NDRG1, PRX, HK1, FGD4, FIG4, GJB1 など）が同定され

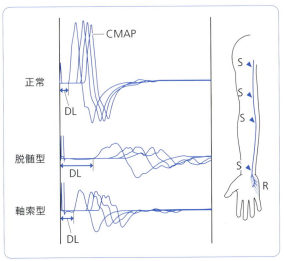

図 1　尺骨神経伝導検査所見
CMAP：複合筋活動電位（振幅）
DL：遠位潜時
S：刺激部位
R：受容部位

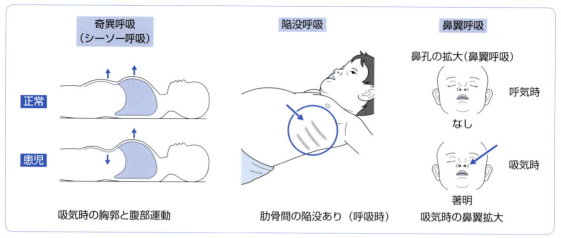

図2　脊髄性筋萎縮症でみられる呼吸障害

ている．それぞれ末梢神経の構成成分をコードしている部位が異なるため，障害遺伝子によって疾患症状および検査所見の相違が生じることになる．

5) 脳脊髄液検査

一般に髄液蛋白値の上昇は，脊髄や後根神経節の崩壊により認められる．Guillain-Barré症候群では，蛋白細胞解離が認められるため診断に有用である．

3. よくみる小児期の末梢神経障害

1) 脊髄性筋萎縮症（spinal muscular atrophy；SMA）[2]

脊髄前角細胞の障害によって起きる，遺伝性末梢神経疾患である．脊髄性筋萎縮症には1, 2, 3型の3種類があり，病型は発症時期によって分類される．この3型のなかでは1型が最も多く，乳児期早期（1〜3か月）に発症する．初発症状は呼吸障害が多く，奇異呼吸，陥没呼吸，鼻翼呼吸を呈する（図2）．また抗重力運動に乏しく，四肢の筋緊張低下と筋力低下を呈して，フロッピーインファントと呼ばれる（→I-8 筋緊張異常・低下，p46参照）．精神面は正常のため視線はよく保たれており，月齢とともにアイコンタクトが可能となる．責任遺伝子はSMN（survival motor neuron）とNAIP（neuronal apoptosis inhibitory protein）であり，血液のリンパ球から抽出したDNAを用いて，PCR検査によりこれら遺伝子のエクソン（翻訳部位）の欠失を証明して診断される．

2) Charcot-Marie-Tooth病（CMT）[3]

遺伝性運動感覚ニューロパチーとしては最多で，特に1A型は厚生労働省の全国調査で日本国内に2,000人の患者が存在することが判明している．多くは学童期以降に緩徐に発症する歩行障害が診断の契機となり，具体的には"かけっこが遅い"，"転びやすい"などの主訴で受診する．

転倒による骨折の合併も多く，外来では四肢遠位筋の筋力低下や，足底筋の萎縮から高いアーチ状になる凹足（pes cavus）を呈する（図3）．深部腱反射検査では消失か低下を示すことが多い．原因は，17p11.2領域にある peripheral myelin protein 22 gene（*PMP22*遺伝子）の重複であり，FISH（fluorescent *in situ* hybridization）で，その重複を

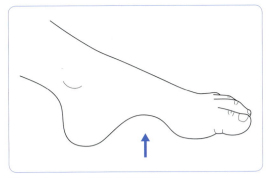

図3 高いアーチ状になる凹足（pes cavus）

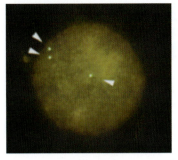

図4 Charcot-Marie-Tooth病1A型のPMP22遺伝子重複（FISH法）

証明して診断される（図4）[4,5]．近年このCMTに対してアスコルビン酸治療が試みられ，一部効果が報告されている[6]．

3) 遺伝性圧脆弱性ニューロパチー（hereditary neuropathy with liability to pressure palsy；HNPP）

　遺伝性運動感覚ニューロパチーのなかではまれな疾患で，手を伸ばしたときや座位を取ったあとなど，腕神経叢や総腓骨神経に対する圧負荷があったときに運動麻痺で発症する．原因はCharcot-Marie-Tooth病とは逆に，17番染色体の短腕に存在するPMP22遺伝子の欠失であり，本症の診断はFISHでその欠失を証明してなされる．特異的治療はなく，四肢に圧を加えないような生活指導が中心になる．

最近の話題

- 近年，次世代シークエンサーの発展に伴って，遺伝性運動感覚ニューロパチーの責任遺伝子の同定が進んでいる．現在まで末梢神経障害にかかわる遺伝子は40以上同定されており，今後も解明が進むと考えられる．実際にはこれらは大学の研究機関で行われることが多く，個々に同定を依頼することになる．
- 2015年1月からの小児慢性特定疾病対策事業に，新たに先天性ニューロパチーとして遺伝性運動感覚ニューロパチーが含まれることになった．公費助成の対象になることから，患児の臨床症状を早期にとらえて診断することが望ましい．

文献
1) Kuwabara S, Yuki N: Axonal Guillain-Barré syndrome: concepts and controversies. Lancet Neurol 12: 1180-1188, 2013
2) Seo J, Howell MD, Singh NN, et al: Spinal muscular atrophy: an update on therapeutic progress. Biochim Biophys Acta 1832: 2180-2190, 2013
3) CMT診療マニュアル編集委員会：シャルコー・マリー・トゥース病診療マニュアル，金芳堂，2010
4) Gallardo E, García A, Combarros O, et al: Charcot-Marie-Tooth disease type 1A duplication: spectrum of clinical and magnetic resonance imaging in leg and foot muscles. Brain 129: 426-437, 2006
5) Passage E, Norreel JC, Noack-Fraissignes P, et al: Ascorbic acid treatment corrects the phenotype of a mouse model of Charcot-Marie-Tooth disease. Nat Med 10: 396-401, 2004
6) 藤井克則，遠藤真美子，田辺 良，他：Charcot-Marie-Tooth病1A型に対する新たな治療法―アスコルビン酸治療の有効性．小児科臨床 72：762-763, 2009

23 Guillain-Barré 症候群と類縁疾患

保護者や患者さん本人からよくある質問

Q1 Guillain-Barré 症候群はどのような病気ですか
Q2 なぜ，Guillain-Barré 症候群になるのですか
Q3 以前のように走れるようになりますか

A1 Guillain-Barré 症候群（GBS）は感冒や胃腸炎などのあとに，手足に力が入らなくなる症状で発症します．血液検査で糖脂質抗体*を認め，髄液検査では蛋白細胞解離という所見を呈します．1か月以内に症状がピークに達し，その後は徐々に改善します．重症例では障害を残す場合もあるので，免疫グロブリン療法，血漿交換療法が行われます．

A2 自分の体を守るはずの免疫機能が，自分の体の末梢神経を攻撃することによりGBSになると考えられています．末梢神経を攻撃している証拠の1つとして，末梢神経にある糖脂質に対する抗体が見つかります．しかし，すべての症例で見つかるわけではなく，病気の原因の詳細はわかっていません．

A3 成人症例が対象となった調査では，症例の約70％が1年以内に歩行可能まで回復していました．小児では成人に比べて治りやすいとされていますが，個人差が大きく，発症早期に個々の症例の予後を予測することは困難です．

＊：抗糖脂質抗体という用語の使用も多いが，本稿では文献1）に準拠する．

診療上のポイント

① GBSの初期診療では，慢性炎症性脱髄性多発（根）ニューロパチーで急性発症例の初発時を見ている可能性を念頭に置く．
② 腱反射は早期に消失することが多いが，正常，ときには亢進を示す症例[2]もいることに留意し，総合的に診断する．
③ GBSに対しては，経静脈的免疫グロブリン療法（IVIG）と血漿浄化療法が有効である．
④ 小児の予後は成人よりも良好だが，個人差が大きく障害を残すこともあるの

で保護者への説明は慎重に行う．

専門医へ紹介するタイミング

　　　　重症の可能性が高い脳神経障害，自律神経障害，球麻痺，近位筋の筋力低下や急激な進行を呈する症例は，迅速に専門医へ紹介する．また幼児期以降で，発症2週間以内に歩行距離が数m以下に悪化した場合は，専門医へ紹介すべきである．

実際の診療にあたって

1. 定義，一般的事項

　　　　GBSは，上気道や消化管の感染症後や予防接種後に，急速に進展する四肢の筋力低下と腱反射減弱を呈する自己免疫性末梢神経疾患で，脱髄型の急性炎症性脱髄性多発ニューロパチー（acute inflammatory demyelinating polyneuropathy；AIDP）と，軸索型の急性運動性軸索型ニューロパチー（acute motor axonal neuropathy；AMAN）に大別される．軸索型には感覚障害を合併する急性運動感覚性軸索型ニューロパチー（acute motor and sensory axonal neuropathy；AMSAN）もあるが，小児ではまれである．症状極期までの期間はAMANが短期なのに対し，AIDPではより長く，その間に症状が進行するため転医，治療開始のタイミングに留意する必要がある．

　　　　GBSの発生率は，10万人あたり年間1〜2人と推定され，15歳以下では0.6〜1.5人である．男性に多く，10歳高齢になるごとに20%増加する．

　　　　Campylobacter jejuni（*C.jejuni*），Cytomegalovirus（CMV），Epstein-Barr virus，*Haemophilus influenzae*，*Mycoplasma pneumoniae*などの先行感染があり，自己免疫疾患と推定されている．*C.jejuni*腸炎後AMANの患者血清から糖脂質抗体が検出され，*C.jejuni*菌体成分と糖脂質の分子相同性が明らかになり，動物モデルの樹立により分子相同性仮説が立証された[3]．これに対し，先行感染がCMVによるAIDPでは感覚障害が強く重症が多いとされており，臨床的に重要だが，標的分子が同定されておらず発症機序は明らかになっていない．

　　　　急性の外眼筋麻痺，運動失調，腱反射消失を三徴とするFisher症候群（FS）は，GBSの亜型と考えられている．FSは欧米に比しわが国で発生頻度が高く，人種差がある．また，予後は良好で後遺症はほとんど認められない．

　　　　FSとともに免疫介在性ニューロパチーと考えられているのが，意識障害，外眼筋麻痺，運動失調を中核症状とするBickerstaff型脳幹脳炎（BBE）である．FSとともにBBEでも糖脂質抗体の1つであるGQ1b抗体が検出され，共通病態の存在が明らかになった．現在では，FSと同様に末梢神経症状である外眼筋麻痺と運動失調のほかに，意識障害などの中枢神経症状を合併した疾患がBBEであるという，FSの亜型としての概念が提唱されている．

2. 診断

　　　　急性発症で，少なくとも二肢以上に進行性の筋力低下が認められ，腱反射の低下

表1 糖脂質抗体と臨床的特徴

	抗体		先行感染	臨床像
糖脂質単独抗原	GM1 抗体		*C. jejuni*	軸索型
			呼吸器感染＞消化器感染	脳神経障害
	GQ1b 抗体		呼吸器感染＞消化器感染	Fisher 症候群，外眼筋麻痺を伴う Guillain-Barré 症候群，Bickerstaff 型脳幹脳炎
	GD1b 抗体		呼吸器感染＞消化器感染	感覚障害＋，脱髄型
	GM1b 抗体		*C. jejuni*	軸索型
	GD1a 抗体		*C. jejuni*	軸索型
	GalNAc-GD1a 抗体		*C. jejuni*	軸索型
			CMV	感覚障害＋，脳神経障害＋
	GM2 抗体		CMV	感覚障害＋，脳神経障害＋，facial diplegia and paraesthesia
	GT1a 抗体	GD1b 抗体＋	呼吸器感染＞消化器感染	Fisher 症候群
		GD1b 抗体−	消化器感染＞呼吸器感染	咽頭-頸部-上腕型
	LM1 抗体	GD1b 抗体＋	呼吸器感染＞消化器感染	脱髄型
		GM1b, GD1a と交叉反応		軸索型
	GalC 抗体		*Mycoplasma pneumoniae*	
ガングリオシド複合体抗原	GD1a/GD1b 抗体 GD1b/GT1b 抗体		消化器感染＞呼吸器感染	重症化，呼吸不全
	GM1a/GalNAc-GD1a 抗体		呼吸器感染＞呼吸器感染	純粋運動型，脱髄型，軸索型
	GD1b/GM1 抗体 GQ1b/GD1a 抗体			Fisher 症候群（感覚障害なし）
	GA1/GQ1b 抗体 GA1/GT1a 抗体			Fisher 症候群

を伴えば強く疑う．鑑別には髄液検査，電気生理検査，血清糖脂質抗体（表1）などの種々の検査が有用である．

　糖脂質抗体は，発症早期に検出され，特異度が高く診断における有用性が高い．髄液蛋白細胞解離所見は，発症1週間以後に明らかとなり，髄液細胞数が増多する疾患との鑑別においては重要だが，GBS診断における感度，特異度は高くない．神経伝導速度検査では，AIDPで神経伝導速度の低下と複合筋活動電位の時間的分散を認め，AMANでは伝導速度が正常で複合筋活動電位の振幅低下，刺激閾値の上昇を認めるため，AIDPとAMANの鑑別に役立つ．

　GBSの診断基準は複数あるが[4,5]，いずれもエキスパートオピニオンであり確定的ではない．典型例の診断は病歴と臨床症候により可能であり，非典型例ではわが国の診療ガイドライン[1]に示された補助的検査所見を参考に，個々の症例に応じ総合的に診断する．

3. 治療

　GBSに対し，IVIg（400 mg/kg/day × 5 days）と血漿浄化療法の有効性は確立しており，両者の有効性は同等である[1]．小児に血漿浄化療法を行える施設は限られており，IVIgの侵襲性は低く利便性が高いことからIVIgが第一選択になることが多い．血

漿浄化療法のなかでは，単純血漿交換法，二重膜濾過法，免疫吸着法に有効性の差はなく，その選択は施設の設備とスタッフの熟練度により決定される．

ステロイド薬は，GBS に対する有効性が認められず単独では使用しない．重症例に対しては IVIg との併用に限って，メチルプレドニゾロン静注が選択肢にあがる．なお，ステロイド薬と血漿浄化療法の併用は，血漿浄化療法の効果を減弱させる可能性がある．また，IVIg 後の血漿浄化療法は IVIg の効果減弱の可能性があり，血漿浄化療法後に IVIg を行うことの有効性も証明されていない．初回の IVIg 後に症状が進行する場合と，改善が一時的で悪化する場合には再度の IVIg を考慮する．

呼吸不全，不整脈，球麻痺，SIADH を合併することがあるので，合併時はそれぞれ対症的・補助的治療を行う．麻痺に対して，関節拘縮と筋萎縮の予防，ならびに塞栓症予防としてもリハビリテーションを開始する．GBS では疼痛を伴うことがあり，リハビリテーションの妨げとなる．QOL 改善のためにも，程度に応じガバペンチン，プレガバリンなどによる疼痛管理を行う．

最近の話題

- 軸索型が報告された初期には，軸索型は予後不良と考えられていた．しかし最近では長期予後において脱髄型と差がなく，軸索型は急速改善例と予後不良例に二分されることがわかってきている．
- 予後予測に関して，臨床所見に基づき重症度を予測する Erasmus Guillain-Barré Outcome Score[6]，ならびに呼吸不全を予測する Erasmus GBS Respiratory Insufficiency Score[7] が提唱されている．個別の重症化予測因子としては各種の糖脂質抗体があげられている．C.jejuni 感染に伴う GM1 IgG 抗体の存在は回復遅延と関連し，GQ1b IgG 抗体，GD1a/GD1b 複合体抗体，GD1b/GT1b 複合体抗体が陽性の場合には，人工呼吸器が必要となる頻度が高いとされている[8,9]．今後は個々の症例で正確な予後が推定され，予後に応じた治療選択と重症化の病態解明による新規治療に結びつくことが期待されている．

文献

1) 「ギラン・バレー症候群，フィッシャー症候群診療ガイドライン」作成委員会：日本神経学会：ギラン・バレー症候群，フィッシャー症候群診療ガイドライン 2013，南江堂，2013
2) Kuwabara S, Ogawara K, Koga M, et al: Hyperreflexia in Guillain-Barré syndrome: relation with acute motor axonal neuropathy and anti-GM1 antibody. J Neurol Neurosurg Psychiatry 67: 180-184, 1999
3) Yuki N, Hartung HP: Guillain-Barré syndrome. N Engl J Med 366: 2294-2304, 2012
4) Asbury AK, Cornblath DR: Assessment of current diagnostic criteria for Guillain-Barré syndrome. Ann Neurol 27: s21-s24, 1990
5) Van der Meché FG, Van Doorn PA, Meulstee J, et al; GBS-consensus group of the Dutch Neuromuscular Research Support Centre. Diagnostic and classification criteria for the Guillain-Barré syndrome. Eur Neurol 45: 133-139, 2001
6) Walgaard C, Lingsma HF, Ruts L, et al: Early recognition of poor prognosis in Guillain-Barré syndrome. Neurology 76: 968-975, 2011
7) Walgaard C, Lingsma HF, Ruts L, et al: Prediction of respiratory insufficiency in Guillain-Barré syndrome. Ann Neurol 67: 781-787, 2010
8) Kaida K, Kusunoki S: Antibodies to gangliosides and ganglioside complexes in Guillain-Barré syndrome and Fisher syndrome: mini-review. J Neuroimmunol 223: 5-12, 2010
9) 楠 進：Guillain-Barré 症候群（GBS）と Fisher 症候群．楠 進（編）：免疫性神経疾患ハンドブック，pp127-145，南江堂，2013

24 神経線維腫症

保護者や患者さん本人からよくある質問

Q1 どのような病気ですか
Q2 どのような症状が出ますか
Q3 治療法がありますか
Q4 どのような経過をたどりますか
Q5 子どもに遺伝しますか

A1 皮膚や神経を中心に体の多くの器官に，神経線維腫をはじめとするさまざまな異常が生じる遺伝性の疾患です．1型は，発見した医師の名前からvon Recklinghausen病と呼ばれています．

A2 皮膚にミルクコーヒーをこぼしたようなカフェオレ斑が出現します．カフェオレ斑は思春期前では直径5 mm以上が6個以上，思春期以降では直径15 mm以上が6個以上と定義されています．眼の虹彩にできる虹彩結節（Lisch結節）は過誤腫様の病変です．そのほか，骨の異形成，中枢神経系における神経膠腫（視神経，脳幹など）などがあります．

A3 現時点では，根本的な治療法はありません．しかし，神経線維腫症によってもたらされるさまざまな症状に対する治療は可能です．

A4 ほとんどの神経線維腫症1型の患者さんに，カフェオレ斑と神経線維腫が出現します．カフェオレ斑の多くは生まれたときからありますが，神経線維腫は，思春期ごろから少しずつできてくるのが普通です．そのほか，眼・骨などの症状はさまざまな頻度で，さまざまな年齢に出現します．ごくまれに神経線維腫が悪性化した場合などを除いて，神経線維腫症1型で死亡することはほとんどありません．頻度は数％以下でまれですが，悪性末梢神経鞘腫瘍が発生することがあります．年齢によって気を付けなければならない症状が異なりますので，定期的に専門医の診察を受けるよう心がけて下さい．

A5 von Recklinghausen病は，常染色体優性遺伝性疾患です．頻度は3,000人に1人で，その半数が突然変異により発症します．片親が本疾患の場合は，約1/2に同疾患が発症します．

診療上のポイント

① 神経線維腫症 1 型（NF-1, von Recklinghausen 病）は，皮膚にカフェオレ斑が出現するため診断は容易であるが，多くの器官に神経線維腫をはじめとするさまざまな異常が生じる疾患である．
② 症状は皮膚・神経・眼など多岐に及ぶため，小児神経科医，皮膚科医，眼科医，脳外科医が連携を取りながら，フォローアップすることが重要である．
③ 小児期はカフェオレ斑，虹彩結節などは認めるものの，多くの症例は落ち着いているが，神経線維腫ができ始める思春期以降はさらにきめ細かい診察と定期的な画像検査が必要となる．また母親が NF-1 の場合は父親の場合よりもこどもが重症化しやすいため，小児期からのきめ細かい診察が重要である．
④ 常染色体優性遺伝の疾患であるため，はじめは両親に，思春期ごろには本人に今後の結婚，出産を含めての遺伝カウンセリングが必要となる．本疾患は生涯にわたり，専門医のフォローアップが必要な疾患である．

専門医へ紹介するタイミング

皮膚症状だけでなく，神経症状，眼症状などをきたすため，カフェオレ斑を見つけ，本疾患を疑った場合は，まず小児神経科医へコンサルトするとよい．悪性末梢神経鞘腫瘍は，痛みを伴うことが多く，びまん性神経線維腫が急速に大きくなったりかたくなったりした場合は，腫瘍内で出血が起こっている可能性があるため，ただちに皮膚科専門医へ紹介する．

実際の診療にあたって

1. 病態

皮膚や神経を中心に，身体の多くの器官に神経線維腫をはじめとするさまざまな異常が生じる遺伝性の疾患である．17 番染色体長腕（17q11.2）に存在する neurofibromin と呼ばれる蛋白質をつくる遺伝子に変異があることが判明した．この蛋白質は，人を構成する細胞の増殖シグナルを抑制するはたらきがあるとされ，この蛋白質が変化した結果，細胞の増殖シグナルが抑制されなくなり，細胞の増殖性が強

表 1 神経線維腫症の種類

NF-1	古典的 von Recklinghausen 病
NF-2	聴神経鞘腫型神経線維腫症のうち多発性神経鞘腫症
NF-3	多発性脳脊髄腫瘍型神経線維腫症（前 2 者の混合型）
NF-4	特殊型神経線維腫症（血管腫などを合併する）
NF-5	分節型神経線維腫症（体の一部にのみ神経線維腫症とカフェオレ斑がみられる）
NF-6	カフェオレ斑型神経線維腫症（優性遺伝するが神経線維腫症はみられない）
NF-7	遅発型神経線維腫症（カフェオレ斑はみられるが神経線維腫は中年期以降に初発する）
NF-8	そのほかの神経線維腫症

くなることによって神経線維腫症1型に伴うさまざまな症状が起こるとされている．また最近，上記の増殖シグナル以外にも症状を起こす細胞シグナルが存在することがわかってきた．

2. 分類

神経線維腫症には，NF-1～8まで8種類があるが（**表1**），NF-1のvon Recklinghausen病とNF-2の聴神経鞘腫型神経線維腫症が有名である．

3. 診断

NF-1の診断基準は，皮膚に出現するカフェオレ斑（café au lait spots）が，思春期前では直径5 mm以上が6個以上，思春期以降では直径15 mm以上が6個以上である．カフェオレ斑の多くは生下時から出現する．さらに腋窩部，鼠径部に細かい多数の茶色の斑点（フレックリング，freckling）があれば，診断はさらに確実となる．皮膚や皮下組織にできる神経線維腫は多くは良性で，神経性の細胞や線維性の組織，非常に細い血管などからできている．思春期ごろから少しずつ増えるが，出現時期，出現数にはかなりの個人差がある．

虹彩にできる虹彩結節（Lisch nodule）は過誤腫様の病変であるが，大きさによっては視力にも影響するため，眼科での定期検診が必要である．

神経線維腫が多発して美容的に気になったり，こどもに1/2の確率で遺伝する病気のため，結婚・出産時に悩んだりする患者がいるが，社会人として立派に生活している人がほとんどである．

- 遺伝：NF-1は，常染色体優性遺伝性疾患である．頻度は約3,000人に1人で，その半数が突然変異により発症する．片親が本疾患の場合は約1/2に同疾患が発症する．
- MRI所見：T_2強調画像，FLAIR画像にて小脳脚，小脳白質，脳幹，基底核，脳室周囲白質などに淡い高信号域（UBO：unidentified bright objectまたはNBO：neurofibromatosis bright object）が出現する．
- 精神発達：20～30％に精神遅滞；過誤腫様病変との関連性
- 骨の異形成，中枢神経系における神経膠腫（視神経，脳幹など）

4. 治療

現時点では，根本的な治療法はない．しかし，神経線維腫症によってもたらされるさまざまな症状に対する治療は可能である．皮膚の神経線維腫や色素斑は皮膚科医や形成外科医，発達や成長の心配があれば小児科医，骨格の病変は整形外科医，脳内腫瘍は脳外科医など，症状に応じて専門の医師を受診することが必要である．

具体的には，神経線維腫が大きくなって垂れ下がったり出血したりする場合には，外科的手術により切除する．小さな線維腫でも数が多く，見栄えが気になる場合は手術による切除は可能である．皮膚の色素斑はあまり目立たないことが多く，普通は治療の対象にはならないが，患者の希望があればレーザー治療などをすることもある．しかし，レーザー治療でいったん色素斑が薄くなっても，またすぐに再発することが多い．骨格や骨の病変は整形外科医のきちんとした定期的診察が必要であ

る．脊椎の曲がりが強いときは支柱をつける手術がある．

　受診した病院でわからないことがあれば，医師に質問し，神経線維腫症に詳しい医師の紹介を依頼することもときに必要である．詳しい医師に説明を聞き，検査を受けることも大切で，思いつきで次々に病院を変えることは避けたい．いったん神経線維腫症と診断された場合は，その時点では治療の必要がなくても，今後起こりうる症状に対処していくために定期的診察と経過の観察が大切である．

最近の話題

　片親がNF-1の場合は約1/2に同疾患が発症するが，その場合NF-1の母親から遺伝する児のほうが，父親から遺伝する児よりも重症化することが多いため，注意が必要である．

文献
1) Oderich GS, Sullivan TM, Bower TC, et al: Vascular abnormalities in patients with neurofibromatosis syndrome type I: Clinical spectrum, management, and results. J Vasc Surg 46：475-484, 2007
2) 吉田雄一，久保田由美子，金田眞理，他：神経線維腫症1型（レックリングハウゼン病）の診断基準およびガイドライン．日皮会誌 118：1657-1666, 2008

25 結節性硬化症

保護者や患者さん本人からよくある質問

Q1 どのような病気ですか
Q2 なぜ，この病気になるのですか
Q3 どのような症状が出るのですか
Q4 次の子，きょうだいに遺伝しますか

A1 遺伝子の変異のために，皮膚，脳，心臓，腎臓，肺など多くの臓器に先天的な病変や後天的な腫瘍ができやすくなる病気です．

A2 2種類の遺伝子（*TSC1*と*TSC2*）のどちらかに生じた変異が原因です．お子さんの1/3では父親または母親から受け継いだ変異ですが，2/3では新たに生じた突然変異です．

A3 小児期によくみられるのは，てんかん，知的障害，自閉症といった脳の症状です．諸臓器に良性の腫瘍ができやすく，胎児期には心臓，幼児期以降は皮膚と脳，学童期以降は腎臓，成人期は肺にしばしば発生します．

A4 両親，きょうだいの診察と検査をして，結節性硬化症の症状があるかどうか診断する必要があります．症状がある人の場合は子に遺伝する確率は1/2ですが，ない人の場合その確率はとても低いです．

診療上のポイント

① 診断は，特徴的な病変の存在に基づいて形態学的に進められる．したがって，視診と画像診断（MRI，超音波など）が重要である．
② 多くの患者では，てんかん，知的障害，自閉症など脳の症状が主な問題である．てんかんは，しばしば難治性である．
③ 心臓，脳，皮膚，腎臓に良性腫瘍（過誤腫）が生じやすい．それぞれに好発年齢があるので，年齢に応じた画像検査を繰り返し行って，発生をチェックする．
④ 治療は，基本的には個別の病変や症状に対する対症療法である．

専門医へ紹介するタイミング

　　　　　　全身にさまざまな症状が出現しうる遺伝性疾患であるため，結節性硬化症に精通した専門医によるフォローが理想的である．したがって，本来は診断がつきしだい専門医に紹介するのが望ましい．しかし専門医がわずかなため，まずは小児神経専門医に依頼するのが現実的である．遺伝子診断，腫瘍（脳，腎臓，肺）や難治性てんかんの外科治療については，国内のごく少数の専門医を探して依頼する．

実際の診療にあたって

1．定義および一般的事項

　1)　結節性硬化症の概念

　　　TSC1 または *TSC2* 遺伝子の機能低下に基づき，脳，皮膚など多くの臓器に多彩な病変を生じうる常染色体性優性遺伝疾患である．

　2)　結節性硬化症の病態

　　　TSC1，*TSC2* の遺伝子産物は，それぞれ hamartin，tuberin という腫瘍抑制因子である．両因子は結合して複合体を形成し，mTOR 情報伝達系の中流に位置して，この系の活性を抑制する方向に制御する[1]．mTOR 系は上流でインスリンその他の成長因子に反応し，栄養やエネルギーのレベルを検知して下流で細胞の成長や増殖，栄養の取り込みを促進，細胞死を抑制するはたらきがあり，形態形成，代謝，免疫，脳機能に重要な役割を演じる．

　　　結節性硬化症の患者では，体細胞のすべてにおいて *TSC1* か *TSC2* のいずれかの遺伝子の一方のアレルに変異がある．脳においてはこの状態，すなわちハプロ不全（haploinsufficiency）が知的障害や自閉症などの機能不全を生じると推測される．結節性硬化症に合併する腫瘍は，生殖細胞変異に加え体細胞分裂の過程で第二の変異（second hit）が起きた結果として生じる[1]．

2．診断

　1)　新たに結節性硬化症の診断を行うとき

　　　患者の主症状（てんかん発作，心機能障害など）について調べ，今後のフォローアップの基礎データを得る．原則として全例に頭部 MRI，眼底検査，発達検査を行う．乳幼児では心臓，学童・成人では腎臓の超音波検査を行う．てんかん発作があれば脳波を，心機能障害では心電図を検査する．皮膚症状の把握しづらい例では，紫外線下での皮疹観察を行う．そのうえで，診断基準（表 1）に照らし合わせて判断する[2]．

　　　非定型例の診断目的に遺伝子検査を行うこともときにあるが，残念なことに，そのような例で原因となる遺伝子変異が見いだされる確率は低い．

　2)　結節性硬化症と診断された患者の経過を追うとき

　　　就学時に発達検査を行う．学童期以降は頭部 CT ないし MRI を 1 年間隔で検査し，上衣下巨細胞性星細胞腫の増大をチェックする．腎臓の血管筋脂肪腫が発見さ

表1 結節性硬化症の診断基準
（TSC Clinical Consensus Guideline for Diagnosis, 2012）[2]

A. 遺伝学的診断基準（略）

B. 臨床的診断基準
 大症状
  1. 脱色素斑（3個以上，径5mm以上）
  2. 顔面血管線維腫（3個以上）または前額線維性局面
  3. 爪線維腫（2個以上）
  4. シャグリンパッチ（粒起革様皮）
  5. 多発性網膜過誤腫
  6. 皮質異形成*
  7. 上衣下結節
  8. 上衣下巨細胞性星細胞腫
  9. 心横紋筋腫
  10. 肺リンパ脈管筋腫症**
  11. 血管筋脂肪腫（2個以上）**
 小症状
  1. 金平糖様皮膚病変
  2. 歯のエナメル小窩（3個以上）
  3. 口腔内線維腫（2個以上）
  4. 網膜無色素斑
  5. 多発性腎囊胞
  6. 腎以外の過誤腫
 確定診断：大症状2つ，または大症状1つと小症状2つ以上
 疑い診断：大症状1つ，または小症状2つ以上

＊：皮質結節と大脳白質の放射状遊走線を含む．
＊＊：リンパ脈管筋腫症と腎血管筋脂肪腫のみがあって，ほかの大症状がない場合は確定診断の基準を満たしたとはしない．

れた例では，腹部の超音波検査を1年間隔で行う．そのほかの検査（心理検査，脳波，心臓超音波，心電図，眼底検査）は，患者の臨床症状に応じて実施する．

3）患者家族について調べるとき

遺伝相談のためには患児の親，同胞の診察と検査を行い，結節性硬化症か否かを正しく診断することが重要である．身体診察のほかに皮疹の観察（紫外線下），眼底検査，頭部MRIが行われる．結節性硬化症は浸透度が高いため，もし患者であれば入念な診察と検査により，病変が発見される確率が高い．

ただし，これらのすべての結果が正常であっても，次子が結節性硬化症に罹患する可能性は残る．これは生殖腺を巻き込むモザイク症例が少なからず存在するためである[3]．

3. 治療

1）個別の症状・病変の治療

結節性硬化症に対する従来の治療は，個別の症状や病変に対して行われる対症的な治療であった．てんかん発作に対しては，抗てんかん薬の予防投与が第一に選択される．結節性硬化症に合併するてんかんにおいては，ビガバトリン（vigabatrin）が奏効する例が多いとされ，欧米では第一選択薬となることが多い（日本では未発売）[4]．それ以外の抗てんかん薬に関しては，てんかん治療の一般的原則に従い，発作型に

応じて薬剤が選択・使用される．難治性てんかんの一部に対しては，てんかん焦点の切除術，離断術，迷走神経刺激などの手術療法も行われるが，発作の完全抑制にいたる例は多くない．知的障害・自閉症に対しては，適切な教育環境の調整が主であり，必要に応じて行動療法や薬物療法が加えられる．

脳，腎臓などに発生する腫瘍に対しては，手術療法が治療の中心である．腫瘍が小さく無症状のうちは，定期的に画像検査をしながらフォローする（wait and scan）．腫瘍の増大傾向が顕著となったとき，選択的な手術（切除）を考慮する．圧迫症状が出現したり破裂，出血の危険が切迫したりした際は，ただちに手術を実施する．良性腫瘍であるので全摘できれば再発はなく，予後は良い．しかし全摘が不可能な症例も少なからず存在し，特に腎臓腫瘍においてはそれが多い．大きい腎臓腫瘍に対しては，経カテーテル動脈塞栓術（transcatheter arterial embolization）がしばしば行われる．

皮膚の腫瘍は，悪性化や機能障害をきたさないため，積極的な治療の適応となることは少ない．ただし顔面血管線維腫は整容的問題から治療対象となる例が少なくなく，種々のレーザー治療や液体窒素療法，切除術が行われる．

2) mTOR阻害薬による治療

病態生理の項で述べたように，結節性硬化症の主たる病態は，*TSC1/TSC2* の機能低下に伴うmTOR系下流の活性の亢進である．ラパマイシン（rapamycin）およびそのホモログ（ラパログ）はmTOR活性を抑制するので，これらの物質を全身的に投与することにより，結節性硬化症のさまざまな症状や病変の多くを抑える効果が期待される．

ラパマイシン（別名シロリムス sirolimus）およびエベロリムス（everolimus, ラパログの1種）は免疫抑制薬（臓器移植後）ないし抗腫瘍薬（腎細胞癌など）として従来，臨床に用いられてきた薬物である．近年，結節性硬化症に合併する脳腫瘍（上衣下巨細胞星細胞腫）や腎腫瘍（血管筋脂肪腫）の治療薬として認可され，臨床実地で応用可能となった．

> **最近の話題**
>
> - mTOR阻害薬の導入には，2つの大きな意義がある．第一は，脳腫瘍・腎腫瘍で手術による根治を期待し難い症例の治療において，新たな治療の選択肢が加わったことである．
> - 第二は，mTOR阻害薬は単に脳や腎臓の個別の臓器の治療にとどまらず，合併する皮膚や神経などあらゆる臓器の症状・病変を改善しうることである．実際，脳腫瘍や腎腫瘍に対する治験の過程で，てんかん発作の減少や皮膚腫瘍の縮小などの副次的効果が認められている．
> - さらにmTOR阻害薬は，知的障害や自閉症などの脳機能障害の治療薬としても期待されている．その有効性はすでに動物モデルでは有効性が示されており[5,6]，ヒト患者でも有望なエピソードが報告されつつある．

文献

1) Mizuguchi M: Abnormal giant cells in the cerebral lesions in tuberous sclerosis. Cong Anom 47: 2-8, 2007
2) Northrup H, Krueger DA: International Tuberous Sclerosis Complex Consensus Group: Tuberous sclerosis complex diagnostic criteria update: recommendations of the 2012 International Tuberous Sclerosis Complex Consensus Conference. Pediatr Neurol 49: 243-254, 2013
3) Verhoef S, Bakker L, Tempelaars AM, et al: High rate of mosaicism in tuberous sclerosis complex. Am J Hum Genet 64: 1632-1637, 1999
4) Curatolo P, Jóźwiak S, Nabbout R, et al: Management of epilepsy associated with tuberous sclerosis complex (TSC): clinical recommendations. Eur J Paediatr Neurol 16: 582-586, 2012
5) Ehninger D, Han S, Shilyansky C, et al: Reversal of learning deficits in a $Tsc2^{+/-}$ mouse model of tuberous sclerosis. Nat Med 14: 843-848, 2008
6) Sato A, Kasai S, Kobayashi T, et al: Rapamycin reverses impaired social interaction in mouse models of tuberous sclerosis complex. Nat Commun 3: 1292, 2012

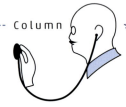

Column

マイクロアレイ染色体検査

近年のゲノム解析手法の発展により，諸外国ではG-band法に代わり，マイクロアレイを用いた染色体検査が優先されるようになっている．マイクロアレイによる方法では，異常の有無を調べようとする患者のDNAと正常対照のDNAにそれぞれ別の蛍光色素を標識し，同時に何万個ものプローブが搭載されたマイクロアレイの上にハイブリダイゼーションさせ，蛍光色素の比を解析する．患者に染色体のmonosomy（欠失）があれば蛍光色素比が低下し，trisomy（重複）を示す場合には蛍光色素比の上昇が認められる．それによって全染色体上の微細な欠失や重複を網羅的に調べることが可能となる．通常のG-band法では10Mb以上でなければ検出できないのに比べて，マイクロアレイ法では，数百kb程度の微細な異常であっても検出可能であり，この方法により，それまで知られていなかった多くの微細染色体異常が明らかにされるようになってきた．日本では保険適応が認められていないために全く普及していないが，一部で研究として行われるようになっている．原因不明の神経疾患でほぼ17%の診断陽性率を示す．

マイクロアレイ染色体検査はG-band法に代わる検査法であるが，21-trisomyなど，染色体の数的異常が疑われる場合にはG-band法が優先される．マイクロアレイ染色体検査では，コピー数の異常を示す染色体領域が明らかになるだけであり，Robertson転座など，染色体の構造異常を明らかにすることができないからである．マイクロアレイ染色体検査によって一部の染色体サブテロメアの欠失が疑われ，別の染色体のサブテロメアが重複している所見が認められた場合には，重複部分が欠失領域に転座した不均衡転座が考えられる．このような所見が認められた場合には，FISH法などで構造異常を確認する必要がある．

マイクロアレイ染色体検査は高解像度を示し，微細な異常も明らかにすることができるがゆえに，疾患とのかかわりのない良性変異が多く認められる．そのため認められた所見の病的意義について，UCSCゲノムブラウザーなどのデータベースを参照して，慎重に判断する必要がある．

（山本俊至）

26 Sturge-Weber 症候群

保護者や患者さん本人からよくある質問

Q1 どのような病気ですか
Q2 どのような症状が出ますか
Q3 治療法がありますか
Q4 どのような経過をたどりますか
Q5 子どもに遺伝しますか

A1 顔の半分に赤あざがみられ，けいれん・半身の筋力低下や麻痺などの神経症状，赤あざと同じ側の眼の症状を伴う，神経と皮膚に症状が出る病気です．

A2 顔の赤あざは生まれたときから認められ，顔の片側だけが約60％，正中部が25％，両側が15％にみられます．顔の赤あざと頭の中の病変（脳軟膜血管腫からの石灰化など）は大部分が同じ側にみられるのが特徴です．脳軟膜血管腫が原因の神経症状は，止まりにくいけいれん，徐々に進行する発達障害，片麻痺があります．眼の症状としては進行する牛眼や緑内障があります．

A3 内科的な治療にはけいれんに対する抗けいれん薬療法（CBZ，ZNS，CLB，LEV），血栓を予防する少量アスピリンによる抗血小板療法，脳内石灰化予防のためのCa拮抗薬療法があります．外科的治療としては，脳軟膜血管腫を含む脳葉の切除術を乳児期早期に行うことが望ましいです．脳外科的手術の適応としては，①けいれんが難治性であること，②CTでの石灰化，MRIにおける神経病変および精神運動発達遅滞の急速な進行が認められること，③脳血流検査の結果，脳血管拡張の予備能がなく，患側だけでなく健側にも潜在した脳循環障害が波及したもの，と定めています．

A4 かなり個人差があります．石灰化の進行が遅く，長期間にわたり内科的治療のみでコントロールが可能で外科的手術が必要とならない患者さんから，かなり早期から石灰化が進行して早急に外科的手術が必要となる症例までさまざまです．

A5 通常は遺伝しませんが，毛細血管奇形の原因となる遺伝子変異が発見されました．

診療上のポイント

① 顔面の三叉神経第1,2枝領域にポートワイン様の血管腫が出現するため，診断は容易である．しかし血管腫が目立つために，患児の美容上の問題から精神的なケアが重要であり，場合によってはレーザー治療が必要となる．
② 臨床上けいれんが出現し，画像上CTなどで石灰化が出現する以前から脳軟膜血管腫は存在する．早期診断・早期治療がカギとなるため，MRIによる造影FLAIR画像で，早期から脳軟膜血管腫の存在を診断することが重要である．
③ 症状が徐々に進行するため，進行を緩徐にするための抗けいれん薬の投与，少量のアスピリン療法，Ca拮抗薬療法などを早期から開始することが望ましい．
④ 神経症状が進行する症例の場合は，内科的治療のみで経過をみていると，患側だけでなく健側の脳血流も代償しきれずに石灰化が起きてくるため，早期の脳外科的治療の選択が重要である．

専門医へ紹介するタイミング

Hoffmanらは早期に脳外科的手術を受けた症例ほど，またけいれんの頻度が低い症例ほど，その後の知能の予後がよいことを報告している．またけいれんが出現してからでは，脳軟膜血管腫がかなり進行している場合もあり，顔面の血管腫を認め，本疾患が疑われた場合はすみやかに専門医へ紹介することが望ましい．

実際の診療にあたって

1. 病因および病態

病因は顔面，頭部，それぞれの血管に分岐する前の胎生期の一次血管叢の発生異常である．すなわち胎生6週ごろに神経管の頭部に形成され，9週ごろには消失する血管叢が残存し，その血管叢が顔面の皮膚になる外胚葉の下に位置するために顔面の皮膚と脳軟膜が障害されると考えられている．

本疾患の病態生理は，主として後頭葉および頭頂葉の脳軟膜にみられる無数の血管増生が，静脈還流低下による静脈血の停滞をきたし，その下の脳皮質に虚血性の障害をもたらす．そのため脳皮質，主に外層の石灰沈着，皮質および皮質下の神経細胞の脱落，変性とグリオーシス（gliosis）を起こす．静脈血の停滞，組織の低酸素は脳が成長し，より多くの動脈血を必要とするにつれて増加する．またけいれん発作の出現は，脳皮質の酸素の需要量の増加とともに，相対的に供給量が減少することにより神経障害が進行し，悪循環をきたすようになる．このため脳の進行性の破壊が起こり，神経症状の出現をみるようになる．

図1はSturge-Weber症候群の脳外科的手術時の肉眼所見である．上1/3の健側の脳は肌色で脳血管の太さも正常であるが，下2/3の患側の脳は充血し，脳血管も太く蛇行している．これが脳軟膜血管腫であり，この部位の脳血流は静脈血の停滞により非常に遅くなっている．そのため組織の低酸素および虚血状態が持続し，組織

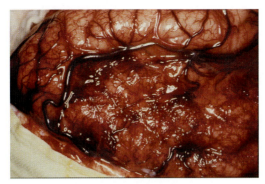

図1 脳外科的手術時の肉眼所見

障害を起こす．血管内皮，血管外皮，グリア細胞（glia cell）のミトコンドリアの障害によりCaチャネルが障害されると，脳皮質および血管内にCaが流入し，石灰沈着を起こすと考えられる．

2. 臨床症状

Sturge-Weber症候群（表1）は，脳と顔面の症状が両方ある場合には完全型と呼ばれ，片方の場合は不完全型と呼ばれる．またポートワイン母斑がない患児にも神経症状が出る場合があり，この場合はけいれんが起こって初めて診断される．

次の3つのtypeに分類（Roach Scale）され，type IIIは5〜15%の症例とされる．

- Type I
  顔面病変，脈絡叢病変，頭蓋内病変（pial angioma）および緑内障がそろう場合（classic form）．

表1 Sturge-Weber症候群診断の手引き

本症は顔面の血管腫と同側大脳のleptomeningeal angiomatosisで，顔面の血管腫，中枢神経症状，眼症状を伴う症候群である．

A. 臨床所見
① 顔面（特に三叉神経第1枝領域）の血管腫（ポートワイン母斑，火焔状母斑）
② 早期発症のてんかん発作
③ 顔面血管腫の対側の片麻痺あるいは発育不全
④ 知能発育不全
⑤ 眼症状：脈絡膜の血管腫，緑内障ないし牛眼，同側半盲

B. 検査所見
次の検査で大脳での石灰沈着を実証することが重要である．
① 頭蓋単純X線像：乳児期以後に出現するX線上の二重線条石灰化像と同側頭蓋骨の狭小
② CT scan：皮質を中心とする石灰沈着，脳皮質の萎縮

診断の基準
　確診：　Aの①＋Aの②〜⑤のうち2つ以上
　　　　　Aの①＋B（石灰化像）
　疑診：　Aの①＋Aの②〜⑤のうち1症状のみ（Bを欠く）
　　　　　Aの①を欠きAの②〜⑤のうち1症状以上＋B

〔斎藤隆三，木村康隆，鈴木裕介，他：Sturge-Weber症候群の全国調査．皮膚臨床 25：1008, 1983〕

- Type II
  頭蓋内病変を伴わない顔面病変のみ．緑内障が伴うこともある．
- Type III
  顔面病変を伴わない頭蓋内病変（pial angioma）のみの場合．通常，緑内障は伴わない．

けいれんは，Sturge-Weber 症候群の 75～90％ の患児に認められ，難治性であることが多く（60％），平均して生後 6 か月ごろから始まる．多くは部分けいれん（partial seizure）だが，ときにけいれん重積になることもある．1 歳までに始まるけいれんの予後は最も不良とされる．難治性のけいれんであるほど，精神発達の遅れが認められ，逆にけいれんがコントロールされると精神発達が改善される．また Sturge-Weber 症候群には軟部組織の過形成，つまり四肢の非対称が認められることがある．

3．画像診断の所見

1) 頭部単純撮影

Sturge-Weber 症候群に特徴的な所見として，主に後頭部，頭頂部に出現する脳回に沿った二重輪郭を示す石灰化像（tram track pattern, rail-road track）がある．これは本症の半数にみられるが，早くとも 2 歳以降に明らかとなることが多く，乳児期の検出率は低い．この石灰化は 20 代後半まで徐々に進行する．

2) CT

早期診断に最も有用な検査は，頭部 CT である．CT で認められる脳皮質を中心とし脳回に沿って出現する石灰化像は脳皮質および脳血管内の石灰化を反映している．石灰化像の多くは頭頂部，頭頂～後頭部にみられるが，新島らの報告では前頭葉に石灰化病変がみられる症例は予後が悪い．CT 上の石灰化は出生時～乳児早期には認められない（2 歳未満ではまれ）こともあるが，加齢に伴って出現頻度は増加し，10 代後半にはほとんどの症例に出現する．造影剤の使用により皮質および皮質下に斑点状陰影の増強がみられるが，これは脳軟膜血管腫の造影効果と考えられ，Sturge-Weber 症候群の脳病変を知るうえで有用である．

脳萎縮は局在的にみられ，大脳半球の萎縮へと進むが，初期は脳室拡大を伴わないことが多い．造影剤の使用により，ときに脈絡叢の拡大と著明な造影効果がみられる．

3) MRI

MRI は CT に比較して石灰化像の描出は不明瞭であるが，MRI における T_2 強調画像では，CT で認められる石灰化の部位よりやや広範囲の皮質および皮質下に，変性およびグリオーシスと思われる高信号域（high intensity area）を認める．拡張した深部静脈は通常の MRI で増強効果や flow void として認められる．患側脈絡叢の腫大は高頻度に認められ，造影 MRI では腫大した脈絡叢は強い増強効果を示す．萎縮した脳実質に一致した脳回の容量の減少，肥厚した皮質，脈絡叢の拡大，散在性の白質形成の異常，上衣下静脈および髄質静脈の拡大などがみられる．大脳基底核に形態的異常を伴うことは少ない．Sturge-Weber 症候群の脳外科治療を考慮するときは，MRI の造影所見は，皮質切除部位の決定，患者の予後の判定に欠かすことが

できない．

　本疾患の病態の本質である脳軟膜血管腫を描出するためには，現在のところ造影MRIが最も優れていると考えられる．

4) 脳血管撮影

　脳血管撮影では静脈相の異常がみられる．異常所見としては病側の上行皮質静脈の数の減少，上衣下静脈および髄質静脈の拡大，さらに脳底静脈の拡大などがあるが，これらは皮質静脈の閉塞に伴う二次的な変化として考える．

5) 脳血流検査（SPECT）

　脳軟膜血管腫の部位に一致した部位の脳血流の低下が認められる．奥平らはSturge-Weber症候群に対してキセノンガスを使用した局所脳血流の検討を行い，脳血管拡張に予備能がなく患側のみならず健側にも潜在した脳循環障害が及んでいる症例は，脳外科的手術適応の一条件としている．

6) PET

　早期には血流やブドウ糖代謝はむしろ亢進しているが，進行した例では病変部の血流や代謝は低下する．

7) 脳波検査

　脳軟膜血管腫の部位に一致した脳波の徐波化が認められる．病状が進行し，反対側の血流異常が出現する時期になると，反対側にも脳波異常が出現するようになる．

8) 遺伝学的検査

　毛細血管奇形の原因となる遺伝子変異が第9染色体の長腕の9q21に発見された．病変におけるGNAQ遺伝子の単一ヌクレオチドのモザイク変異（c.548G＞A, p.Arg183Gln）がShirley, Nakashimaらにより報告されている．

◆ 画像診断のポイント

① 単純X線像では，頭頂部〜後頭部に二重輪郭を示す石灰化像（tram track pattern）を認める．
② 頭部CT検査は，早期診断に最も有用で，脳皮質の石灰化像と脳萎縮を認める．
③ MRI検査は，石灰化像の描出は不明瞭だが，皮質および皮質下の広範な病巣（gliosis）の検索に有用である．
④ 脳血流シンチグラフィ（SPECT）は，石灰化およびその周囲の脳病変の血流低下を示す．
⑤ これらの石灰化およびその周囲の脳病変は，約80％が顔面血管腫と同側で，石灰化は早くとも2歳以降に明らかとなることが多く，乳児期の検出率は低い．

4. 治療

1) 内科的治療

- 抗けいれん薬療法

　知能障害，片麻痺がけいれん発作により誘発される例があり，また知能発達障害とけいれんの持続時間とが相関するということから，種々の抗けいれん薬によりで

きるだけ早期にけいれんをコントロールすることが重要である．筆者らは通常カルバマゼピン，ゾニサミドを使用している．

- 少量アスピリンによる抗血小板療法

けいれんを含む神経症状発現の原因が脳軟膜血管腫による循環障害であることから，血流うっ滞による静脈系の血栓形成を予防するために始められ，比較的良好な結果が得られている．

- Ca拮抗薬療法

作用機序としては，①脳血管に対して選択的に作用して持続的脳血流改善効果を有すること，また②循環障害による慢性の低酸素状態によりCaチャネルが障害され，脳皮質および血管内にCaが流入して石灰化が起こることを防ぐ．

2) 外科的治療

いずれの内科的治療法にも限界がある症例には，積極的に脳外科的治療が試みられるべきである．術式は，脳軟膜血管腫を含む脳葉の切除術を乳児期早期に行うことが望ましい．筆者らの施設では脳外科的手術の適応を，下記の①〜③と定めている．

① けいれんが難治性であること
② CTの石灰化，MRIにおけるグリオーシスおよび精神運動発達遅滞の急速進行が認められること
③ CBF studyの結果，脳血管拡張の予備能がなく，患側だけでなく健側にも潜在した脳循環障害が波及したもの

筆者らのCBF studyの結果，病気が進行すると脳血管抵抗の予備能がなくなり，患側だけでなく健側にも潜在した脳循環障害が波及することから，このことも脳外科的手術の適応の一因としてあげている．さらにSturge-Weber症候群の経時的脳波所見を検討すると，まずはじめに顔面血管腫側大脳半球誘導のびまん性低電位が起こり，のちに反対側大脳半球に棘波焦点を形成する傾向が認められ，これは土屋らの報告とも一致する．このことは脳血流検査および脳波検査の両方からSturge-Weber症候群は病気が進行すると，脳軟膜血管腫側と反対側にも異常が波及することを示唆している．

Sturge-Weber症候群のフォローアップ中に患側の石灰化に続き，数年後に健側の石灰化の出現をみることはしばしば経験する．本疾患の病態は，胎生期における血管形成の異常であるが，生後早期に症状が進行するものもあり，このような症例にはできるだけ早期に脳外科的手術を施行することが望ましい．

> 最近の話題

- 早期発見，早期治療に結びつけるためにも，疑わしい症例にはMRI検査を積極的に行い，造影FLAIR画像で，脳軟膜血管腫の存在の有無を明らかにすることが望ましい．近年，本症例の難治性てんかんにクロバザムが有効との報告も認められる．

文献
1) Adams ME, Aylett SE, Squier W, et al: A spectrum of unusual neuroimaging findings in patients with suspected Sturge-Weber syndrome. Am J Neuroradiol 30: 276-281, 2009
2) 新島新一, 荒井康裕, 斎藤昌宏, 他：シンポジウム, 遺伝性皮膚疾患の現況と将来の展望, Sturge-Weber症候群の脳神経学的治療. 日小皮会誌 13：141-147, 1994
3) Shirley MD, Tang H, Gallione CJ, et al: Sturge-Weber syndrome and port-wine stains caused by somatic mutation in GNAQ. N Engl J Med 368: 1971-1979, 2013
4) Nakashima M, Miyajima M, Sugano H, et al: The somatic GNAQ mutation c.548G ＞ A (p.R183Q) is consistently found in Sturge-Weber syndrome. J Hum Genet 59: 691-693, 2014

Column

Fog test

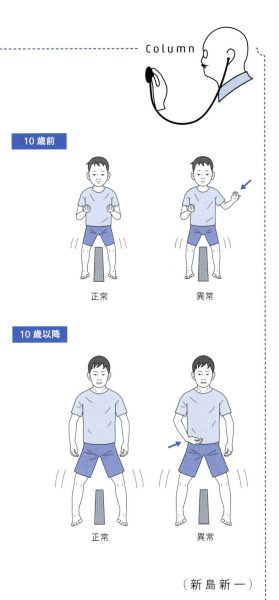

Fog（フォグ）testは，より手軽にベッドサイドで脳病変の部位が予測できる検査法で，英国の小児神経科医が日常診療でよく行っている．

これは，診察室に引いた幅10〜20 cm程度の直線を踏まないようにまたがせ，小趾側（第5趾側）に体重を乗せて歩行をさせる検査である．通常，10歳前の運動神経発達が未熟な小児では両上肢がほぼ均等に挙上するが，10歳以降では両手は挙上せずおろしたままで歩行する．しかし神経学的異常が認められる場合は，病側の上肢が健側に比べて挙上し，左右差を認める．なお10歳前の児の場合は，両上肢ともに挙上するが，病側は健側に比してさらに挙上する．

たとえば，てんかん発作を起こした患児を同様に歩行させ右手が上がってきた場合は，右片側性けいれんがあったことを予測させ，左側脳波異常が認められる可能性が高い．また，Fog testはけいれんのみならず，微細な脳病変（脳腫瘍など）を検出するのにも有益な検査法である．

（新島新一）

27 片頭痛

保護者や患者さん本人からよくある質問

Q1 重大な病気ではありませんか
Q2 遺伝性ですか
Q3 治りますか
Q4 薬を飲んでもよいのでしょうか

A1 頭痛は，脳腫瘍や脳血管障害などの重大な病気の症状として起こることがまれにあります．検査でそれらでないことが確認された場合には，慢性頭痛であり危険な病気ではありません．

A2 家系内で片頭痛をもつ人が多いことはよく知られています．遺伝的な要素と環境的な要素の両方が関係していると考えられています．

A3 治療することによって痛みを軽くすることができます．完治ということをめざすのではなく，生活に支障のないように頭痛の頻度と程度を軽減させることが治療目標になります．気長につき合っていきましょう．小児期に生じた片頭痛は，成人になるまでに改善する場合が約40％という海外のデータがあります．成人では，年齢が進むと軽快することが多いと言われています．

A4 早めに薬を飲むことで頭痛が強くなることを未然に防ぐことができます．一方，薬の飲みすぎでかえって頭痛がひどくなることもありますので，主治医の先生の指示どおりに薬を使ってください．．

診療上のポイント

① 耳鼻科疾患や脳腫瘍，脳血管障害，てんかん，などの二次性頭痛を否定することがまずは大切である．
② 基本的には成人と同様の診断基準であるが，年少児は両側性頭痛が多いことや言葉による訴えが不十分な点から，行動で判断をせざるをえない場合がある．
③ 片頭痛に移行することが多い小児周期性症候群として，周期性嘔吐症や腹部片頭痛にも留意する．

専門医へ紹介するタイミング

生活に支障のある頭痛で，鎮痛薬の効果が不十分な場合には，鑑別も含めて小児神経専門医に紹介したほうがよい．

実際の診療にあたって

1. 定義および一般事項

小児の一次性頭痛の大部分は，片頭痛と緊張型頭痛である．日本人小児の片頭痛有病率は，中学生で4.8％（男3.3％，女6.5％），高校生で15.6％（男13.7％，女17.5％）と報告されている[1]．小児の片頭痛の診断と分類は，国際頭痛分類第2版（ICHD-Ⅱ）に準拠することが「慢性頭痛の診療ガイドライン2013」（日本神経学会，日本頭痛学会）で推奨されている（表1）[1]．小児の診断基準は成人のそれと基本的には同じであるが，小児の特殊性が注として示されている（表1のカッコ書き）．また小児周期性症候群は，のちに片頭痛に移行することが多い．

表1 小児の片頭痛の分類と診断基準（国際頭痛分類第2版）

1.1 前兆のない片頭痛
A. B-Dを満たす頭痛発作が5回以上ある
B. 頭痛の持続時間は4〜72時間（小児は1〜72時間でもよい）
C. 頭痛は以下の特徴の少なくとも2項目を満たす
　1. 片側性〔年少児は両側性（前頭側頭部）である場合が多い〕
　2. 拍動性
　3. 中等度〜重度の頭痛
　4. 日常的な動作（歩行や階段昇降など）により頭痛が増悪する，あるいは頭痛のために日常的な動作を避ける
D. 頭痛発作中に少なくとも以下の1項目を満たす
　1. 悪心または嘔吐（あるいはその両方）
　2. 光過敏および音過敏
E. その他の疾患によらない

1.2 前兆のある片頭痛
1.2.1 典型的前兆に片頭痛を伴うもの
A. B-Dを満たす頭痛発作が2回以上ある
B. 少なくとも以下の1項目を満たす前兆があるが，運動麻痺は伴わない
　1. 視覚症状：陽性徴候（キラキラした光・点・線）および/または陰性徴候（視覚消失）を含む完全可逆性の視覚症状
　2. 感覚症状：陽性徴候（チクチク感）および/または陰性徴候（感覚鈍麻）を含む完全可逆性の感覚症状
　3. 失語性言語障害：完全可逆性の失語性言語障害
C. 少なくとも以下の2項目を満たす
　1. 同名性の視覚症状または片側性の感覚症状（あるいはその両方）
　2. 少なくとも1つの前兆は5分以上かけて徐々に進展するか，および/または異なる複数の前兆が引き続き5分以上かけて進展する
　3. それぞれの前兆の持続時間は5分以上60分以内
D. 1.1「前兆のない片頭痛」の診断基準B-Dを満たす頭痛が，前兆の出現中もしくは前兆後60分以内に生じる
E. その他の疾患によらない

2. 診断

初診時においては，二次性頭痛を否定することが最も大切である．発熱や感染徴候を伴わない場合の二次性頭痛には，副鼻腔炎や脳血管障害，脳腫瘍，V-P シャントトラブル，てんかん発作関連，睡眠時無呼吸症候群，などがあげられる．

1) 脳腫瘍

病初期には神経症状を認めず，繰り返す頭痛と悪心・嘔吐のみの場合がある．初期には輸液で悪心が軽減する例もあるため，反復性の頭痛の鑑別のために頭部画像検査を行うことは大切である．なお寝起きの頭痛は脳腫瘍の可能性をまず考えるが，睡眠時無呼吸症候群や片頭痛，てんかん発作後（良性小児部分てんかんは朝方起こりやすい），など多くの一次性・二次性頭痛でも寝起きに頭痛を認める．

2) 脳血管障害

もやもや病は，片頭痛類似の慢性頭痛を伴うことが多い．一過性脳虚血発作や脳梗塞・出血が起こる前に頭痛のみの時期があるので，症状が強い片頭痛の場合には MRI，MRA を検討する．

3) てんかん発作

てんかん発作後に頭痛と悪心や嘔吐を伴うことは多い．ほとんどの場合には，発作症状が確認されているので迷うことは少ない．頭痛のみをてんかん発作症状とすることはきわめてまれである．後頭部に突発波をもつ小児てんかん Gastaut 型や症候性後頭葉てんかんは，視覚発作を主症状とするので前兆のある片頭痛と鑑別を要する（表2）．また Panayiotopoulos 症候群は，睡眠中に嘔吐を繰り返す発作が特徴的である．嘔吐発作時に眼球偏倚，意識障害，チアノーゼを伴う点が，片頭痛や周期性嘔吐症との鑑別点である．

3. 治療

片頭痛の誘発あるいは増悪因子として，ストレス，睡眠不足，疲労，気候の変化，温度変化，特定の食べ物などが知られている．基本的な生活指導が大切である．嘔吐・悪心を伴う片頭痛には，メトクロプラミドやドンペリドンを早期に併用する．

1) 急性期治療薬

エビデンスのある急性期治療薬は，イブプロフェンとアセトアミノフェンであり，まず試みる．鎮痛薬が効果不十分な場合は，年長児にはトリプタン製剤を考慮する．

- イブプロフェン：5 mg/kg/回（200 mg/回を超えない．総量で600 mgを超えない）
- アセトアミノフェン：10 mg/kg/回（500 mg/回を超えない．総量で1,500 mgを超えない）

表2 片頭痛と後頭葉てんかんの視覚性前兆の違い

	片頭痛	てんかん
特徴	キラキラした光，点，線が拡大しながら辺縁に移動	小さな多彩な円形あるいは視覚消失が視野辺縁に現れ，拡大，増加する
持続時間	5〜60分	5〜15秒
前兆からの進展	片頭痛	しばしば眼球偏倚，瞬目，意識減損などの発作症状に進展する（持続は数分以内） 発作症状消失後に頭痛・悪心を伴う

- リザトリプタン内服：6〜17歳で有効性が確認されている[2]．20〜39 kg：5 mg/回，≧40 kg：10 mg/回，成人では2時間以上あけて追加投与可．
- スマトリプタン点鼻：12歳以上で考慮される[3,4]．20〜39 kg：10 mg/回，≧40 kg：20 mg/回，成人では2時間以上あけて追加投与可．苦みがあり継続できない場合がある．

2）予防薬

強い頻回の片頭痛には，予防薬を検討する．治療目標は，頭痛を軽減して日常生活への支障を減らすことにある．頭痛の程度や持続時間を記入する頭痛カレンダーを利用するとよい（日本頭痛学会ウェブサイトからダウンロードできる）．頭痛が軽減し，半年程度経過した場合に減量を考慮する．

小児においてエビデンスのある予防薬は，抗てんかん薬トピラマートのみであるが保険適用はない．エビデンスはないが，以下の治療薬は使用経験が多く有効である．シプロヘプタジンとアミトリプチリンは眠気を生じやすく，トピラマートは食欲低下や集中力低下などをきたす場合がある．プロプラノロールは喘息のある患者には使えない．バルプロ酸は，まれに重度の肝障害をきたす．いずれも効果と副作用から使用を検討する．

- シプロヘプタジン：肥満がない10歳以下の小児への眠前投与：2〜4 mg/回
- アミトリプチリン：眠前投与．0.25 mg/kg（5〜10 mg）より開始し，0.25 mg/kgずつ増量．1 mg/kgまで増量可能．
- ロメリジン：成人量を年齢換算で使用する．分2．
  成人使用量：10 mgで開始し，20 mgまで増量可能．
- プロプラノロール：成人量を年齢換算で使用する．分2〜3．
  成人使用量：20〜30 mg/日より開始し，60 mg（分2〜3）まで増量可能．
- バルプロ酸：成人量を年齢換算で使用する．除放製剤であれば夜1回．
  成人使用量：400〜600 mg（血中濃度20〜50 μg/ml）．てんかんの使用量より少ない．
- トピラマート：学童は50〜100 mg．分2．

4. 予後

小児期に発症した片頭痛の長期予後に関する報告は限られているが，10年間の予後調査では寛解と持続はともに約40％であり，緊張型頭痛への変容は約20％であった[5]．成人では，年齢が進むと軽快することが多いとされる．

最近の話題

片頭痛の前兆に片麻痺を伴う場合がある（片麻痺性片頭痛）．片麻痺性片頭痛には，遺伝子異常によるものがある（家族性片麻痺性片頭痛）．

文献
1) 日本神経学会，日本頭痛学会（監修），慢性頭痛の診療ガイドライン作成委員会（編）：慢性頭痛の診療ガイドライン2013. 医学書院，2013
2) Ahonen K, Hämäläinen ML, Eerola M, et al: A randomized trial of rizatriptan in migraine attacks in children. Neurology 67: 1135-1140, 2006

3) Lewis D, Ashwal S, Hershey A, et al: Practice parameter: pharmacological treatment of migraine headache in children and adolescents: report of the American Academy of Neurology Quality Standards Subcommittee and the Practice Committee of the Child Neurology Society. Neurology 63: 2215-2224, 2004
4) 藤田光江：小児の片頭痛治療薬―スマトリプタン点鼻の有効性について．日頭痛会誌 35：67-70, 2009
5) Monastero R, Camarda C, Pipia C, et al：Prognosis of migraine headaches in adolescents: a 10-year follow-up study. Neurology 67：1353-1356, 2006

Column

指さがしテスト

座位で閉眼させた状態で，①検者が被検者の一側手首を持ち（肘関節はなるべく固定する），②手首をぐるぐる回したあと，もとの位置，上，下，内側，外側の計5か所に停止させる．③④回された手の母指に向かって，あらかじめ体の外側に置いた対側上肢の示指を近づけタッチさせる．左右を入れ替えてテストし正答率を調べる．運動覚・位置覚，触覚による体部位の認知，ならびに運動感覚統合（高次脳機能と関連）を，ベッドサイドで簡略にチェックできる．

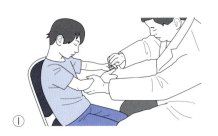
①

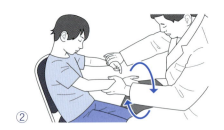
②

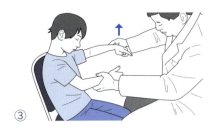
③

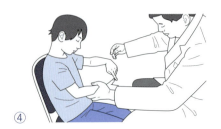
④

（林　雅晴）

28 Down症候群・染色体異常

保護者や患者さん本人からよくある質問

Q1 染色体異常って何ですか

Q2 なぜ染色体異常が起こるのですか．遺伝が原因ですか

Q3 染色体異常ということは障害者になるのでしょうか

Q4 染色体を元に戻すことはできないのでしょうか

Q5 Down症候群の子は短命だと言われているようですが，本当ですか

A1 染色体は遺伝情報を担うものですが，ヒトの場合全部で46本あり，その半分ずつを両親から受け継いでいます．たった1個の受精卵が細胞分裂を繰り返し，成長を経て60兆個にまで増え，体を構成しています．受精卵の段階で染色体の数が1本多いなどの異常があると，体を構成するすべての細胞で染色体の異常を示すことになり，なんらかの症状の原因になることがあります．

A2 染色体異常にはさまざまな種類がありますが，突然変異で生じる場合と両親の一方から受け継がれる場合があります．

A3 染色体異常によって発達の遅れや先天異常などが引き起こされることがありますが，必ず障害者になるわけではなく，高い知的能力を示す人もいます．

A4 染色体異常は受精卵の段階ですでに運命づけられており，基本的に体を構成するすべての細胞で同じパターンを示しますので，これを元に戻すということはできません．

A5 Down症候群の患者さんのなかには，先天性心疾患や白血病のため，残念ながら天寿をまっとうできない方もいらっしゃいます．けれど合併症がほとんどない場合や，あってもきちんと管理されていれば，お年を召されるまで普通に生活されています．

診療上のポイント

① 染色体異常は先天的な要因により，その多くは受精の段階ですでに運命づけられている．

② 染色体異常によって生じる症状は多彩であるが，高率に認められる所見として低出生体重，成長障害，精神運動発達遅滞，多発奇形，先天性心疾患，小頭症などがあげられる．
③ 染色体異常は数的異常と構造異常に大きく分類される．数的異常で生まれてくることができるのは，常染色体では 13-trisomy と 18-trisomy，それに臨床的に Down 症候群として認識される 21-trisomy に限られる．性染色体では，Turner 症候群（45,X），Klinefelter 症候群（47,XXY）が知られている．
④ 数的異常以外の染色体異常は，すべて転座や微細異常などの構造異常であり，臨床症状から認識されるものから，非特異的症状のみを示すものまでさまざまである．
⑤ 数的異常は，生殖細胞における染色体の不分離が原因であり基本的に突然変異で生じる．一方，構造異常の場合には親世代における均衡転座に起因することがあり，遺伝カウンセリングの対象となる．

専門医へ紹介するタイミング

　染色体の数的異常である 13-trisomy と 18-trisomy，21-trisomy は，特徴的な所見から出生直後に診断されることがほとんどである．なかには胎児期の超音波検査で出生前にすでにそれらが疑われている場合もある．出生後は，インフォームド・コンセントを得たうえですみやかに染色体検査を行い，診断を確定させる．

　そのほかの染色体構造異常は症状が多彩であり，構造異常のパターンもさまざまである．診断にたどり着くためにはさまざまな診断法によらなければならず，必要に応じて専門家の協力を仰ぐべきである．

実際の診療にあたって

1. 染色体異常のパターンと検査方法（表1）[1]

　染色体の構造異常を伴わない数的異常は，基本的に通常の染色体 G-band 法で行うことが推奨される．FISH 法では，末端動原体染色体同士が融合した Robertson 型転座による trisomy を区別できないからである．

　数的異常以外の染色体異常は，すべて構造異常に分類される．古典的に先天異常症候群として知られている疾患のなかには，Prader-Willi 症候群や Williams 症候群，22q11.2 微細欠失症候群，Sotos 症候群など染色体微細欠失によるものがいくつか存在する．これらの微細欠失症候群の欠失範囲は 1〜2 Mb 程度であり，G-band 法では認識することができないため，FISH 法による診断が必要となる．近年のマイクロアレイ染色体検査の普及により，同様のメカニズムで引き起こされた染色体微細欠失症候群が新たに明らかになってきた．その多くは臨床症状から鑑別することが困難な例が多く，マイクロアレイ染色体検査が唯一の検査方法となる．

　染色体はその構造上の特徴から，末端のサブテロメアといわれる領域の構造異常を生じることが多い．単純欠失で症状をきたすサブテロメア欠失症候群として，

表1　小児科医が知っておくべき染色体異常と検査方法

【分類】染色体異常	症候群	G-band法	FISH法	マイクロアレイ法
【染色体数的異常】				
21-trisomy	Down症候群	○		
18-trisomy	Edward症候群	○		
13-trisomy	Patan症候群	○		
45,X	Turner症候群	○		
47,XXY	Kleinfelter症候群	○		
【染色体サブテロメア異常】				
1p36	1p36欠失症候群		○	○
4p-	Wolf-Hirschhorn症候群		○	○
17p-	Miller-Dieker症候群		○	○
22q13	Phelan-McDermid症候群		○	○
Xq28 duplication	MECP2重複症候群		○	○
【染色体中間部異常】				
22q11.2欠失	DiGeorge症候群		○	○
7q11.2欠失	Williams症候群		○	○
5q35欠失	Sotos症候群		○	○
17p11.2欠失	Smith-Magenis症候群		○	○
15q11.2-q13.1欠失	Prader-Willi症候群		○	○
【マーカー染色体】				
idic(15)	自閉症		○	○
t(11;22)	Emanuel症候群		○	○
i(12)(p10)	Pallister-Killian症候群		○	
【環状染色体】				
r(20)	環状20番染色体症候群	○		

1p36欠失症候群[2]や，4番染色体短腕欠失によるWolf-Hirschhorn症候群，17番染色体短腕欠失によるMiller-Dieker症候群などがよく知られている．サブテロメアの構造異常は，十分なサイズの場合にはG-band法でも検出可能であるが，10 Mb以下の場合には確認できない場合があり，その場合にはFISH法による確認が必要となる．ただし，1つのprobeによるFISH法だけでは欠失のサイズを確認することはできない．

サブテロメア領域が単純に欠失しているのではなく，その部分に由来不明の染色体が付加されている場合には不均衡転座が強く疑われる．そのような場合は，両親が均衡転座の保因者でないかどうか確認することを兼ねて，両親の染色体検査を行うことが推奨される．両親の一方が均衡転座保因者である場合には，次子において再び不均衡転座が認められる可能性があるため，臨床遺伝専門医による遺伝カウンセリングにつなげる必要がある．両親が保因者でなく，由来を同定できない場合はM-FISHを行うことにより付加染色体の由来を同定することが可能であるが，サイズが小さい場合には同定できない場合がある．マイクロアレイ染色体検査を行えば，由来の同定とそのサイズを確認することも可能である．

マーカー染色体は，22番染色体より小さな由来不明染色体が過剰に存在する場合をさす．15番染色体のisodisomy（イソダイソミー）やEmanuel症候群の原因となるt(11;22)などがある．これらは通常の細胞遺伝学的検査で診断できるが，なかには由来不明であることもある．そのような場合は，M-FISHやマイクロアレイ染色体

検査によって由来を同定する必要があるが，由来が明らかになっても症状との関連を断定することができない場合もある．Pallister-Killian 症候群は，12 番染色体短腕がイソ染色体マーカーとして存在し，tetrasomy となる i(12)(p10) による．重度精神運動発達遅滞と特徴的な顔貌で診断されるが，マーカー染色体を末梢血で検出することはほとんどできない．これは i(12)(p10) はモザイク状態で存在し，末梢血では確認できないからである．頬粘膜塗抹標本における間期核 FISH で診断されることがある．

環状（リング）染色体は，染色体の両端が癒合して環状になったもののことをさす．20 番染色体のリングがてんかんの原因となることが知られている．この場合，癒合した染色体サブテロメア領域が欠失しているとはかぎらず，遺伝子の欠失によるのではなく，染色体が環状になることで染色体の複製タイミングの異常などが生じ，てんかん症状などを引き起こすと理解されている．サブテロメア欠失を伴わない場合，G-band 法が唯一の診断法である．

2. Down 症候群

おおむね出生 1,000 人に 1 人の割合で生まれる，最も頻度の高い染色体異常症候群である．顔面正中の低形成やつり上がった眼裂によって特徴づけられる顔貌で認識されやすい．全例において出生直後から筋緊張低下が認められ，その後精神運動発達遅滞を生じる．新生児期に診断がついた段階で，可及的すみやかに行政や療育機関に紹介し，専門家による家族への心理的なサポートやピアカウンセリングを実施することが望ましい．療育機関における早期療育も，可能なかぎり早い段階での実施が望まれるが，生命予後を左右する合併症が存在する場合は，当然ながら医学的治療が優先される．

胎児水腫や一過性骨髄異常増殖症（TAM）を伴って出生する場合があり，この場合の新生児死亡率は高い．それ以外にも出生直後からさまざまな合併症を示すことが知られており，先天性心疾患は約 40% で，消化管奇形は 8% 程度で認められる．なかでも先天性心疾患の重篤度や外科的手術の成否が，その後の生命予後を左右する．合併症の管理のためには，成長に合わせた総合的な診療が求められる．

乳幼児期には白血病を生じやすいことも知られており，貧血症状などが認められた場合には注意を要する．熱性けいれんを含め，てんかんの合併率は少ないが，点頭てんかんの合併は比較的多いので注意を要する．新生児期以後は，合併率の高い遠視や難聴などの感覚器系の合併症の有無を検索する必要がある．甲状腺機能低下症は年齢に関係なく生じることがあるので，定期的な甲状腺機能検査が必要である．約 10% の症例で頸椎の亜脱臼を生じ，場合によっては頸椎圧迫による四肢麻痺をきたすため，3 歳以降，頸椎の画像検査は必須である．先天性心疾患をはじめとするこれらの合併症は専門科が多科にわたるので，適切な時期に適切な専門科に紹介することが望まれる．

臨床的に Down 症候群が疑われた場合，通常の染色体検査を行い，21 番染色体の trisomy が認められたら診断が確定する．通常の 21-trisomy は親世代の生殖細胞系列における染色体不分離によるため，基本的に突然変異が原因であるが，まれに

21番染色体がほかの末端動原体染色体に転座したいわゆるRobertson型転座の場合，保因者である親からの遺伝である場合があり注意を要する．末梢血の一部にだけtrisomyが認められるモザイクの場合もある．

年齢が長じるにつれ教育や福祉において課題が顕在化してくるため，適切な段階で療育やピアカウンセリングにつなげる必要がある．ピアカウンセリングとは，同じ境遇の人同士で交流することによって孤独感などから脱出することを目的とするもので，家族会などが実践している．

3. そのほかの染色体異常

18-trisomy，13-trisomyは，新生児科でときに遭遇する染色体数的異常症候群である．生命予後不良で1年以内に亡くなる場合が多いが，その一方で成人期まで達する患者もいる．特に18-trisomyにおいては，先天性心疾患の外科治療など，出生直後から積極的な治療を行う施設が増えてきている．Turner症候群は，低身長，原発性無月経を示す症候群である．45,Xを示す場合が最も多く，この場合には診断に迷うことはないが，X染色体短腕の構造異常による場合やモザイクによる場合もある．そのような場合には解釈に窮することがあるので，専門医に相談する必要がある．47, XXYによるKleinfelter症候群は，男性不妊の原因となるが，小児科の臨床場面で経験することはほとんどないが，男性の膠原病発症患者で偶然に本症患が見つかる事例もある．ただし，これらの性染色体異常症候群の患者のケアに当たる場合には，心理的なサポートも合わせて考慮すべきである．

染色体微細構造異常は，染色体領域によって症状はさまざまである．最も頻度が高いとされているのは22q11.2欠失症候群であり，出生3,000人に1人に生じるとされている．主な症状はFallot四徴症と発達の遅れや鼻咽頭閉鎖不全である．ほとんど無症状で精神科疾患のみを患う場合もある．両親の一方から遺伝していることもある．Prader-Willi症候群は次によく遭遇するが，新生児期の筋緊張低下と乳児期以降の肥満が特徴的である．多くはゲノム刷り込みが関係する15q11.2領域の父親アリル欠失によるが，15番染色体母親性disomyによって生じることもあるため，FISHだけでは診断できないことがある．

染色体中間部欠失で古典的に知られる症候群としてはほかに，7q11.2欠失によるWilliams症候群，5q34欠失によるSotos症候群，17p11.2欠失によるSmith-Magenis症候群などがある．Williams症候群は，大動脈弁上狭窄と特徴的な顔貌，精神発達遅滞，嗄声などが特徴的である．Sotos症候群は大頭症と精神発達遅滞，Smith-Magenis症候群は先天性心疾患と精神発達遅滞が特徴的である．Sotos症候群の中核となる症状は，5q34に位置する*NSD1*であり，*NSD1*の塩基置換でもSotos症候群を示すため，FISHで欠失が認められないことでSotos症候群を否定することはできない．

サブテロメア欠失症候群のうち，1p36欠失症候群は最も頻度が高いとされている[2]．特徴的な顔貌と精神発達遅滞を示す．サブテロメア領域の重複で最も頻度が高いのは，Xq28領域の重複である．この領域にはRett症候群の原因となる*MECP2*遺伝子が存在する．*MECP2*の重複においては，男児で重度精神発達遅滞，易感染症，てんかんを示し，予後不良である．

最近の話題

　2013年から日本において，いわゆる新型出生前診断（NIPT）が臨床研究として実施されるようになった．新型出生前診断は妊娠中の母親の血液中に浮遊している胎児由来DNAを次世代シーケンサーで解析することにより，染色体の数的異常がないかどうか調べるものである．日本においては，35歳以上の高齢妊婦のうち，遺伝カウンセリングを受け，検査を希望する場合に対象とし，胎児の13番，18番，21番染色体のtrisomyの有無だけを対象としている．確率的な検査であり，確定診断は羊水による染色体検査が必要となる．モザイクtrisomyの場合には，NIPTでは診断できない可能性が高く，検査には限界がある．

文献

1) 山本俊至：臨床遺伝に関わる人のためのマイクロアレイ染色体検査, 診断と治療社, 2012
2) 山本俊至：1p36欠失症候群ハンドブック, 診断と治療社, 2012

29 水頭症

保護者や患者さん本人からよくある質問

Q1 どのような病気でしょうか
Q2 どうして起こるのですか
Q3 どのような症状があらわれますか
Q4 知能の発達と学習面における問題はありませんか

A1 髄液の産生される量が吸収される量より多かったり，脳室系のどこかが閉塞していたり，髄液がうまく吸収されない場合は，髄液が一定量を超えて脳室内に溜まりすぎる状態になります．それによって脳室が拡大し，脳圧が高くなる病態が水頭症です．

A2 原因はさまざまで，先天性と後天性があります．先天性水頭症は，なんらかの脳の異常によって生まれる前に起こります．二分脊椎や脳の病気に伴うことがあります．原因となっている病気については，一部胎内での母胎感染や被曝，遺伝子の変化が発見されていますが，大部分の場合その発生のしくみはわかっていません．後天性水頭症は，生まれたあとに，脳出血（頭部外傷やくも膜下出血），感染（髄膜炎など），脳腫瘍などが原因で，それらの病気の後遺症として水頭症が起こることがあります．したがって，後天性の場合あらゆる年齢層に起こります．

A3 お子さんの年齢や，水頭症の原因となる病気が何か，その進行の程度などによって症状は異なります．新生児，乳児の場合，髄液が脳室に異常に溜まることによって脳室拡大が起こり，頭囲が異常に大きくなります．またミルクを吐いたり，不機嫌になったりします．幼児の場合は，吐き気，嘔吐，頭痛が起こります．また不機嫌だったり，傾眠状態になったりもします．病状が進行し，適切な治療を怠ると，幼児の場合には知的障害や視力障害などが起こり死に至ることもあります．また，いったん水頭症の治療がなされた場合でも，その治療が効いていないときには同じような症状があらわれます．

A4 発達には個人差があります．知能の発達程度や速度については，水頭症だからといって知能発達が劣っているとはかぎりません．正常の発達を保つこともまれではありません．水頭症がどの時期に発症したか，原因は何か，脳がどの程度損傷しているか，

合併症があるかないか，などによって異なります．

学習面においては，一部の水頭症のこどもたちの特徴として非言語性学習障害があげられます．言語能力や聴覚的な記憶は良好ですが，視覚的，空間的な把握，形や位置関係を把握することが苦手なことがあります．たとえば算数では，単純な計算はできますが，概念的，総合的な思考を必要とする応用問題になると困難になることもみられます．図形や単位，時計の時間を読むのも苦手な場合があります．

診療上のポイント

① 原因はさまざまであり，発症年齢により症状が異なることに留意する．
② 乳児では頭囲曲線に，学童では学習障害に着目する．
③ シャントの合併症を認識する．

専門医へ紹介するタイミング

水頭症，またはシャントの合併症が疑われるときには専門医へ紹介する．

実際の診療にあたって

1. 定義と分類

水頭症とは，脳脊髄液が脳室内に貯留した結果，進行性脳室拡大をきたす病態をいう．これに対して，脳実質の形成不全や萎縮性変化によって髄液腔が受動的に拡大した状態を *hydrocephalus ex vacuo* と呼ばれることもあるが，これは単なる脳萎縮を示すものであり，水頭症ではない．

脳室系に閉塞，狭窄をきたす非交通性水頭症と，くも膜下腔での閉塞または髄液の吸収障害により生じる交通性水頭症に分類される．

2. 頻度

先天性水頭症は，日本産婦人科医会先天異常モニタリングのデータベースによると，10,000人出生あたり7.7人（2002年）で増加傾向にある．先天異常において心室中隔欠損症，Down症，口唇・口蓋裂に次いで，4番目に多い疾患である．

3. 診断

1）水頭症の原因と症候

水頭症の徴候と症状は，患児の年齢により異なる．

- 未熟児

主な病因は，脳室内出血である．出血は上衣下胚芽層で起こり，重症度に依存して脳室や大脳実質に拡大する．髄鞘化に乏しい未熟な脳は圧迫を受けると容易に変

形するため，未熟児では頭囲が拡大する前に著明な脳室拡大を生じる．未熟児水頭症では，哺乳障害や嘔吐を認めることは少ない．

出血後水頭症児は，無症候であるか無呼吸発作や徐脈の増加を認めることが多い．脳室拡大が進行し頭蓋内圧が上昇すれば，大泉門は膨隆，緊張し，拍動が消失し，頭皮静脈は怒張する．脳室拡大が持続すれば頭部は球状になり，頭囲は急激に拡大する．

- 満期産児

主な原因は，中脳水道狭窄症，Chiari 2 型奇形，Dandy-Walker 症候群，各種脳奇形（脳瘤，全前脳胞症，水無脳症など），くも膜嚢胞，腫瘍，ガレン大静脈瘤，などである．症状は易刺激性，嘔吐と傾眠などであり，徴候は巨頭，大泉門膨隆，頭皮静脈の怒張，頭蓋縫合離開，前頭部突出，MacEwen 徴候（頭蓋内破壺音）陽性，定頸の遅れ，外直筋麻痺，落陽現象などである．Parinaud 徴候は松果上陥凹の拡大により生じる．

満期産生下時の正常頭囲の平均は 33 ± 3 cm で，30 cm 以下は小頭症，36 cm 以上は巨頭症が考えられ異常値である．急激な進行性頭囲拡大で，標準の頭囲発育曲線と交叉することは，水頭症の診断には重要である（図1）．乳児ではうっ血乳頭を認めることはまれである．水頭症の乳児に脈絡網膜炎を認めるときには，トキソプラズマ，サイトメガロウイルス，梅毒などの子宮内感染を示唆する．

- 年長児

乳児期以降にみられる水頭症は，頭部外傷や脳腫瘍に合併して生じることが多い．主な症状は鈍い持続的な頭痛であり，典型的には起床時に起こる．この頭痛に嗜眠を伴い，嘔吐により軽減する．頭痛は数日または数週間で，ゆっくり増悪する．ほかの症状は目がぼやけることや複視である．

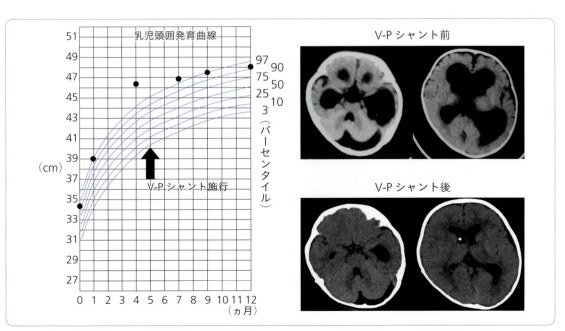

図1　シャント術前後の頭囲発育曲線の変化と頭部 CT

年長児では，内分泌異常（思春期早発，低身長，甲状腺機能低下など）とともに，学力の低下，行動異常がしばしば認められる．うっ血乳頭と外直筋麻痺（片側または両側）はよくみられる徴候である．腱反射亢進とクローヌスも認められる．まれに後大脳動脈が小脳テントに圧迫を受けると，一過性視力喪失または失明をきたすことがある．患児が嗜眠傾向であれば，早急に治療が必要である．

2) 臨床検査

- 頭蓋単純X線

乳児では頭蓋縫合の離開，年長児では指圧痕とトルコ鞍の拡大を認める．点状石灰化は，サイトメガロウイルス感染またはトキソプラズマ症を示唆する．

- 超音波診断

脳室と脳室内出血の評価に有用である．大泉門より側脳室と第3脳室の形態，脳室内の血腫量と脳室周囲の白質変化を診断できるが，第4脳室とくも膜下腔の評価はできない．胎児期水頭症は超音波検査でスクリーニングされる．いずれの週数においても，側脳室三角部幅が10 mm以上を脳室拡大があると診断される．

- 頭部単純CT

頭蓋内圧亢進の徴候として，脳溝の圧迫，頭蓋円蓋部のくも膜下腔の消失，側脳室周囲の低吸収域などを認める（図1）．小児においては放射線被曝が問題となる．

- 頭部MRI

軸位断像のみならず冠状断像と矢状断像を観察できる．水頭症の原因および病態の把握に必須の検査である（図2）．

4. 治療

治療の目的は，症状の改善と整容の保持であり，画像上の脳室の正常化ではない．水頭症の原因となっている病変があれば外科的に摘出する．閉塞部位が中脳水道または第4脳室出口である場合（非交通性水頭症），内視鏡的第3脳室底開窓術が行わ

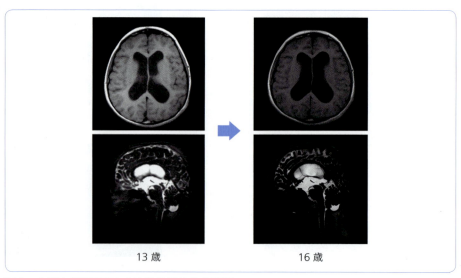

図2 中脳水道狭窄症による緩徐進行性水頭症

れる．ただし1歳未満の乳児に対する第3脳室底開窓術が成功する率は，年長児と比較して低いとの報告が多く，新生児および乳児に対するこの治療法の適応についてはいまだ論議がある[1,2]．まれに開窓部が閉塞し，急激に頭蓋内圧亢進症状を呈することがあることに留意する必要がある[3]．

交通性水頭症にはシャント術が行われる．シャント術は過剰な髄液を髄液腔以外の体腔（腹腔，胸腔，心房など）に誘導し，そこから髄液吸収させる方法である．通常，脳室腹腔シャント（V-P shunt）が行われている．そのほか，脳室心房シャント，腰椎くも膜下腔腹腔シャント，脳室胸腔シャントなどがある．

1) 胎児期水頭症の治療

超音波検査にて胎児期に水頭症が診断された場合，胎児MRIにてより詳細に評価を行う．さらに胎児水頭症の予後を左右するのは，その基礎疾患によるところが大きい．基礎疾患を同定するために，胎児超音波による全身検索，染色体検査，TORCH（toxoplasma, others, rubella, cytomegalo, herpes virus）症候群の検査などを行う必要がある．

脳室の進行性の拡大がなければ原則的に妊娠37週以後の正期産とする[4]．

2) シャントの合併症

①シャントバルブの機械的問題，②髄液の流量不足と流量過多の問題，③シャント感染に分類される．シャント合併症の頻度は，1年で40%，2年で50%，10年で70%と報告されている[5,6]．最も多い合併症はシャント感染とシャント閉塞である．

5. 予後

小児の水頭症の予後は，脳室拡大の重症度よりも併存する脳の奇形とほかの因子（脳室内出血，脳室炎，周産期の低酸素状態）により規定される．2歳以下でシャント手術を受けた患児の10年間経過観察では，就学可能は約60%であった．

文献

1) Drake JM, Kulkarni AV, Kestle J: Endoscopic third ventriculostomy versus ventriculoperitoneal shunt in pediatric patients: a decision analysis. Childs Nerv Syst 25: 467-472, 2009
2) Kulkarni AV, Hui S, Shams I, et al: Quality of life in obstructive hydrocephalus: endoscopic third ventriculostomy compared to cerebrospinal fluid shunt. Childs Nerv Syst 26: 75-79, 2010
3) Drake J, Chumas P, Kestle J, et al: Late rapid deterioration after endoscopic third ventriculostomy: additional cases and review of the literature. J Neurosurg（2 Suppl Pediatrics）105:118-126,2006
4) 胎児期水頭症ガイドライン編集委員会（編）:胎児期水頭症－診断と治療ガイドライン改訂2版, 金芳堂, 2010
5) Kestle J, Drake JM, Milner R, et al: Long-term follow-up data from the Shunt Design Trial. Pediatr Neurosurg 33: 230-236, 2000
6) Sainte-Rose C, Piatt JH, Renier D: et al: Mechanical complications in shunts. Pediatr Neurosurg 17: 2-9,1991-1992

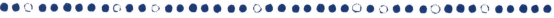

索引

数字・ギリシャ

1p36 欠失症候群　229, 231
4 価髄膜炎菌ワクチン　112
13-trisomy　231
18-trisomy　231
22q11.2 欠失症候群　231
β酸化障害　122
γグロブリン静注療法　172

欧文

A

acute infantile encephalopathy predominantly affecting the frontal lobes（AIEF）　98, 120
acute necrotizing encephalopathy （ANE）　9, 121
ADHD　158, **159**
adrenoleukodystrophy　87
AESD　98
Aicardi-Goutières 症候群　35
Alexander 病　67
Alport 症候群　86
amplitude-integrated EEG（aEEG）　91, 119
Angelman 症候群　22
Apert 症候群　69
ASD　163, **164**

B

Babinski 反射　34
Bassen-Kornzweig 症候群　38
Battle 徴候　15
Becker 型筋ジストロフィー　190
BECTS　103
Bell 麻痺　139
Bickerstaff 型脳幹脳炎（BBE）　203
bright tree appearance　98, 120
Brown-Séquard 症候群　75

C

Ca 拮抗薬療法　220
café au lait spots　67, 208
Canavan 病　67
Chaddock 反射　34
Charcot-Marie-Tooth 病（CMT）　199, 200
Cheyne-Stokes 呼吸　14
Chiari 2 型奇形　235
Chiari 奇形　75
clinically isolated syndrome（CIS）　171, 175
clinically mild encephalitis/ encephalopathy with a reversible splenial lesion（MERS）　121
COL4A1 遺伝子変異　35
Crouzon 病　69
CRPS（complex regional pain syndrome）　76
CT 検査　5
Cushing 現象　125

D

Dandy-Walker 症候群　38, 64, 235
developmental dyslexia（DD）　155
Down 症候群　22, **227**
double folding　49
Dravet 症候群　98, 106
DSM-5　26, 28, 155, 160, 165
Duchenne 型筋ジストロフィー（DMD）　33, 56, 189
dysmorphic pattern　93

E・F

Emery-Dreifuss 型筋ジストロフィー　33
Fabry 病　75, 148, 199
Fallot 四徴症　231
Fisher 症候群（FS）　80, 203
FISH 法　229
floppy infant　**49**, 50, 54, 188, 200

Fog test　221
freckling　208
Friedreich 運動失調症　38
frog leg posture　49

G

Galant 反射　33
Gastaut 型，てんかん　104
Gaucher 病　87, 148
G-band 法　229
GEFS＋　98
Glasgow Coma Scale　13
GM2 ガングリオシドーシス　68
Gottron 徴候　57
Gowers 徴候　33, 188
Guillain-Barré 症候群（GBS）　31, 58, 75, 117, 180, 199, **202**

H

Hartnup 病　38, 180
head banging　10
head lag　49
heel to ear sign　49
hemorrhagic shock and encephalopathy syndrome（HSES）　122
hereditary neuropathy with liability to pressure palsy（HNPP）　201
HHV-6　119
Hib ワクチン　112
hippocampal sclerosis（HS）　108
HIV 感染症　199
Hoffmann 反射　34
Horner 症候群　80
Horner 徴候　14

I・J

ICD-10　160
ICHD-II　223
Idiopathic toe walking　34
inverted U posture　49

238

IVIG　204
Japan Coma Scale（JCS）　13, 125

K

Kayser-Fleisher 角膜輪　144
Kearns-Sayre 症候群（KSS）　150
Kernig 徴候　62, 63, 110
Kussmaul 大呼吸　14

L

Landau-Kleffner 症候群　87
learning disorders（LD）　155
Leigh 脳症　151
Lennox-Gastaut 症候群　105
Lesch-Nyhan 症候群　35, 45
loose shoulder　49
Louis-Bar 症候群　38

M

MacEwen 徴候　235
Macrocephaly–capillary malformation（M–CM）　68
manual muscle test（MMT）　54, 199
Marcus Gunn 現象　80
Marinesco-Sjögren 症候群　38
MELAS　22, 150
Mendel-Bechterew 反射　34
Menkes 病　69, 147
mesial temporal lobe epilepsy（MTLE）　108
Metabolic Screening　143
Miller-Dieker 症候群　229
mirror movements　32
MMT　54, 199

Molybdenum cofactor 欠損　35
Moro 反射　33, 77
MRA　133
MRI 検査　5
MS　38, 75, 115, 170, **173**, 180
mTOR 阻害薬　213

N・O

NF-1　206
not doing well　109
OD テスト　61
opsoclonus myoclonus 症候群　180

P

Pallister-Killian 症候群　230
Panayiotopoulos 症候群, てんかん　104, 224
Parinaud 徴候　235
Pediatric Coma Scale　13
Pelizaeus-Merzbacher 病　38
pes cavus　201
Pompe 病　57, 58, 148, **191**
Prader-Willi 症候群　22, 231

R

restless legs syndrome（RLS）　82
Rett 症候群　68
Reye 症候群　122
rigid baby syndrome　35
Robertson 型転座　231
Romberg 徴候　37
Rossolimo 反射　34
Roussy-Lévy 症候群　38
RS ウイルス　119

S

Sandifer 症候群　10
scarf sign　49
SIADH　121
Smith-Magenis 症候群　231
social communication disorder　28
Sotos 症候群　67, 231
specific learning disorder　155
spinal muscular atrophy（SMA）　200
SpO_2 低下　91
Startle disease　35
Sturge-Weber 症候群　215

T・U

Tay-Sachs 病　68
Todd 麻痺　108
TORCH　68, 237
Tourette 症　29
Turner 症候群　189, 231
Ullrich 型先天性筋ジストロフィー　33

V・W

van der Hoeve 症候群　86
von Recklinghausen 病　206
Waardenburg 症候群　86
Wartenberg 反射　34
Waters 法　61
West 症候群　105
Williams 症候群　231
Wilson 病　144
Wolf-Hirschhorn 症候群　229

和文

あ

アセトアミノフェン　224
アテトーゼ　21, 42, 50
アテトーゼ型脳性麻痺　33, 46
アトモキセチン　161
アミトリプチリン　225
アミノ酸代謝異常　22
アロディニア　61
アンピシリン　111
亜急性硬化性全脳炎（SSPE）
　　　　　　　　　　22, 115
悪性腫瘍　80
鞍上部腫瘍　139

い

イブプロフェン　224
インフルエンザウイルス　119
インフルエンザ菌　109
位置覚　73
易刺激性　110, 129
異常言動　121
異常歩行　139
意識障害　12, 60, 96, 110, 113, 119, 125, 134, 139, 170
遺伝カウンセリング
　　　　　135, 198, 229, 232
遺伝学的検査　199
遺伝子異常　68
遺伝子診断　144
遺伝性圧脆弱性ニューロパチー
　　　　　　　　　　199, 201
遺伝性運動感覚ニューロパチー
　　　　　　　　　　　　199
遺伝性痙性対麻痺　35
遺伝性ニューロパチー　75
息止め発作　10
一次性頭痛　61
一次性脳炎　16, 114
一過性骨髄異常増殖症（TAM）
　　　　　　　　　　　　230
一過性脳虚血発作　133
咽頭反射　16

う

ウイルス性急性脳炎　9
ウイルス性筋炎　57
ウイルス性髄膜炎　111

ウイルス性脳炎　37, 172
うっ血乳頭　62, 139, 236
うつ状態　160
運動覚　73
運動機能障害　111
運動失調　203
運動障害　139, 175
運動麻痺　30

え

エトスクシミド（ESM）　106
エベロリムス　213
エンテロウイルス71（EV71）脳炎
　　　　　　　　　　　　115
栄養障害　185
炎症性筋疾患　188
遠視　80
嚥下困難　139
嚥下障害　185, 188

お

凹足　201
黄色ブドウ球菌による中毒性ショック症候群　16
黄疸　79
嘔気　139
嘔吐　61, 81, 110, 122, 139, 150
横断性脊髄炎　75, 175
横紋筋融解症　55
大田原症候群　105
音読指導　157
温度覚　73

か

カタプレキシー　10
カフェオレ斑　67, 208
カルバマゼピン（CBZ）　106, 220
カロリックテスト　15
ガレン大静脈瘤　235
下垂体機能低下症　139
火焔状母斑　217
化膿性髄膜炎　22, 109
可逆性脳梁膨大部病変を有する脳炎・脳症　121
家族性腎疾患　86
家族性大頭症　67
家族性片麻痺性片頭痛　61
過呼吸　133
過成長　67
海馬硬化症　99, 108

海綿状血管腫　124, 126, 127
開脚歩行（wide-based gait）　38
解糖系酵素異常症　122
解離性椎骨動脈瘤　38
外眼筋麻痺　57, 203
外耳道形成術　86
外耳道閉鎖症　86
外傷，眼の　81
外水頭症　66
外直筋麻痺　235, 236
外表奇形　66
蛙肢姿勢　49
踵耳徴候　49
角膜反射　14, 79
覚醒時大発作てんかん　105
学習障害　134, **154**
活動性の低下　125, 139
川崎病　132
肝硬変　144
肝性昏睡　16
肝脾腫　121
完全酵素欠損症　191
陥没呼吸　200
間脳症候群　139
感音性難聴　83
感覚過敏　76, 163
感覚障害　**71**, 134, 175
感覚神経伝導検査　74
眼窩壁骨折　81
眼外傷　81
眼球運動異常　139
眼球運動障害　14, 81
眼球共同偏倚　14
眼球振盪　78
眼球突出　69
眼球偏倚　224
眼瞼下垂　14, 57, 80, 195
眼瞼挙筋形成異常　80
眼瞼腫瘍　80
眼振　7, 14, 21, **79**
眼底出血　81
眼裂狭小症候群　80
顔面感覚　72
顔面血管腫　217
顔面肩甲上腕型筋ジストロフィー
　　　　　　　　　　　　33
顔面蒼白　91

き

キシロカイン　94
キツツキ発作　10

ギラン-バレー症候群
　　　　31, 58, 75, 117, 180, 199, **202**
企図振戦　179
奇異呼吸　200
記憶障害　116
基底核部腫瘍　139
偽内斜視　79
逆U字姿勢　49
虐待　62, 81
急性運動失調　37
急性運動性軸索型ニューロパチー
　　　　203
急性壊死性脳症　9, 121
急性炎症性脱髄性多発ニューロパ
　　チー　203
急性散在性脳脊髄炎（ADEM）
　　　　38, 75, 115, **169**, 174, 180
急性出血性白質脳症　172
急性小脳失調（症）　38, 115, **178**
急性代謝障害　93
急性中耳炎　85
急性脳炎
　　　　16, 22, 62, 98, **113**, 170
急性脳症　9, 16, 22, 96, **118**, 170
　──，先天代謝異常に伴う　121
急性片麻痺　170
急性迷路炎　180
牛眼　217
巨大睾丸　67
巨頭　235
巨脳　68, 69
虚血性脳卒中　129
共同偏視　125
協調運動障害　139
胸腺摘除術　193
鏡像運動　32
凝固能異常　122
菌血症　110
筋CT　55
筋MRI　56
筋強直　190
筋強直性ジストロフィー　56, 190
筋強直性症候群　188
筋緊張　188
筋緊張異常　22, **46**, 184
筋緊張低下　**46**, 183, 188, 200
筋ジストロフィー　56, 58, 187
筋疾患　33, 187
筋電図　55
筋トーヌスの診察　34
筋力低下　46, **53**, 200
緊張型頭痛　61, 223

##

クリーゼ　57, 81
クレーン現象　28
クローヌス　236
クロバザム（CLB）　106
グラム陰性菌敗血症　16
グリセオール　125
くも膜下出血　62, 126
くも膜嚢胞　67, 235
躯幹立ち直り反射　33
群発けいれん　119
群発呼吸　14

け

けいれん　**2**, 11, 60, 62, 65, 91,
　　113, 119, 129, 139, 150, 170
けいれん重積型急性脳症（AEFCSE/
　　AESD）　9, 98, 119
けいれん診察シート　4, 7
けいれんチェックポイント　3
解熱剤の使用　98
経口プレドニゾロン　172
経静脈的免疫グロブリン療法（IVIG）
　　　　204
痙性対麻痺　32
痙性片麻痺　32
痙性麻痺　67, 69
頸椎骨折　16
鶏足歩行　33
欠神発作　105
血管炎　75
血管腫　68
血漿交換療法　176
血漿浄化療法　204
血清CK値　58
血尿　86
結節性硬化症　67, **210**
結膜炎　81
見当識障害　116, 137
倦怠感　115, 139
腱反射亢進　236
腱反射消失　203
言語障害　134
限局性学習症　29, **154**
原始反射　33
原発性中枢神経系血管炎　172

こ

呼吸筋力低下　189
呼吸障害　185, 188

固縮　40
鼓室形成術　86
鼓膜切開　85
鼓膜チューブ留置術　85
口角下制筋形成不全　131
広域ペニシリン（ABPC）　111
甲状腺機能異常　16, 190
行動異常　115, 171
行動療法　161
抗AQP4抗体陽性視神経炎　175
抗NMDA受容体抗体脳炎　116
抗VGKC複合体抗体脳炎　116
抗けいれん薬療法　219
抗血小板療法　220
抗てんかん薬　93, 106
抗利尿ホルモン分泌異常症（SIADH）
　　　　116, 121
拘縮　185
虹彩結節　208
後索核　72
後天性感音性難聴　87
後頭蓋窩病変　180
後頭部痛　61
後頭部に突発波をもつ小児てんかん
　　　　104, 224
後頭部扁平化　69
後頭葉てんかん　105
高アンモニア血症　122
　──の鑑別　146
高血圧（症）　79, 125
高口蓋　188
高次脳機能障害　134
高乳酸血症　122
　──の鑑別　146
高ビリルビン血症　183
項部硬直　63, 110, 112, 125
硬膜下血腫　64
硬膜下水腫　62, 111
硬膜下膿瘍　111
構音障害　179, 188
酵素診断　144
酵素補充療法　148
膠原病　75
合指症　69
国際頭痛分類第2版　223
混合性アシドーシス　122

##

サイトカインストーム　122
サイトメガロウイルス（CMV）　87
サイトメガロウイルス感染症　199
サイトメガロウイルス脳炎　114

索引　241

さくらんぼ赤色斑　15
細菌感染症　16
細菌性髄膜炎　9, 16, 110
三肢麻痺　184
算数の障害　155
霰粒腫　80

し

シプロヘプタジン　225
シャント術　237
ジアゼパム　6, 96
ジストニア　21, 32, 42
四肢麻痺　184
肢帯型筋ジストロフィー　190
肢端紅痛症　199
指関節の過伸展　67
思春期早発　139
思春期遅発　139
姿勢反射　33
脂肪酸輸送　122
視覚障害　171
視覚認知障害　185
視床後外側腹側核　72
視神経膠腫　141
視神経脊髄炎（NMO）　173, 175
視性立ち直り反射　33
視野欠損　139
視野障害　134, 139
視力・視野障害　134
視力障害　81, 134, 175
視力低下　65, 78, 139
耳音響放射聴力検査　85
耳鼻科の疾患　63
自己免疫疾患　16, 203
自傷行為　166
自閉症（児）　160, 211
自閉スペクトラム症（ASD）
　　　　27, 28, 68, 163, **164**
　── の可能性がある症状　166
　── のリスク要因　166
自律神経機能検査　74
児童虐待　9, 26, 28
持続性吸息呼吸　14
失調　33, **36**, 171
失調性呼吸　14
失調性の歩行　179
失語（症）　125, 130
失語性言語障害　61
社会的コミュニケーション症　28
斜頸　70
斜視　78, 138, 141
斜偏倚　15

若年欠神てんかん　105
若年ミオクロニーてんかん
　　　　　　　　　　18, 105
弱視　80
手根管症候群　199
腫瘍　235
腫瘍播種　139
周期性嘔吐症　224
周期性同期性放電（PSD）　115
周産期の脳障害　69
重症筋無力症　57, 81, **193**
重度重複障害児　184
縮瞳　14
出血性ショック脳症症候群　122
純音聴力検査　84
書字表出の障害　155
除脳硬直　15
除皮質硬直　15
徐脈　91
小児がん　137
小児欠神てんかん　18, 105
小児交互性片麻痺　22
小脳失調　10, 139
小脳性運動失調　151
小脳虫部障害　79
小脳扁桃ヘルニア　16
症候性局在関連性てんかん　104
症候性後頭葉てんかん　224
症候性てんかん　120
焦点発作　103
睫毛徴候　188
衝動性　161
条件詮索反応聴力検査　84
常染色体劣性遺伝性疾患　57
常同運動　28, 40
　──, 手の　22
静脈性血管腫　124
触覚　73
心因性疼痛　71
心機能障害　211
心筋症　57, 121, 189
心伝導障害　190
神経筋接合部異常　188
神経根障害　75
神経線維腫症　67, **206**
神経巣症状　62
真珠腫性中耳炎　86
真性小頭症　68
振戦　42
振動覚　73
進行性筋ジストロフィー　56
深部感覚　72, 73
新生児脳波　92

新生児発作　90
新生児発作様イベント　91
滲出性中耳炎　85
人格障害　160
人工内耳手術　86
腎疾患　16
腎腫瘍　213
腎不全　57

す

スカーフ徴候　34, 49
スタージ-ウェーバー症候群　215
スチリペントール（STP）　106
ステロイドパルス療法　176
スパズム　95
スマトリプタン　225
頭痛　**59**, 81, 110, 115, 134, 137, 150, 188, 222
頭痛カレンダー　225
水腫　64
水痘　122, 132
水痘脳炎　115
水頭症　15, 22, 62, 66, 139, **233**
水無脳症　235
水様下痢　122
睡眠時無呼吸症候群　224
睡眠障害　10, 185
錐体外路症状　144
錐体路症状（徴候）　34, 171
随意運動　40
髄液検査　55, 109
髄芽腫　140
髄膜炎
　9, 61, 87, 93, 96, **109**, 112, 183
髄膜刺激症候　63, 96, 110

せ

セフォタキシム　111
セフトリアキソン　111
セントラルコア病　57
成長障害　139
青色鞏膜　86
精神運動発達遅滞　121, 230
精神疾患　16
精神（発達）遅滞　67, 98, 111, 184
脆弱 X 症候群　67
脊髄空洞症　76
脊髄梗塞　75
脊髄視床路　72
脊髄腫瘍　35, 75, 137
脊髄障害　75, 171

脊髄性筋萎縮症　58, 117, 200
脊髄性筋萎縮症 2 型　33
石灰化頭血腫　69
摂食・嚥下障害　185
先天奇形　62
先天性感音性難聴　86
先天性筋ジストロフィー　56
先天性筋線維タイプ不均等症　57
先天性筋無力症候群　195
先天性心奇形　129, 132
先天性ミオパチー　57, **187**, 191
先天代謝異常　22
　── に伴う急性脳症　121
　── の鑑別　144
先天代謝異常症
　　　　16, 69, 93, 121, **142**
　── の鑑別方法　52
先天聾児　86
染色体異常　22, 68, 227
潜在発作　90
全身性炎症反応症候群（SIRS）　122
全身性疾患　16
全前脳胞症　235
全般性 3 Hz 棘徐波　105
全般性強直間代発作　105
全般発作　102
前額突出　67
前脊髄動脈症候群　75
前庭障害　79
前庭神経炎　79
前頭部突出　235
前頭葉てんかん　104
前頭葉を障害する乳児急性脳症
　　　（AIEF）　98, 120

そ

ゾニサミド　220
早期ミオクロニー脳症　105
蒼白乳頭　139
躁状態　160
足底筋反射　34
側頭葉てんかん　104, 108
側脳室周囲白質の出血性梗塞（PHI）
　　　　183
側彎　189
測定障害　179
卒中様症状を伴うミトコンドリア病
　　　（MELAS）　22, 150

た

ダウン症候群　22, **227**

多飲　139
多臓器障害　190
多動性　161
多尿　139
多発神経障害　75
多発性硬化症（MS）
　　　　38, 75, 115, 170, **173**, 180
多発性モノニューロパチー　75
代謝異常　75
代謝性アシドーシス　122
代謝性筋疾患　188
代謝（性）疾患　9, 16
体幹失調　179
体臭　121
体重増加不良　121
体性感覚　72
体性感覚誘発電位　74
退行　19, 139
退縮性髄膜瘤　64
胎児水腫　230
胎生期の障害　68
帯状疱疹　199
帯状疱疹ウイルス（VZV）　115
大耳介　67
大泉門膨隆　96, 110, 235
大脳半球障害　76
大脳皮質の萎縮　69
大理石様皮斑　68
脱色素斑　67
単純部分発作　104, 108
単麻痺　184
短頭　69

ち

チアノーゼ　91, 224
チック障害　42, 162
知覚過敏　28
知覚鈍麻　28
知的障害　56, 67, 69, 102, 115,
　　　　120, 185, 211
知能退行　19
知能低下　19
遅発けいれん　119
遅発性拡散能低下を呈する急性脳症
　　　　98
中耳炎　63, 85, 190
　── の頭蓋内合併症　88
中耳奇形　86
中心・側頭部に棘波をもつ良性小児
　　　てんかん（BECTS）　103
中心核ミオパチー　57
中枢神経感染症　9, 183

中枢神経性過呼吸　14
中枢性低換気　116
中枢性難聴　83, 87
中大脳動脈梗塞　93
中毒　8, 16
中脳水道狭窄症　235
肘部管症候群　199
注意欠如・多動症
　　　　27, 28, 134, **159**, 190
　── の薬物療法　161
注意持続困難　161
調節性内斜視　80
聴覚異常　83
聴性定常反応検査　85
聴性脳幹反応検査　85
聴力改善手術　86

つ

つぎ足歩行（tandem gait）　38
対麻痺　32, 184
痛覚　73

て

ティンパノメトリー　84
ディスレクシア　155
デコーディング　157
てんかん　8, 15, 40, 69, 97, **100**,
　　　　109, 111, 151, 162, 185, 191
てんかん外科治療　105
てんかん症候群　103
　── の診断　18
てんかん性脳症　22
てんかん発作　95, 211, 217, 224
手足口病　115
低栄養　199
低筋緊張　121
低血糖（症）　9, 93, 122
　── の鑑別　145
低酸素性虚血性脳症（HIE）
　　　　9, 15, 69, 93, 183
低体温療法　93
低反応　163
点頭けいれん　10
点頭てんかん　105, 230
転換性障害　71
伝音性難聴　83, 85
電解質異常　9, 16, 93
電気生理検査　199

と

トゥレット症　29
トピラマート（TPM）　106, 225
ドンペリドン　224
とんび座り　32
徒手筋力テスト　54, 199
統合失調症　16
登攀性起立　33
頭囲異常　64
頭囲拡大　62
頭囲発育曲線　235
頭位変換眼球反射（OCR）　14
頭蓋形態異常　64
頭蓋骨腫瘍　69
頭蓋内圧亢進　62, 125, 129, 139
頭蓋内外バイパス手術　134
頭蓋内出血　15, 38, 93, 183
頭蓋縫合早期癒合症　69
頭蓋縫合離開　235
頭血腫　69
頭頂葉てんかん　105
頭頂葉皮質　72
頭部 MRI　55
頭部外傷　9, 16, 22, 62, 82
糖原病 II 型　57
糖脂質抗体　204
糖代謝異常　16
糖尿病　79
橈骨神経麻痺　199
同名半盲　150
動眼神経麻痺　80
動静脈奇形　8
動揺性歩行　33, 188
瞳孔　14
特異顔貌　67, 68, 121, 230
特発性全般てんかん症候群　18
読字の障害　155
突発性難聴　79
鈍麻　76

な

なんとなく元気がない　109
泣き入りひきつけ　10
内耳障害　79
内水頭症　66
内側側頭葉てんかん　99, 108
内側毛帯　72
内分泌疾患　79
鉛中毒　38, 199
難治性てんかん　116, 120

難治頻回部分発作重積型急性脳炎（AERRPS）　116
難聴　83, 109, 111
難聴遺伝子検査　84

に

二次性頭痛　61
二次性脳炎　115
二重折り現象　49
二相性発作　98
二点識別覚　73
二分脊椎　75
日本脳炎　114
入浴時けいれん　98
乳児重症ミオクロニーてんかん（SMEI）　105
乳児早期良性ミオクローヌス　10
乳児内斜視　80
乳頭浮腫　14, 81
乳幼児揺さぶられ症候群　9, 16
尿臭　121
尿素サイクル異常症　122
尿崩症　139
人形の目現象　14

ね

ネマリンミオパチー　57
熱射病　15
熱性けいれん　8, **96**, 108, 191

の

ノーベルパール　94
脳幹障害　76, 79
脳幹脳炎　38, 180
脳幹部出血　126
脳外科的手術　217
脳形成異常（障害）　93, 184
脳血管障害　22, 62, 93, 170, 224
脳梗塞　9, 31, 62, **128**, 134
　──の原因疾患　129
脳室拡大　69, 235
脳室周囲石灰化　68
脳室周囲白質軟化症（PVL）　183
脳室内出血　15, 62, 234
脳腫瘍　15, 62, 124, **136**, 213, 224
　──の早期診断　141
脳出血　9, 62, 96, **123**, 127, 132
　──の主な原因疾患　124
　──の原因検索　127

脳障害，周産期の　69
脳神経系疾患　79
脳神経障害　171
脳振盪　8, 16
脳性麻痺　22, 50, **182**
脳卒中　132
脳損傷　62
脳低温療法　118
脳動静脈奇形　124, 126, 127
脳動脈瘤　124, 126
脳内出血　87
脳膿瘍　15
脳波検査　5
脳浮腫　15, 129
脳ヘルニア　15, 125, 129, 137
脳瘤　235

は

バビンスキー反射　34
バリスム　42
バルプロ酸（VPA）　18, 106, 225
バンコマイシン　111
パニック症　16, 28
パニペネム・ベタミプロン合剤　111
パラシュート反射　33
はさみ脚　32
はさみ脚歩行（scissor gait）　38
播種性血管内凝固症候群（DIC）　57
肺炎球菌　109
肺炎球菌ワクチン　112
胚芽腫　141
敗血症　93
白質低形成　69
白内障　80, 190
白斑　67
麦粒腫　80
白血病　230
発汗減少，てんかん　107
発達検査　211
発達障害　**25**, 139, 158
発達性協調運動症　28
発達性読み書き障害（DD）　155
発熱　61, 110, 113, 121
反復発作性失調　10
半身けいれん　98
半身の脱力　134

ひ

ビタミン欠乏症　199

ピアカウンセリング 231
びっくり病 35
引き起こし反応 49
皮質性感覚 73
皮質盲 150
皮膚筋炎 57
非てんかん性イベント 95
非皮質起源イベント 91
非福山型先天性筋ジストロフィー 54
腓骨神経麻痺 199
鼻咽頭閉鎖不全 231
鼻翼呼吸 200
表在感覚 72
病態修飾療法（DMT） 174
病的反射 34
貧血 79
頻脈 91

ふ

フェノバルビタール 6
フォグテスト 221
フォン・レックリングハウゼン病 206
フラビウイルス脳炎 114
フレックリング 208
フロッピーインファント 49, 50. 54, 188, 200
プレイオージオメトリー 84
プレドニゾロン 176
プロプラノロール 225
不安障害 160
不機嫌 110
不随意運動 40, 116, 134, 184
不整脈 190
不注意 161
部分発作 104
舞踏アテトーゼ 42
舞踏運動 42
副腎白質ジストロフィー 22
副鼻腔炎 63
福山型先天性筋ジストロフィー 56, 191
複合性局所疼痛症候群（CRPS） 76, 199
複雑部分発作 104, 108
複視 57, 65, 175
憤怒けいれん 10

へ

ヘリオトロープ疹 57

ヘルペス脳炎 87, 114
ベル麻痺 139
ベンゾジアゼピン（BZP） 11
ペアレントトレーニング 159
平衡反応 33
片頭痛 16, 61, 134, 137, **222**
片側けいれん-片麻痺-てんかん症候群 120
片麻痺 32, 120, 129, 150, 184
変形 185
変性疾患 67

ほ

ホストイン 94
ホスフェニトイン 6, 94
ポートワイン母斑 217
ポンペ病 57, 58, 148, **191**
哺乳障害 190
補聴器 86
母体感染症 62
母斑症 80
放散痛 75
傍腫瘍性症候群 199
膀胱直腸障害 175
細長い顔 67
発作性運動誘発性ジスキネジア 10
発作性失調症 33

ま

マイクロアレイ染色体検査 214, 229
マクロCK血症 54
麻疹脳炎 115
麻痺 125
末梢神経疾患 33, 58, 117
末梢神経障害 75, **197**
末梢神経伝導速度 55
丸石様滑脳症 56
慢性（反復性）運動失調 38
慢性炎症性脱髄性神経炎 199
慢性進行性運動失調 38
慢性進行性外眼筋麻痺症候群（CPEO） 150
慢性中耳炎 86

み

ミオキミア 10
ミオクローヌス 21, 42, 115
───を伴うミトコンドリア病（MERRF） 151

ミオクロニー発作 95, 106
ミオチュブラーミオパチー 57
ミオトニア 190
ミオパチー 80, 188
ミダゾラム 6
ミダフレッサ 94
ミトコンドリア機能不全 122
ミトコンドリア脳筋症 149
ミトコンドリア病 22, 57, 69, 80, **149**, 172, 188
ミトコンドリア病診断基準 152
身振り自動症 104
身震い発作 10
脈拍異常 116
脈絡網膜炎 235

む

ムコ多糖症 68, **147**
むずむず脚症候群 82
向き癖による後頭部の扁平化 69
無β-リポプロテイン血症 38
無呼吸 91
無呼吸発作 129, 235
無熱性けいれん 125
夢中遊行（症） 10, 40

め

メープルシロップ尿症 38, 180
メチルフェニデート（MPH）徐放剤 161
メチルプレドニゾロン 172, 196, 205
メトクロプラミド 224
メニエール病 79
メロペネム 111
めまい 10
眼の異常 78
迷路性耳硬化症 86
迷路性立ち直り反射 33
酩酊歩行（drunken gait） 38
免疫介在性脳炎 16, 115
免疫吸着療法 176
免疫グロブリン 113
免疫性疾患 16
免疫性ニューロパチー 75

も

モーラ 157
モノニューロパチー 75
モロー反射 33, 77

索引 245

もやもや病　8, 22, 62, 87, 124, 129, **132**, 224
毛細血管拡張性失調症　38
毛細血管奇形　68
毛様性星細胞腫　139
網膜芽腫　81
網膜出血　14

や・ゆ

夜驚症　10, 40
薬物中毒　180
ゆるみ肩　34, 49
有機酸代謝異常（症）　22, 122
有熱時けいれん　98
指さがしテスト　226

よ

よろめき歩行（staggering gait）　38

寄り眼　79
幼児オナニー　10
葉酸欠乏症　199
腰椎穿刺　17, 109

ら

ライム病　199
ラパマイシン　213
ラモトリギン（LTG）　106
落陽現象　235

り

リザトリプタン　225
リソゾーム病　22, 144
立体覚　73
流涎　188
両下肢麻痺　175
両眼開離　67

両麻痺　184
良性家族性新生児発作　93
良性くも膜下腔拡大　66
良性乳児けいれん　8
良性発作性斜頸　10
良性発作性めまい　10
緑内障　80, 217

る・れ

ルフィナミド（RFN）　106
レストレス・レッグズ症候群　82
レベチラセタム（LEV）　6, 94, 106
レム関連行動異常症（RBD）　40

ろ

ローランド棘波　103
ロタウイルス　119
ロメリジン　225